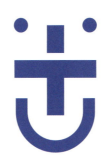

Tokushima University Hospital

徳島大学病院の最新治療がわかる本

徳島大学病院　編著

バリューメディカル

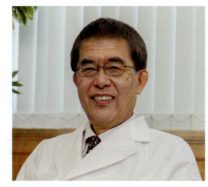

発刊にあたって
「徳島大学病院の最新治療がわかる本」
徳島大学病院長　安井 夏生
やす い　なつ お

　このたび新外来診療棟の完成を記念して「徳島大学病院の最新治療がわかる本」を発刊いたしました。現場で実際に診療や看護にあたっている医師、看護師、技師たちが、徳島大学病院で行っている最新の治療法について図や写真を使って分かりやすく解説したものです。

　紙面の都合ですべての治療法を紹介することはできませんが、各診療科で行われている代表的な治療法について、患者さん目線で読めるような本にしたつもりです。大学病院を受診される前に本書に目を通していただくと病気や治療法の説明がよく分かるかと思います。

　「大学病院は広過ぎて迷子になる」という声をよく聞きます。本書の最後のページに徳島大学病院全体の案内図を載せましたのでご参照ください。大学病院の建物は ①外来診療棟②中央診療棟③東病棟④西病棟の４つからできています。

　初診や再診の手続きは新しくなった外来診療棟の１階で行っています。中央診療棟では血液検査やＸ線検査、CT、MRIなどの検査を行っています。外来診療棟と中央診療棟は直結しており移動しやすくなったと思います。診察が終わると、外来診療棟１階に戻って会計をしていただきますが、自動支払機を利用いただくのが早くて便利です。

　外来診療棟１階には患者支援センターがあり、入退院の手続きや紹介状の受け渡し、栄養指導などさまざまなサービスを行っています。また郵便局や銀行のキャッシュサービス、喫茶店、うどん店、コンビニなどもあり、待ち時間にはくつろいでいただけるものと思います。

　徳島大学病院は県下唯一の特定機能病院として、患者の皆さまに最先端の診断、治療を安全に提供することを使命としております。「地域に根ざして世界にはばたく」を合言葉に「目の前の患者さんを治すにはどうすればよいか」を常に考えています。全職員一丸となって日夜診療にあたっていますが、行き届かない点も多々あるかと思います。お気づきになったことを気軽にご指摘いただければ幸いです。

　2015年8月

基本理念と目標／看護の理念

■基本理念

生命の尊重と個人の尊厳の保持を基調とし、先端的で、かつ生きる力をはぐくむ医療を実践するとともに、人間愛に溢れた医療人を育成する。

■目標

人間尊重の全人的医療の実践

生命科学の正しい理解と生命の尊厳に対する深い認識に立脚し、
疾患に悩む人の人格を尊重し、全人的医療を実践する

高度先端医療の開発と推進

先端的医学・歯学研究の推進を通じて高度先端医療の開発および
実践を進めることにより、人類の健康増進に寄与する

高い倫理観を備えた医療人の育成

すべての医療活動において、常に個人の人格や権利を真摯に考え、
尊重し、献身的な思いやりを持った医療人を育成する

地域医療および社会への貢献

社会に開かれた病院として、地域医療機関との密な連携、国内外との人的交流の促進、
あらゆる組織との共同研究の推進を通じて社会貢献を行う

■看護の理念

私たちは常に生命、人格、権利を尊重することを看護の判断、行動の基本とするとともに社会環境の変化、医療の進歩に対応したより良いケアを提供します。

もくじ

発刊にあたって ── 徳島大学病院長　安井 夏生……………………………………………2

基本理念と目標／看護の理念……………………………………………………………………3

徳島大学病院 TOPIX ……………………………………………………………………11

■体の負担も少なく、整容性にも満足。乳がん手術と乳房再建手術
　食道・乳腺甲状腺外科　教授　丹黒 章／形成外科・美容外科　教授　橋本 一郎……………12

■時代の最先端をいくロボット手術が治療の道を拓く
　泌尿器科　教授　金山 博臣………………………………………………………………………16

■脳卒中センターで全国屈指の脳卒中治療を実現
　脳神経外科　准教授　里見 淳一郎………………………………………………………………20

診療科の最新治療 ………………………………………………………………………25

■不整脈と心房細動
　循環器内科　講師　添木 武………………………………………………………………………26

■心臓リハビリテーション
　循環器内科　助教　八木 秀介……………………………………………………………………28

■肺がん
　呼吸器・膠原病内科　講師　後東 久嗣…………………………………………………………30

■睡眠時無呼吸症候群
　呼吸器・膠原病内科　教授　西岡 安彦…………………………………………………………32

■消化器がん
　消化器内科　助教　北村 晋志……………………………………………………………………34

■肝がん
　消化器内科　特任助教　友成 哲…………………………………………………………………36

■大腸がん
　消化器内科　特任助教　木村 雅子………………………………………………………………38

■多発性嚢胞腎
　腎臓内科　助教　村上 太一………………………………………………………………………40

徳島大学病院の最新治療がわかる本

■糖尿病性腎症
　腎臓内科　医員　田蒔 昌憲……42

■ＩｇＡ腎症
　腎臓内科　講師　長井 幸二郎……44

■骨粗しょう症
　内分泌・代謝内科　講師　遠藤 逸朗……46

■糖尿病
　内分泌・代謝内科　特任助教　近藤 剛史……48

■動脈硬化
　内分泌・代謝内科　准教授　粟飯原 賢一……50

■白血病
　血液内科　講師　賀川 久美子……52

■悪性リンパ腫・多発性骨髄腫
　輸血・細胞治療部　講師　三木 浩和……54

■脳卒中後痙縮
　神経内科　特任助教　塚本 愛……56

■認知症
　神経内科　診療支援医師　和泉 唯信……58

■成人の先天性心臓病
　心臓血管外科　准教授　北市 隆……60

■心臓弁膜症
　心臓血管外科　助教　黒部 裕嗣……62

■大動脈瘤
　心臓血管外科　助教　藤本 鋭貴……64

■食道がん
　食道・乳腺甲状腺外科　教授　丹黒 章……66

■肺がん
　呼吸器外科　病院教授　先山 正二……68

もくじ

■中心型肺がん
　呼吸器外科　講師　滝沢 宏光 …………………………………………………………70

■慢性腎不全
　泌尿器科　講師　山口 邦久 ……………………………………………………………72

■女性泌尿器科疾患
　泌尿器科　講師　山本 恭代 ……………………………………………………………74

■胃がん・大腸がん
　消化器・移植外科　助教　吉川 幸造 …………………………………………………76

■膵腫瘍
　消化器・移植外科　講師　森根 裕二 …………………………………………………78

■小児鼠径ヘルニア（脱腸）
　小児外科・小児内視鏡外科　病院教授　石橋 広樹 …………………………………80

■斜視
　眼科　講師　四宮 加容 …………………………………………………………………82

■緑内障
　眼科　助教　井上 昌幸 …………………………………………………………………84

■中耳炎
　耳鼻咽喉科・頭頸部外科　教授　武田 憲昭 …………………………………………86

■鼻副鼻腔炎
　耳鼻咽喉科・頭頸部外科　講師　北村 嘉章 …………………………………………88

■頭頸部がん
　耳鼻咽喉科・頭頸部外科　准教授　阿部 晃治 ………………………………………90

■腰痛
　整形外科　教授　西良 浩一 ……………………………………………………………92

■関節の痛み
　整形外科　准教授　松浦 哲也 …………………………………………………………94

■人工股関節手術
　整形外科　特任講師　後東 知宏 ………………………………………………………96

■乾癬
　皮膚科　助教　廣瀬 憲志···98

■皮膚がん、悪性黒色腫
　皮膚科　教授　久保 宜明···100

■口唇口蓋裂
　形成外科・美容外科　教授　橋本 一郎···102

■脳腫瘍
　脳神経外科　講師　溝渕 佳史··104

■不随意運動症（パーキンソン病・ジストニア）
　脳神経外科　助教　牟礼 英生··106

■全身麻酔
　麻酔科　教授　田中 克哉···108

■うつ病
　精神科神経科・心身症科　元徳島大学講師・現愛媛大学准教授　伊賀 淳一·······················110

■統合失調症
　精神科神経科・心身症科　講師　沼田 周助··112

■強迫性障害
　精神科神経科・心身症科　准教授　住谷 さつき··114

■食物アレルギー
　小児科　特任助教　杉本 真弓··116

■ネフローゼ症候群
　小児科　非常勤講師　近藤 秀治··118

■子宮頸がん
　産科婦人科　講師　西村 正人··120

■不妊症治療
　産科婦人科　准教授　松崎 利也··122

■出生前検査
　産科婦人科　講師　加地 剛··124

もくじ

■ 画像診断
　放射線診断科　教授　原田 雅史……………………………………………126

■ 強度変調放射線治療
　放射線治療科　教授　生島 仁史／口腔外科　助教　工藤 隆治………128

■ 定位放射線治療
　放射線治療科　講師　古谷 俊介……………………………………………130

■ 小線源治療
　放射線治療科　助教　川中 崇、助教　久保 亜貴子………………………132

■ 歯根尖の炎症（根尖性歯周炎）
　むし歯科　講師　湯本 浩通…………………………………………………134

■ 歯周病
　歯周病科　教授　永田 俊彦…………………………………………………136

■ 補綴歯科
　そしゃく科　助教　石田 雄一………………………………………………138

■ インプラント
　口腔インプラントセンター　准教授　友竹 偉則……………………………140

■ 顎関節症・非歯原性歯痛
　かみあわせ補綴科　教授　松香 芳三…………………………………………142

■ 歯ぎしり
　かみあわせ補綴科　講師　大倉 一夫…………………………………………144

■ 矯正歯科
　矯正歯科　教授　田中 栄二……………………………………………………146

■ 小児歯科
　小児歯科　教授　岩本 勉………………………………………………………148

■ 口の乾き
　口腔内科　教授　東 雅之………………………………………………………150

■ 顎矯正手術
　口腔外科　准教授　永井 宏和…………………………………………………152

- ■ 歯原性腫瘍
  - 口腔外科　講師　玉谷 哲也……154

- ■ 顎の骨折
  - 口腔外科　教授　宮本 洋二……156

- ■ 歯科麻酔
  - 歯科麻酔科　教授　北畑 洋……158

- ■ 全身疾患・障がいのある方の歯科治療
  - 歯科麻酔科　講師　高石 和美……160

- ■ 歯科画像診断
  - 歯科放射線科　助教　前田 直樹……162

- ■ 顎関節症の画像診断
  - 歯科放射線科　講師　細木 秀彦……164

部・室・センターの診療 ……167

- ■ 安全で最適な薬物療法をサポート
  - 薬剤部長・教授　石澤 啓介……168

- ■ 心のこもった温かい看護を提供
  - 看護部長　木田 菊恵……170

- ■ 栄養支援で医療の質の向上へ
  - 栄養部長・教授　濱田 康弘……172

- ■ 四国地方最高レベルの検査
  - 検査部　臨床検査技師長　中尾 隆之……174

- ■ 重症患者を専門医が24時間態勢で治療
  - 救急集中治療部長・教授　西村 匡司……176

- ■ 体に負担の少ない高度な手術
  - 手術部長・心臓血管外科教授　北川 哲也……178

- ■ 母子の救命救急センター
  - 総合周産期母子医療センター　助教　中山 聡一朗……180

もくじ ── 徳島大学病院の最新治療がわかる本

■ 24時間態勢で治療やケアにあたる
　総合周産期母子医療センター　病院教授（平成27年3月31日まで徳島大学病院に所属）　西條 隆彦……182

■ 体の動きをコンピューターで捉え、リハビリに生かす
　リハビリテーション部長・教授　加藤 真介……184

■ 口腔がん手術後の口腔機能回復
　総合歯科診療部長・教授　河野 文昭……186

■ 院内の感染予防に取り組む
　感染制御部長・講師　渡邊 浩良……188

■ 医科歯科が連携し、がん治療をサポート
　口腔管理センター　特任助教　山村 佳子……190

■ がんに一人で悩まないで
　がん診療連携センター長　前任／福森 知治（現・泌尿器科講師）、後任／埴淵 昌毅……192

■ メタボを事前に察知、生活習慣病を防ぐ
　糖尿病対策センター長・特任教授　船木 真理……194

病院案内 ……196

徳島大学病院ロゴマーク……196

外来患者受診の流れ……197

建物配置図……198

外来診療棟案内図……200

アクセス……202

索引……203

＊所属名、役職は2015年6月1日現在のものです。

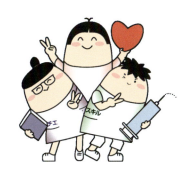

徳島大学病院TOPIX

徳島大学病院 TOPIX①

体の負担も少なく、整容性にも満足 乳がん手術と乳房再建手術

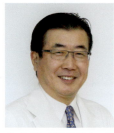
食道・乳腺甲状腺外科
丹黒 章 教授

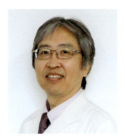
形成外科・美容外科
橋本 一郎 教授

徳島発の新しい乳がん治療を発信

乳がん治療は、あらゆるがんの中でも進歩が著しい。乳がん治療の最前線で日々診療にあたり、徳島から全国へ向け、新しい治療技術を発信し続けているのが、食道・乳腺甲状腺外科教授の丹黒章医師だ。

「大学病院は標準治療の提供とともに、未来の治療をつくっていく役割を担っていかなくてはならないのです」

丹黒医師は、全国に先駆けた治療を数々考案してきた。その一つにCT（コンピューター断層撮影）リンパ管造影によるセンチネルリンパ節生検がある（写真1）。がん細胞が最初に到達するリンパ節で、リンパ節転移の「見張り番」ともいわれる。ここに転移が幾つあるかで手術の方針が変わる。

通常は、手術前に乳がん近くにラジオアイソトープや色素を注射して、それを目印に手術中に調べる。しかし、丹黒医師は手術前にリンパ管に

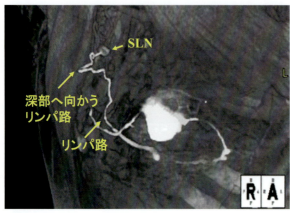
写真1　センチネルリンパ節生検の画像

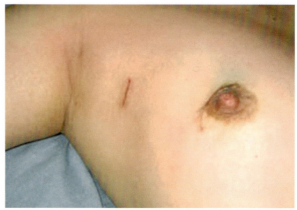
写真2　鏡視下手術による小さな傷

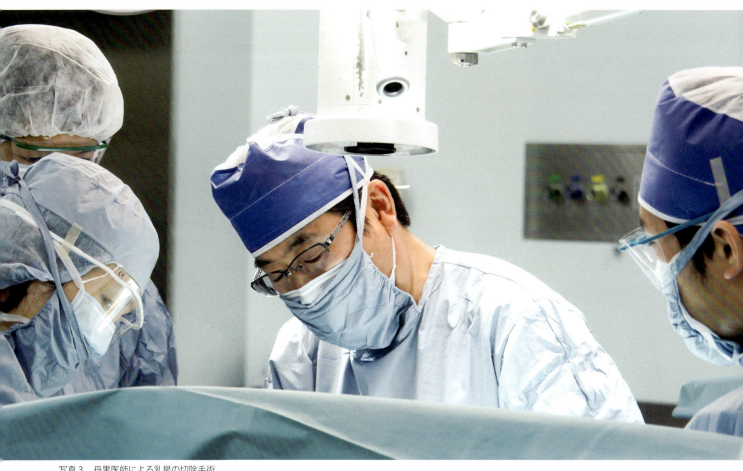

写真3　丹黒医師による乳房の切除手術

注入した造影剤によって映し出された画像から腫れや大きさだけでなく、詰まりや滞りなどを確認し、手術方針を決める方法をとっている。

正確な診断を行うことで、腋の下のリンパ節郭清を省略して、腋の下の変形、腕の浮腫（むくみ）、知覚運動障害の回避を可能にした。

丹黒医師は、局所麻酔による乳がん手術も数多く手掛ける。全国的にも少ない手術だ。

乳がんに対する鏡視下手術も行う。これは、乳房に直接メスを入れることなく、小さな孔を開け、そこから手術器具を挿入して行う手術だ。小さな傷での手術を実現し、患者にとっては美容上のメリットもある（写真2）。こうした治療法によって患者の負担をかなり少なくしてきた。

丹黒医師は本来、食道の専門家で、四国で初めて当院に導入した手術支援ロボット「ダビンチ」を駆使して、2013（平成25）年3月、日本初の食道裂孔ヘルニアと胆結石の同時手術を行ったことでも知られる。

根治性と整容性の両立へ強力なタッグ

昨今、乳がん治療でクローズアップされているキーワードが「根治性と整容性の両立」である。がんを完全に切除すると同時に乳房をいかに元に近い状態に戻せるかということだ。

双方が満たされて初めて最良の治療だという認識が高まってきている。そんな背景もあって、2013年には、乳腺専門医と形成外科医が所属する「日本乳房オンコプラスティックサージャリー学会」が設立された。丹黒医師も理事を務める。

「10年前は、乳房温存の重要性が盛んに言われていました。しかしその中には名ばかりの温存も多く、乳房は残っていても形がいびつなケースも数多くあったのです。その反省から、がんを安全に取り切ることも考え、乳房を切除してきれいに作り直すという考え方も出てきた訳です」（丹黒医師、写真3）

そういう考え方が出てきたのは、形成外科が

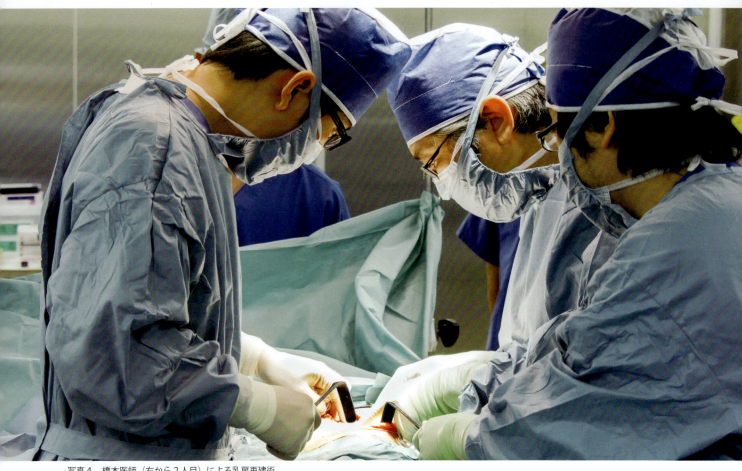

写真4　橋本医師（右から2人目）による乳房再建術

担う乳房再建手術の進歩がある。「根治性と整容性の両立」を実現するための強力なパートナーが、形成外科教授の橋本一郎医師だ（写真4）。

「乳房再建には、自分のお腹や背中の組織を使って作る自家組織による再建とシリコンインプラントで作る人工乳房再建があります。従来、自家再建だけが保険適用でしたが、2013年9月に人工乳房による手術も保険診療でできるようになりました。このため体を傷つけることなく、乳房を再建できるハードルが低くなりました。今後は、がんを告げられたら、その時点でがんの手術と同時に乳房再建をするかを考える時代になってきました」

橋本医師はそう説明する。2015年9月の新外来棟完成に合わせて、乳腺外科と形成外科の外来が隣の部屋になることが決まっており、協力体制をさらに強固にできる。

「がんの治療の説明と同時に、手術後の乳房の再建についてどうするかを手術前に、患者さんは双方の医師と相談でき、双方の医師は協力体制で患者さんの治療にあたることになります」と丹黒医師も指摘する（写真5）。

乳房再建手術には、乳がん手術と同時に行う一次再建と、乳がん手術後、一定期間経過を診てから行う二次再建がある（写真4、6）。さらに、一次再建には乳がんの手術時に同時に行う一期再建と、ティッシュエキスパンダー（組織拡張器）を手術した胸の大胸筋の下に入れて、胸の皮膚と筋肉を伸ばした後に行う二期再建がある（図）。

二次再建にも、ティッシュエキスパンダーを

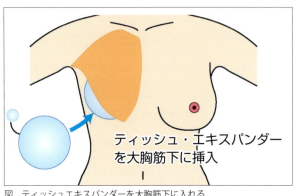

図　ティッシュエキスパンダーを大胸筋下に入れる

徳島大学病院 TOPIX①

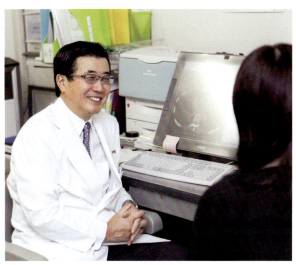

写真5　患者に手術法を説明する丹黒医師

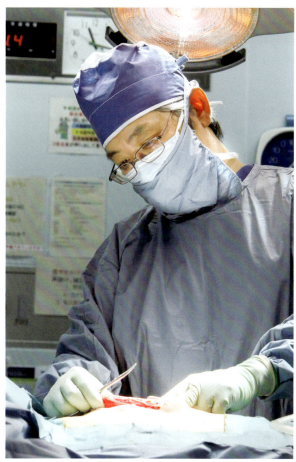

写真6　乳腺外科と形成外科の連携による乳がん手術（橋本医師）

使う場合とすぐにインプラントを入れる場合がある。「一次再建、二次再建には、それぞれの長所短所があり、患者さんの病状や自家組織を希望するか、人工乳房を希望するかによっても、治療の選択肢はさまざまなので、患者さんとじっくり相談して決める必要があります」

そのためにも乳腺外科と形成外科の連携がスムーズだとメリットがあると橋本医師は話す。

移植手術の専門家

橋本医師は頭頸部悪性腫瘍切除後の再建も専門としており、丹黒医師と合同で行う食道再建や耳鼻科、脳外科、口腔外科との合同手術で数々の移植手術をこれまでに行ってきた。これらの手術で好んで用いるのが、筋肉を使わずに脂肪組織につながった細い血管を用いて移植する穿通枝皮弁手術という手術法である。これは高度な技術を要するが、手術を受けるものには有益なことが多く、この技術を乳房再建にも取り入

れることで、手術方法においてより多くの選択肢を提供している。また、より安全な手術のために皮弁血行の研究を行っており、新しい治療技術としての確立を追求している。

iPS細胞による再生医療も

丹黒医師はiPS細胞を活用しての技術開発も考えているという。「iPS細胞では、機能を持った臓器が作れるため、例えば切除してしまったリンパ管を再生したり、乳腺を再生することで、母乳が出るという本来の乳房の機能を取り戻すことが可能になるかもしれない。将来、若い患者さんに『乳がんの手術をしてもお乳が出ますよ』と言ってあげられるようにしたいです」

新しい治療を開発する研究面、日々の治療にあたる臨床面、そして優秀な人材を数多く地元に根付かせる教育面、丹黒医師と橋本医師はそれらを担い、日々、努力を重ねている。そして、徳島県の乳がん医療のさらなる発展をめざしている。

徳島大学病院 TOPIX②

時代の最先端をいく ロボット手術が 治療の道を拓く

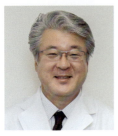

泌尿器科
金山 博臣 教授
（かなやま ひろおみ）

四国でいち早くロボット手術を導入

　がん治療の最前線で大きなトピックスの一つにロボット手術がある。手術支援ロボット「ダヴィンチ」による手術が、2012（平成24）年4月、前立腺がんに対して保険適用となった。

　ダヴィンチはメスやハサミ、鉗子などを装着したロボットのアームを、執刀医がコンソールと呼ばれる、患者が寝る手術用ベッドから離れたブースの中で、3D画像を見ながら遠隔操作で行う手術だ。従来の腹腔鏡手術をロボットの支援下に行う手術である（写真1）。

　現在、最もロボット手術と密接な関係にあるのが、保険適用が認められたことでも分かるように、前立腺がんだ。男性特有の病気として急増している前立腺がんの治療において、ロボット手術は大きく寄与している（写真2）。

　徳島大学病院は、2011年10月に四国でいち早くダヴィンチを導入し、最初に前立腺がん手術を行った。泌尿器科教授の金山博臣医師はこう説明する。

　「ダヴィンチは、鉗子やハサミ、持針器に関節があり、自由自在に動くため、前立腺のように骨盤の中の狭い空間にある臓器に対して行う手術では、膀胱と尿道を縫ったりする細かい作業がスムーズで確実にできます。骨盤内は血管や神経が数多く走っている部位なので、血管の損傷を防ぎ、出血量を抑制することができます。

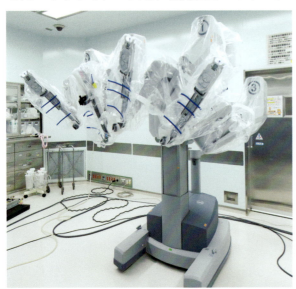

写真1　4本のアームとペイシェントカート

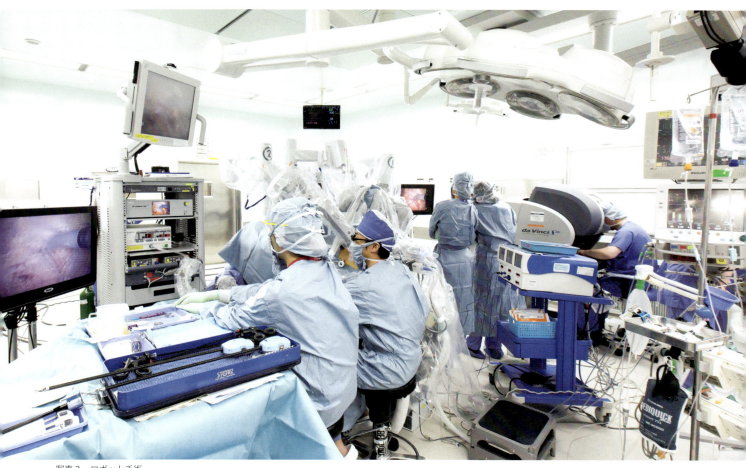

写真2　ロボット手術

さらに、神経温存もでき、尿失禁などの合併症を抑え、男性機能の保持と早期回復、正確で安全な手術ができます。患者さんの大多数は手術翌日には自力歩行し、食事や流動食を取ることができるようになります。術者が見る画面も3D（立体）の高画質で、お腹を開けて行う手術と全く違わない手術部位を拡大して鮮明に見ることができるのです」（写真3、4）

　泌尿器科では、1例目以降も臨床研究的に手術を行い、2012年4月に保険適用になってからは、手術が適応できる前立腺がんについては100％ダヴィンチによる手術を実施している。ロボット手術の技術認定を受けたスタッフは7人と充実しており、2015年6月1日時点で206例を数える（写真5）。

「患者さんに負担が少ないことはもちろん、術者にとっても座りながら、無理な姿勢を取ることなく手術ができることで、ストレスが少なく、結果的に良好な手術ができます。若い先生たちへの手術の教育的指導にも向いています」（金山医師）

　触覚がないのが難点とも言われるが、通常、20例手術を経験すれば、慣れてスムーズにできるようになる。「若い先生たちはコンピューターゲームに慣れており、シミュレーターによるトレーニングもできるので上達が早い」という。

ロボット手術は腎がん、膀胱がんへ

　泌尿器科のほかの病気では、腎がんについてもダヴィンチによる、部分切除が可能になっている。

「最近、腎がんについては、小さいがんも見つかるようになりました。以前なら腎臓を全部摘出していたところですが、今は、部分切除をしています。腎臓は2つあるものの、1つを取ると腎機能が落ちます。それによって、ほかの病気を誘発して寿命が縮まるようでは意味がありません。できるだけ温存する方針を取り入れています」

　現在、腎がんに対するロボット手術は保険適

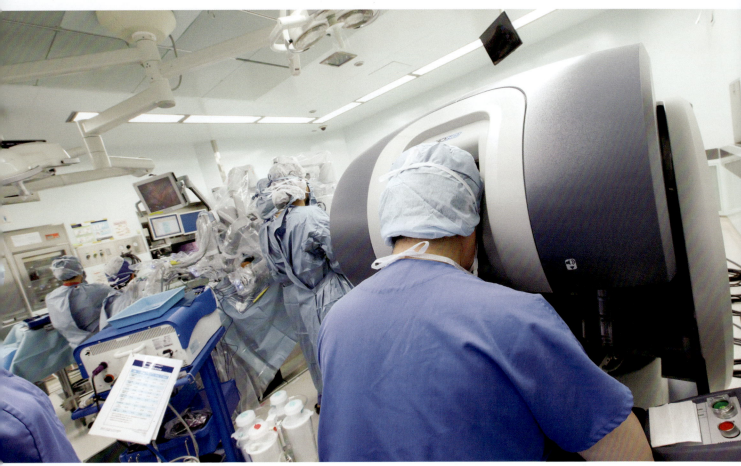

写真3　コンソールに向かう執刀医

用外のため、同科は、厚生労働省から先進医療の認定を受け、手術だけ実費で、通常診療は保険診療という方法を取り入れてきた。この先進医療は、全国十数施設で実施され、蓄積された約100例の手術症例が、現在の治療に比べて成績が良いかどうか、分析されている最中だ。

現在は、自由診療でないと手術を受けることはできない。だが、結果次第では2016年4月頃をめどに、保険適用になる可能性もあるという。

「腎がんの手術は、腎動脈を止めて行うため、患者さんの腎機能を保護するためには、血流を止めている時間を極力短くしたいのですが、ダヴィンチを使うことで手術時間の短縮が可能となります」

さらに、同科は膀胱がんについてもロボット手術を実施している。「膀胱がんは、前立腺がんと手術手技が似ているので、将来は保険診療ができるようにと願っています。今後、先進医療が行われる場合は積極的に参加する予定です」

前立腺がんには小線源療法も不可欠

現在、前立腺がんで、前立腺の中にがんが留まっている進行度の場合は、小線源療法という放射線治療も選択できる。

通常の放射線は体外から照射するのに対し、放射線源を直接、前立腺の中へ埋め込む内照射という方法である（写真6）。超音波で前立腺の形を確認しながら、コンピューターで立てた治療計画に基づいて、会陰部（陰のうと肛門の間）から長い針を刺して、そこからヨウ素125という放射線源を密封したカプセルを前立腺に50～100個埋め込む。そこから放射線を放出してがんを撃退するという仕組みだ（写真7）。

「当科では、ダヴィンチによる手術とほぼ同数の治療を実施しています。年齢や患者さんの状態、がんの状態、前立腺の大きさなど、さまざまな病状を考慮して、それぞれの治療のメリットとデメリットを患者さんに説明して、希望も

徳島大学病院 TOPIX②

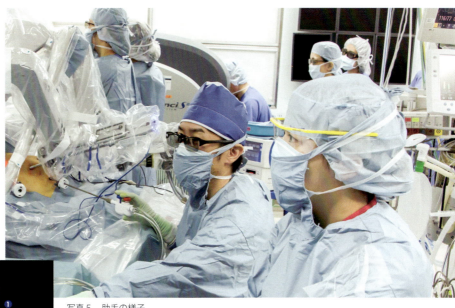
写真5　助手の様子

モニター写真
写真4　モニターに映る術野の画像

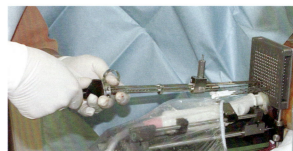
写真6　小線源療法

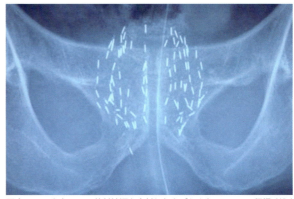
写真7　ヨウ素125の放射線源を密封したカプセルを50〜100個埋め込む

聞きながら、治療法を決めています」

県民にとってより良い医療を

　腎細胞がんの進行がんに対しては、昨今、分子標的薬という薬が注目されている。がんに栄養を運ぶ血管を遮断し、がんを兵糧攻めにする新生血管阻害薬や、がん増殖にかかわるタンパクをブロックするこの分子標的薬が治療の中心となっている。

　金山医師は、これらの新薬の治験にも積極的に参加し、患者が最新の薬物療法の恩恵を得られることにも尽力している。さらに、県民に対して、泌尿器の病気についての認識を高めてもらうために、分かりやすい啓発活動も折に触れて行っている。

　特に、急増する前立腺がんの早期発見・早期治療については、その大切さを強く訴える。

　「前立腺がんは、高齢化と食生活などの要因によって発症するがんで、年々増えています。しかし、早期がんであれば、説明してきたとおり、ロボット手術をはじめ、治療の選択肢が豊富にあり、適切な治療を早く受ければ、ほぼ死亡することはないがんといえます。PSA（前立腺特異抗原）検査を受ければ、自覚症状がほとんどなくても、早期発見が可能です。PSAは前立腺に現れる腫瘍マーカーで、これを調べれば、前立腺の異常を把握できます。手軽に行える血液検査ですから、男性は50歳を過ぎたら、ぜひ年に一度は検診を受けていただきたいと思います」

徳島大学病院 TOPIX③

脳卒中センターで全国屈指の脳卒中治療を実現

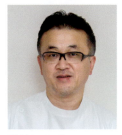

脳神経外科
里見 淳一郎 准教授
（さとみ じゅんいちろう）

国立大学初の脳卒中専門病棟を設置

　脳卒中は、がん、心臓病と並ぶ3大疾患と呼ばれる。患者数は約150万人、毎年、新たに50万人が罹っているという国民病だ。血管が詰まる脳梗塞、血管が破れる脳出血と、くも膜下出血の3つの病気の総称だ。脳梗塞が約6割を占める。巨人軍終身名誉監督の長嶋茂雄さん、元サッカー日本代表チーム監督のイビチャ・オシムさんたちがこの病に襲われた。

　重篤な場合は死に至り、命が助かっても、言語障害や手足の麻痺などの重い後遺症が残ったり、寝たきりになってしまう場合が多い。

　最近では、肺炎に死因3位を譲っているが、肺炎による死亡者の中には、脳卒中が原因で寝たきりになった人も含まれているといわれ、対策が強く求められる。

　徳島大学病院は、そんな脳卒中の治療に力を入れ続けてきた。国立大学附属病院としては、

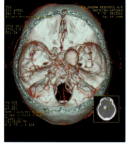
写真2　3D-CTA画像

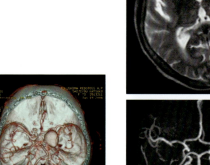
写真3　MRI、MRA画像

日本で初めて、1999（平成11）年、脳卒中の専門病棟である「ストロークケアユニット（SCU）」を設置し、積極的に緊急の脳卒中患者を受け入れてきた（写真1）。

　脳神経外科准教授の里見淳一郎医師は、こう説明する。

　「脳卒中は、早期に発見し、早く治療すればするほど、経過が良くなることが分かっています。1990年代に北欧中心の幾つか研究によって、専門病棟を構えて、診た人と診てない人では、明らかに診た人の方が入院期間も短縮になって予後（回復経過）も非常に良いということが分かっ

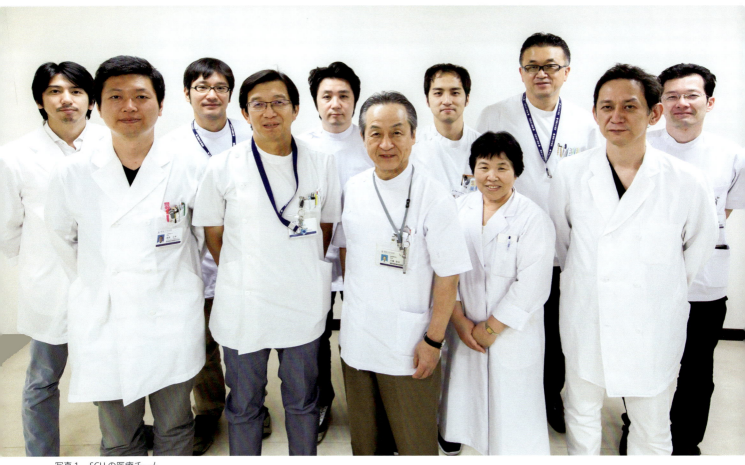

写真1　SCUの医療チーム

たのです。当科では、いち早く専門的な設備での脳卒中治療を実施してきました」

「ストロークケアユニット」は、2006年に脳卒中センターへと組織変更、脳卒中の治療に対して、脳神経外科のスタッフのみならず、神経内科、放射線科、集学治療部、循環器科、リハビリテーション部門の医師、看護師、技師たちがチームとなって24時間態勢で診療にあたっている。

MRI、超音波、血管撮影、CTなど最新鋭の画像診断装置による精密な画像診断から、薬物療法、手術、治療後のリハビリテーションまで、全国屈指の高度な治療が手厚く用意されている（写真2、3）。

脳卒中の治療は一刻を争うため、連携にも力を注いでいる。病院内の連携、病院間の連携、専門医と開業医の連携など、さまざまな連携が求められる。県内の中心的病院として要となってきた同院はネットワークにより連携を図ってきた。

i-stroke Tokushimaの導入で、強固になる連携システム

さらに、チームの連携を最大限スムーズにするツールとして、2012年4月導入したのが、i-stroke Tokushima（徳島脳卒中遠隔画像診断治療補助システム）というスマートフォンを用いた医療ネットワークだ（図1）。東京慈恵会医科大学と富士フィルムが共同で開発したシステムで、同院は、国立大学病院としては初めて採用した。

脳卒中センターのスタッフ同士が、病院内にいても、病院外にいても、診療・治療のための画像も含めた患者情報を、リアルタイムで共有できるシステムである。

「例えば、当直医のもとに緊急で患者さんが運ばれた場合、その患者さんの病状について、画像も含め、スマホでスタッフ全員に一斉送信すると、学会で海外にいる医師、休日をとっている医師、院内外で仕事をしている医師がその情報を見て、ツイートで次々に治療方針に対する

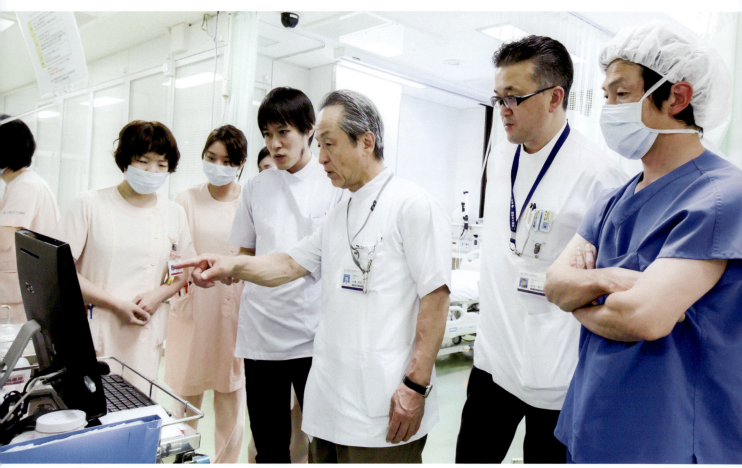

写真4　脳卒中センターの症例検討会

意見が当直医のもとに集まります。同時に全員が相互の意見を確認することができます。手術画像もリアルタイムで見ることができ、高画質であるため、誤診も防ぎ、最善の治療を実行することができるのです。これまで350例を発信しています」（写真5）

このシステムは、治療を適切に即座に行えるという患者へのメリットはもちろんのこと、当直医のストレスを軽減し、離れた場所で患者の病状の度合いが分かるため、休日に出勤することを防げ、医師たちの勤務負担も軽減しているという。

現在、同センター内だけで実施しているシステムだが「今後は、ほかの病院との連携も深めていきたい」と里見医師は話す。

「まず、県立病院との連携を始めていきます。県南部や県西部の医療過疎地域の場合には、写真を送ってもらい、緊急を要する場合は、ドクターヘリを派遣するなど、臨機応変な対応ができます」

その後は段階的に、民間病院、地域の診療所などともリアルタイムの連携が取れるようにすることが目標だという。

「脳卒中は待ったなし。いつでもどこでもアクセスできる端末で、やりとりできることが大きなメリットです。診療所からの急患についても状況に応じて判断し、受け入れることができるようになるでしょう。交信した症例がすべて蓄積されることで、後日、症例を検証したり、研修医たちへの教育的なメリットもあります」

これまでも、地域遠隔医療システム、インターネットを介した医師間の症例検討会（図2）、地域連携パスによる急性期から回復期、維持期の管理などが実践されてきた。i-stroke Tokushima が加わると、脳卒中医療は、さらに広がりと厚みをみせるだろう。

脳卒中専門医の育成が将来の課題

今後、脳卒中センターがめざしているのは、

徳島大学病院 TOPIX③

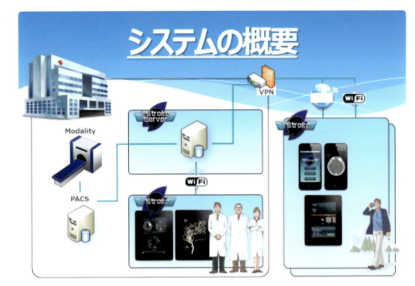

図1　i-stroke Tokushima システム図

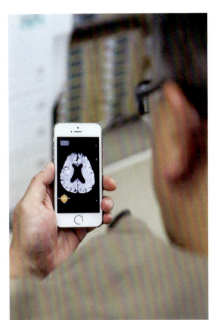

写真5　スマートフォンから画像を確認する医師

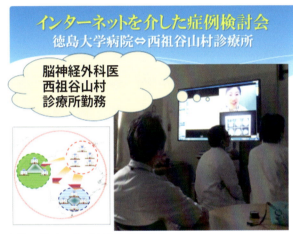

図2　インターネットによる症例検討会

脳卒中専門医の育成だ。「現在、脳卒中を診る医師が全国的に少ないのです。特に地方では、ほとんど脳神経外科の医師が脳卒中を診ています。心臓の場合は、まず循環器内科の医師が診ますが、脳は神経内科（脳専門の内科）の医師が診るケースは非常に少数です。しかし、脳卒中を診ることのできる医師を増やすことは、社会的に急務だと思います。当センターは、できるだけ専門医を育てていきたいと考えています。脳には多くの専門領域があります。その中で、脳卒中はあらゆる専門領域のベースとして勉強するべきだと考えています」（里見医師）

大学病院内では、専門に特化して診療することが可能だが、一般病院へ赴任すると圧倒的に脳卒中の患者さんを診るケースが多いという。

里見医師は「脳卒中をきちんと診る医師がいることは、超高齢社会の現在において、医療経済だけでなく社会経済をも救うことになります。患者さんの寝たきりが10年、15年続くということは、医療費に限らず、介護にあたるご家族や周囲の人々に与える経済的損失は計り知れないでしょう」と力説する。

同院を中心に、主力病院との連携、県内のあらゆる地域の病院との連携など、医療側の態勢を整えるとともに、県民に対する脳卒中の予防と早期発見・治療の大切を啓発していくことも重要だという。

「県民の皆さんに脳卒中の怖さを理解していただきたいと思います。『片側の顔面と手足が動かない、しびれる』『片目が見えない、二重に見える』『言葉が出ない、人の話が理解できない、ろれつが回らない』といった症状が現れたら、一過性脳虚血発作（TIA）を疑って、すぐに病院を受診してください」

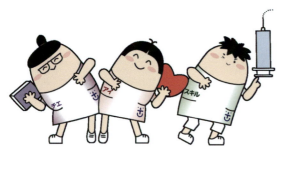

診療科の最新治療

循環器内科 — 不整脈から心臓と脳を守る

不整脈と心房細動

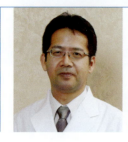

講師
添木 武（そえき たけし）

不整脈と心房細動

　不整脈とは、心臓の電気の流れの異常によって引き起こされる疾患です。それに伴い、心拍数が極端に速くなったり遅くなったり、あるいは文字通り不整になる場合に動悸や胸苦などの症状が現れます。ひどい場合は、失神や突然死に至ることもあります。「心房細動」は比較的起こりやすい不整脈で、加齢に伴って増加し、日本国内に潜在的な人も含め100万人以上の患者さんがいるといわれています。心房細動では、心房が数多くの不規則な電気の空回り（渦）を起こし、結果的に脈が乱れるようになります。

　最初は発作が時々起こる発作性（一過性）ですが、そのまま放っておくと、ずっと心房細動が続く慢性（永続性）に変化していきます。心房細動はすぐに命にかかわるような不整脈ではありませんが、放っておくと危険な状況を引き起こすことがあります。一つは、心房が震えるため、その中の血液がよどんでしまい血液の塊（血栓）が、できやすくなることです。この血栓が血液の流れに乗って脳の血管を閉塞させると脳梗塞になります。

　実際、心房細動をそのまま放置した場合、年間に約5％の患者さんが脳梗塞になることが知られています。もう一つは、心不全で、脈が速くなって心臓が空打ちした状態となることが主な原因です。突然、脈が乱れた状態が続くときは心房細動を疑います。心房細動をはじめとして、発作時に心電図をとることが不整脈診断では最も重要です。発作時に心電図をとらえられない場合や発作頻度をみたいときには、1日分の心電図を記録するホルター心電図を行うことも多いです。

心房細動の治療

　心房細動が発症した場合の治療法としては①脳梗塞予防のために血液をサラサラにする薬を服用する（抗凝固療法）、②症状を改善し心不全を予防するために、脈を正常の規則正しいリズムに戻すか心拍数を調節する（減らす）、ということが中心となります。ただ、すべての心房細動が脳梗塞を起こすわけではなく、リウマチ性心臓弁膜症、心不全、高血圧、高齢者（75歳以上）、糖尿病、脳梗塞の既往といった危険因子を持った人が積極的な抗凝固療法の対象となります。

　②については、従来は薬物療法と電気ショック（電気的除細動）しかありませんでしたが、これらは対症療法で心房細動を根治させるものではないため、心房細動の進行を止めることは、なかなかできませんでした。心房細動の根治療法として最近注目を集めているのがカテーテル・アブレーション（心筋焼灼術）です。

循環器内科

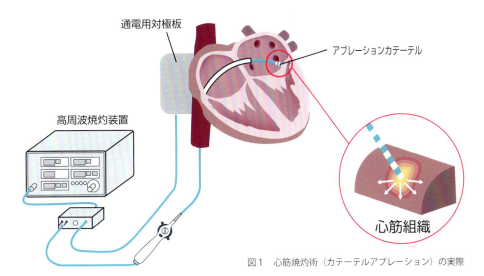

図1　心筋焼灼術（カテーテルアブレーション）の実際

心房細動のアブレーション（心筋焼灼術）

　カテーテル・アブレーションとは、カテーテル（直径2mm程度の細い管）を脚の付け根から心臓まで挿入し、不整脈発生部位にカテーテルを当てて高周波の熱で焼灼する方法です（図1）。心房細動の多くが肺静脈付近から異常な電気的興奮が現れ、左心房に伝わり電気の渦をつくることによって生じます。

　よって、カテーテルを用いて肺静脈の周囲を焼灼して、この異常な電気信号が肺静脈から心房に伝わらなくさせること（電気的肺静脈隔離術）で心房細動を治します（図2）。さらに、心臓の位置情報と電気的情報を3次元的に表示する機器（3次元マッピングシステム）が開発され、アブレーションの成績向上・安全性向上につながっています。アブレーションによって動悸などの症状がなくなり、生活の質が改善することはもちろんですが、最近では、アブレーションを受けることで脳梗塞の発症率が心房細動のない人と同程度になるという報告も多数あります。

　当科は、2014年に50人以上の心房細動患者さんにアブレーション手術を行いました。同手術での入院期間は4～6日で、手術時間は3～5時間です。ただし、手術時間の大半は静脈麻酔（点滴による麻酔）を使用して、眠っている間に治療を行います。心房細動アブレーションの欠点は再発が多いことですが、当科では、発作性心房細動の場合、1回の手術で約70～80％の方が再発なく経過しています。

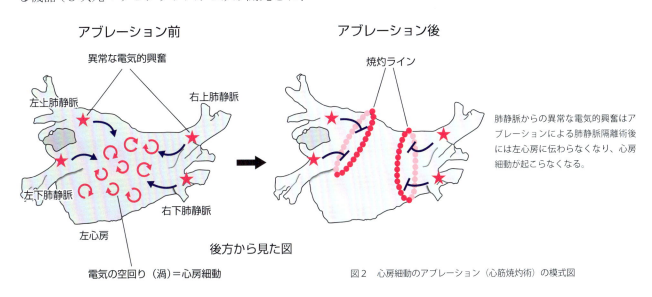

肺静脈からの異常な電気的興奮はアブレーションによる肺静脈隔離術後には左心房に伝わらなくなり、心房細動が起こらなくなる。

図2　心房細動のアブレーション（心筋焼灼術）の模式図

循環器内科　チームで行う心臓リハビリテーション

心臓リハビリテーション

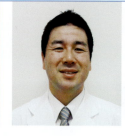

助教
八木 秀介(やぎ しゅうすけ)

心臓リハビリテーションって、何ですか？

　手足や脳の働きが低下している患者さんには、歩行や手足の運動訓練を行って日常生活の復帰をめざします。同様に、心臓病によって心臓の働きが低下している患者さんは、息切れなどで発病前には問題なくできていた日常動作が困難になることがあります。また心臓病の治療に必要な安静状態が続くことによって、足腰の筋肉が弱り、歩行など簡単な日常動作ができなくなる場合もあります。

　例えば、心臓の血管が詰まって心筋梗塞(しんきんこうそく)になった患者さんは、カテーテル治療で血管の治療が成功しても、既に心筋にダメージを受けており、すぐに平常通りの生活が送れるわけではありません。病気を発症した直後は、命にかかわる不整脈などの合併症を起こす可能性があり、心電図などを確認しながら、ベッド上の生活から、ゆっくり普段の日常生活に戻していく必要があります。

　心臓リハビリテーション（以下、心臓リハビリ）は、このように心臓病によって引き起こされる生活の質の低下を改善させ、社会復帰や職場復帰をめざすために行います。心臓病の再発予防には、動脈硬化を悪化させる糖尿病、高血圧、高脂血症の管理が必要です。運動療法、食事療法、禁煙指導、精神サポートを含む心臓リハビリが、このような合併症管理に効果的であることが分かっています。心臓リハビリとは、心臓病による心臓の働きの低下・体力の衰え・不安やうつなどによる生活の質の低下や寿命を運動療法・生活指導・カウンセリングなどで改善させる総合的なプログラムです。

心臓リハビリは、どんなことをしますか？

　運動療法による心臓リハビリは、運動の強さや継続時間が重要です。強すぎたり、長すぎる無理な運動は狭心症(きょうしんしょう)の発作や不整脈を引き起こし、突然死につながることがあります。とはいえ、軽すぎる運動では、期待する効果が望めません。安全かつ効率よく心臓リハビリをするために心肺運動負荷試験を行い、それぞれの患者さんに合った運動強度を決定します（写真1）。その運動強度と目標とする脈拍数に基づいて、医師・看護師・理学療法士の指導の下、歩行や自転車こぎなどを1回30〜60分、週3〜5回行い、これを3か月間続けます（写真2）。そして、約3か月後に再度、心肺運動負荷試験で心臓リハビリの効果判定を行い、それに基づいて今後の日常生活での注意点などを説明します（写真3）。

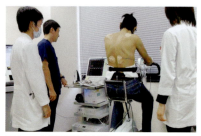

写真1　心肺運動負荷試験

循環器内科

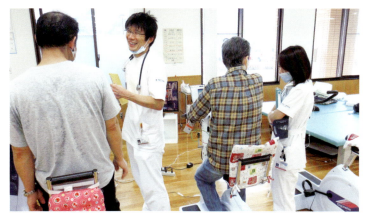

写真2　運動指導の様子

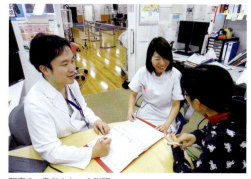

写真3　患者さんへの説明

心臓リハビリは、どんな効果がありますか？

　酸素を全身に届けるため、心臓の働きをできるだけ回復させることが重要です。しかし、体内で酸素を効率よく利用するには、心臓の働きだけを改善させても十分とは言えません。酸素を有効利用するには、全身の筋肉の働きを改善させる必要があります。運動療法によって筋肉を鍛えることで、酸素を有効に利用できて運動能力が高まり、日常生活が楽になります。

　さらに、心臓リハビリによって、狭心症の発作や心不全症状が軽くなること、心臓病の再発や突然死が減ること、不安やうつが改善することが分かっています。

　それに加え、動脈硬化を悪化させる糖尿病、高血圧、高脂血症などが改善します。運動能力が低下することは死亡につながる強力な因子で、心臓リハビリを行うことで身体活動能力を改善させ、死亡の危険度を軽減することができます。心臓病に対する心臓リハビリの効果は、どんな薬物より強力だとされ「最も強力な心臓病の薬」といわれています。

どうしてチームで行うのですか？

　心臓病が再発する原因として、塩分や水分の取り過ぎ、過労、不適切な薬の飲み方、身体的・精神的ストレスなどがあり、生活・栄養・運動指導によって予防できます。また心臓病患者さんは高齢者が多く、心臓病以外の合併症を多く持っています。このような複雑な病気悪化の原因を管理するには、医師だけでは実行不可能です。医師による病気の治療や医学的指導だけでなく、看護師による病状の把握、理学療法士による運動指導、栄養士による栄養指導、臨床心理士による精神面でのサポート、薬剤師による服薬指導などが必要です。そのためには、さまざまな職種の医療従事者で構成されたチームで、それぞれの患者さんに対応する必要があります（写真4）。

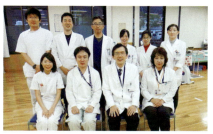

写真4　心臓リハビリテーションのチーム

心臓リハビリに参加するには、どうしたらいいですか？

　心臓の血管が詰まったり、細くなったりする心筋梗塞や狭心症、心臓のポンプ機能が低下する心不全、心臓の手術後などの心臓病による心臓リハビリは保険診療が認められています。心臓リハビリの適応に当てはまれば、年齢や運動能力に関係なく、心臓リハビリを行うことができます。心臓病患者さんは、担当医師と相談し、当科を受診してください。

呼吸器・膠原病内科　最先端の技術を駆使した診断と治療

肺がん

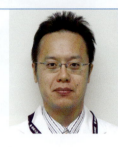

講師
後東 久嗣（ごとう ひさつぐ）

肺がんの特徴

　2013（平成25）年の統計では、日本人のがんによる死亡のうち、肺がんによる死亡率が男女ともに1位となっています。肺がんの死亡率は今後も増加していくものと予想されており、数あるがんの中でも予後の悪い（たち〈回復経過〉の悪い）がんと言えます。予後不良の理由として、以下のことが挙げられます。

1．症状に出にくい

　肺の中は痛覚神経が発達していないため、がんが出来ても痛くもかゆくもないことはよくあります。全く症状がないケースも多い病気ですから発見（診断）の遅れにつながります。実際、肺がんの約7割は進行した状態で発見されます。

2．進行が速い（遠隔転移しやすい）

　がん細胞は、血流に乗ってほかの臓器に運ばれ、そこで大きくなる性質を持っており（遠隔転移）、予後不良の原因となります。肺がんは脳、骨、肝臓などに遠隔転移しやすいといわれています。

3．抗がん剤や放射線治療が効きにくい

　現状では、肺がんは薬や放射線治療が効きにくいがんの一つです。ただ、最近の医療技術の進歩によって、特定の肺がんに対しては分子標的治療薬が劇的な効果を示すことが知られています。

最先端の技術を駆使して診断

　肺がんの診断は幾つかのステップに分かれます。

1．肺がんを疑うような症状（咳、血痰、胸痛など）がある場合や、検診で異常を指摘されたときは、胸部単純X線検査（レントゲン）やCT検査などを行います。これら画像診断で肺がんが疑われる場合は、次のステップに進みます。大切なことは、画像に写る「影」だけでは肺がんと確定できないことです。

2．画像で肺がんが疑われた場合、実際にその場所から細胞や組織を採取することで肺がんと診断できます。アプローチの方法としては、気管支内視鏡検査、CTガイド下経皮的肺生検、胸腔鏡検査のいずれかが主に使われます。気管支内視鏡検査は、ファイバースコープを口、または鼻から気管支に挿入して検査します（写真1）。CTガイド下経皮的肺生検はCTを撮影しながら、体表から肺に針を刺して検査します。これらはいずれも局所麻酔下に行います。胸腔鏡検査は、胸部を小さく切開し、胸腔内に内視鏡を挿入する方法で、多くは全身麻酔下で行います。

3．肺がんが確定すれば、病期（どれくらいがんが広がっているか）を決定するため、MRI、シンチグラフィーなどの検査を行います。当院では、PET/CTや超音波気管支鏡（EBUS

呼吸器・膠原病内科

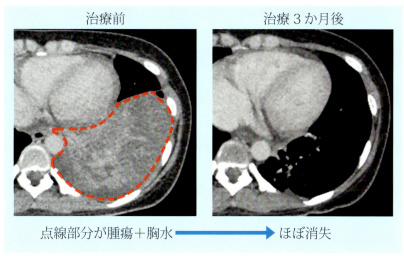

写真2　分子標的治療薬が奏効した症例

など最先端の診断技術を導入し、所属リンパ節転移や遠隔転移の評価をより正確に行っています。

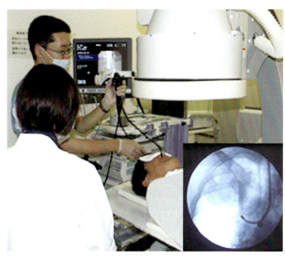

写真1　気管支鏡検査の実際

肺がんの治療

肺がんの治療は手術、抗がん剤による化学療法、放射線治療の大きく3種類に分かれます。呼吸器・膠原病内科では主に化学療法を担当します。手術を担当する呼吸器外科、放射線治療を担当する放射線科と合同で週1回、症例検討会を行い、肺がん患者さんの包括的な治療をめざします。また、より良い治療をめざした薬の臨床試験も行っています。確かに、進行期の肺がんは治癒することが難しい病気ですが、最近では、がん細胞に特有の遺伝子異常が複数発見され、その分子をターゲットにした新しい分子標的治療薬が次々と開発承認されています。

遺伝子異常があれば、劇的な効果が期待でき（写真2）、遺伝子の検査をもとに患者さんに合った薬を選択する個別化医療を進めています。患者さんの生活の質を保つため、できるだけ外来治療をしながら、どんな治療がその患者さんにとってベストなのかを常に患者さんや家族と一緒に考えながら治療するよう心掛けています。

予防が大切

肺がんは予後の悪い病気なので、予防が大切です。予防策としては、「1に禁煙、2に検診」です。できるだけ早く禁煙することで、肺がんになる確率を減らすことができ、定期的に検診を受けることで早期発見できれば、治癒する可能性も高くなります。

飲み薬や貼り薬による禁煙治療は2006年から保険適用となりました。当科でも禁煙外来を開設しています。約3か月のプログラムに沿って治療しますので、自己流よりも容易に禁煙することができます。禁煙したいけれど自信がない、うまくいかない人にお勧めします。

呼吸器・膠原病内科　隠れた生活習慣病に正しく対処

睡眠時無呼吸症候群
（すいみんじむこきゅうしょうこうぐん）

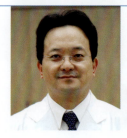

教授
西岡 安彦
（にしおか　やすひこ）

睡眠時無呼吸症候群（SAS）とは？

　睡眠には、大脳の保守・修復、身体機能の回復、情報処理・記憶の固定などの役割があるといわれます。「十分な睡眠時間を取っているのに、なぜか昼間に眠い」「起床時にどうも頭が重い」「喉（のど）に違和感が残る」といった症状を感じたことはありませんか。

　もし普段から、いびきがうるさいと言われているようなら、睡眠中に呼吸が止まっていないか家族に確認してください。

　睡眠時無呼吸症候群（SAS）という病気があります。睡眠中に呼吸が10秒以上停止した状態（無呼吸）が頻繁に起こることで、昼間の眠気や集中力の低下とともに、長期的には心血管障害や脳卒中が起こりやすくなる病気です。

　SASは決して少なくはありません。予備軍と考えられる習慣性いびき症の人は男性の25％、女性の5％で、SASと診断される患者さんは男性の4％、女性の2％といわれています。

睡眠中に呼吸が10秒以上停止した状態（無呼吸）が頻繁に起こること

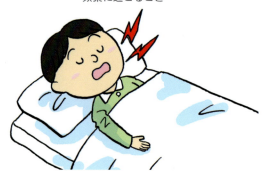

1泊2日の入院で、正しく診断！

　診断には、1泊2日の検査入院で行う終夜睡眠ポリソムノグラフィー（PSG）検査と、自宅に検査器具を持ち帰って自分で装着する簡易検査の2つがあります。これらの検査によって、夜間の睡眠中に無呼吸が何回起こるか、どんな無呼吸が起こるかを診断します。1時間に5回以上の無呼吸がみられた場合にSASと診断されます。

　SASは「閉塞型（へいそくがた）」と「中枢型」に分けられ、閉塞型が大部分を占めます。閉塞型は喉の閉塞で無呼吸が起こるタイプ、中枢型は呼吸運動自体が止まるタイプです。肥満傾向の人、顎（あご）の小さい人、扁桃（へんとう）や舌の肥大している人は閉塞型になりやすく、心疾患や脳血管疾患のある人は中枢型を起こしやすい傾向にあります。

SASはほかの生活習慣病（高血圧や糖尿病など）と関連

　SASの患者さんは、夜間に呼吸が止まることで間欠的に低酸素血症が起こり、交感神経の緊張や炎症反応を介して、高血圧や脳血管疾患が誘発されることが分かっています。高血圧ガイドラインには、SASは2次性高血圧の最も大きな原因の一つであることが記載されています。

　また、昼間の眠気によって作業効率が落ち、ミスや事故を起こしやすくなります。交通事故

呼吸器・膠原病内科

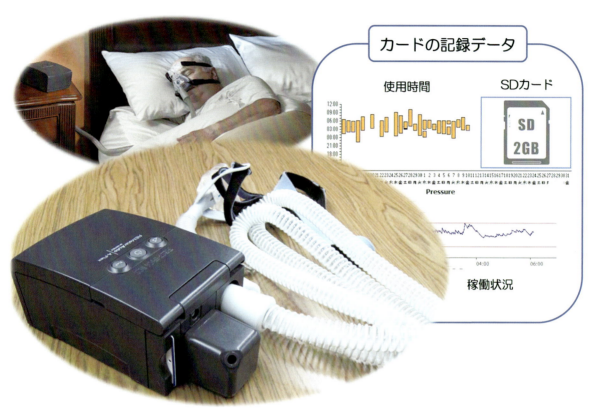

図 CPAP機器と使用イメージ
睡眠中に使用するCPAP機器。実際の使用にあたっては、受診時に機器に挿入されているSDカードなどの記録カードを解析することで、図のようなデータを基に治療状況をチェックできます

を起こす危険性は、健常者の約7倍というデータもあります。最近の研究では、糖尿病の発症への関与も指摘されており、ほかの生活習慣病との関連でも重要な病気です。

有効率の高いCPAP治療でコントロールを

治療には、CPAP（シーパップ）といわれる機器（図）による在宅治療を行います。睡眠中に鼻マスクから気道に空気を送り、気道の閉塞を防いで無呼吸をなくす治療です。有効率は高く、多くの患者さんはCPAP治療によって、無呼吸の改善とともに熟睡感が得られ、生活の質が改善します。最近の機器は、SDカードへの記録によって夜間の治療状況が一目で分かるようになっています。当科では、カード管理によって治療状況の説明を行いながら、丁寧な治療を心掛けています。口腔内装具（歯科で作製）による治療や手術が検討されるケースもあります。日常生活では、減量と禁煙が無呼吸の改善に重要です。

診断されていない患者さんがたくさんいると考えられている疾患です。当科では多くの患者さんを、院内および地域の医師と連携して診断し、治療にあたっています。

消化器内科 — 消化器がんの内視鏡治療——ESDの登場で大きく変化

消化器がん

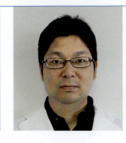

助教
きたむら　しんじ
北村 晋志

消化管に発生するがん

消化器内視鏡の診療は口から肛門に至る広い範囲が対象となります。消化器がんの診断、治療の対象も食道、胃、小腸、大腸と多臓器にわたりますが、頻度の高い疾患は、胃がん、大腸がん、食道がんです。これらのがんを合わせると、日本人が罹患するがんの約3分の1を占めます。

これらのがんは早期発見できれば手術で根治も可能ですが、実際には発見が遅れて多くの方が、がんで亡くなっています。早期のがんでは自覚症状はなく、早期発見のためには積極的に検診を受けることが大切です。

消化器がんの内視鏡治療

消化器がんの治療は大きく分けて、内視鏡治療と腹腔鏡手術を含む外科治療に分かれます。

内視鏡治療は簡単に言えば、お腹を切らずに治す治療です。大部分の消化器がんは小さなうちに早期で発見できれば、内視鏡治療で根治が可能です。内視鏡治療は消化管の粘膜下層（粘膜の下にある比較的浅い層）から切除する局所治療（その部分だけに行う治療）です。内視鏡治療の対象は、いずれの臓器の場合でもリンパ節転移のない早期がん、もしくはポリープなどの前がん病変（今後がんに変わる可能性があるポリープなど）であり、進行がんやリンパ節転移の可能性が高いがんは対象になりません。

大腸がんを例に説明します（食道がんや胃がんの場合も概ね同様です）。

大腸がんは通常、粘膜層という大腸の一番表層の部分から発生しますが、大きくなると次第に大腸の壁の深い方へと根を張るように増殖していきます（これを浸潤と言います）。早期大腸がんとは、がんの浸潤が粘膜下層という大腸壁の比較的浅い層までに、とどまっているがんのことを言い、粘膜内がんと粘膜下層がんに分けられます。

大腸の内視鏡治療は、肛門から内視鏡を挿入し、大腸の内側から行う治療ですので、大腸壁の深い層まで浸潤するがんやリンパ節などの大腸の外の部分までは治療できません。従って、早期大腸がんの中でも比較的浅く、リンパ節やほかの臓器に転移していないものが内視鏡治療の対象となるのです。

粘膜内がんでは転移がないことが知られており、内視鏡で切除することでがんが完全に切除できれば、追加の治療は必要ありません。一方、粘膜下層がんの場合は、リンパ節に転移している可能性が10％前後あるため、慎重な対応が必要となります。内視鏡で切除されたがんは病理検査（顕微鏡で細胞を詳細に見る検査）によって、ポリープやがんの性質や深さなどを調べ、リンパ節転移の危険性を評価します。内視鏡治療の後に、総合的にリンパ節転移の可能性が高いと判断された場合には、リンパ節郭清を含めた外科的手術による追加治療を行います。

内視鏡治療の方法

消化器内視鏡治療は、近年ESD（内視鏡的粘膜

消化器内科

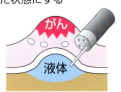
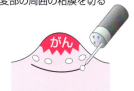
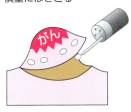
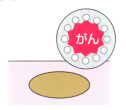
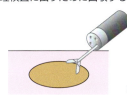

図　ESD（内視鏡的粘膜下層剥離術）

下層剥離術、図、写真1）という手術法の登場で大きく変化しました。以前から広く行われている治療はEMR（内視鏡的粘膜切除術）といって、内視鏡の先から出した、投げ縄状の電気メスを腫瘍にかぶせ、締め上げるようにして高周波電流を通電し切除する方法でした。この方法は簡便で、非常に有用な治療なのですが、スネアの中に入らないような大きな病変では一括切除が困難となる問題がありました。一括切除ができないと病変の遺残・再発の頻度が増加したり、病理診断が正確に行えないという問題が起こります。

そこで、考えられたのがESDという方法です。ESDは内視鏡の先からさまざまな形の電気メスを出して、病変の周囲を切開し、粘膜下層を剥いでいくことで、大きな病変でも一括切除が可能になります。当初は胃がんと食道がんで行われていましたが、2012（平成24）年4月1日から大腸に対しても保険適用となりました（大腸ESDは難易度の高い手技であるため、治療を受けられるのは当院のように一定の基準を満たした施設に限定されています）。

検診や人間ドック、内視鏡検査を

繰り返しになりますが、内視鏡治療はあくまでリンパ節転移のない早期がんまでが治療の対象です。早期発見のためには、検診などでがんを早期発見することが重要です。徳島県は検診の受診率が全国的にみても低い県で、多くの方に受診してほしいと思います。検診、人間ドックの受診や近くの内科・消化器内科の先生に相談の上で内視鏡検査を積極的に受けることをお勧めします。

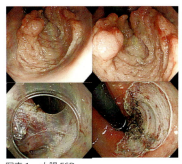

写真1　大腸ESD

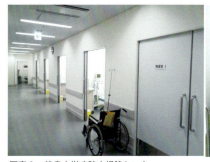
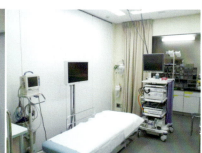

写真2　徳島大学病院内視鏡センター

消化器内科　肝がんのインターベンション治療

肝がん

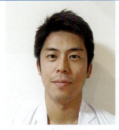

特任助教
友成 哲
（ともなり てつ）

切らずに、体に負担の少ない肝がん治療を

　肝がんは、30年前の約4倍に増え、日本人では肺がん、胃がん、大腸がんに次いで4番目に多いがんといわれ、ほとんどの場合B型、C型慢性肝炎、肝硬変が原因となっています。

　従って、少なからず肝臓自体の体力が低下している場合が多いため、がんの状態だけでなく、肝臓の状態を考えた治療法を選択する必要があります。肝がんは、発見されたとき、既に肝臓内に無数の小さな転移をきたしている場合も多く、発見された肝がんを治療してもすぐに再発がみられることがあり、再発を念頭においた治療が必要となります。

　肝臓の体力が十分にあり、数が少ない場合には肝臓を切る手術で治療することができますが、切除が難しい場合もあります。このため、手術以外の効果的な治療法として、ラジオ波焼灼療法、肝動脈塞栓術が注目されています。

ラジオ波焼灼療法

　ラジオ波焼灼療法は針の先からラジオ波（高周波）を発生させて肝がんを焼く方法です。超音波やCTで腫瘍の場所を確認しながら、皮膚の表面から電極針という特殊な針を刺していきます（写真1）。針を刺す場所には局所麻酔を行い、眠くなる薬を使ってできる限り痛みを感じない状態で治療を始めます。腫瘍の中に針が挿入したことを確認したらラジオ波を通電します。1回の焼灼時間は、通常最大で12分です。治療が終わった後は4時間安静にし、4時間後から体を動かすことができます。

　翌日に血液検査やCTで体の状態の確認と、がんの治療がうまくいっているか確認を行います。当科では、体調に問題がなく、治療が成功していれば最短で3日後に退院となります。

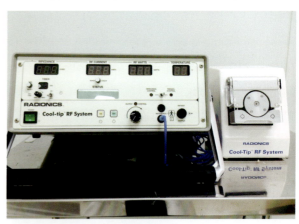

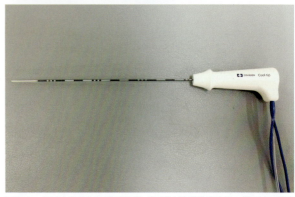

写真1　ラジオ波発生装置 電極針／ラジオ波焼灼療法は、超音波で観察しながら、がんに直径1.5mmほどの針を挿入し、周波数の比較的低いラジオ波を流して腫瘍を60度以上の熱で加熱することで、がん細胞を焼く治療です

■ 消化器内科

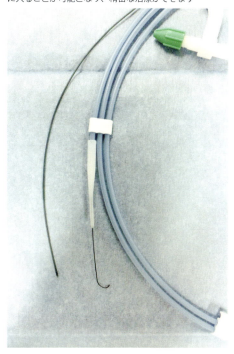

写真2 マイクロカテーテルとガイドワイヤー／動脈内を進めるカテーテルは直径1.5mm程度の太さの管です（写真緑）。さまざまな形をしたカテーテルがあり、血管の形に応じて使い分けています。治療の際にはカテーテルの中にさらに細いガイドワイヤーを挿入して進めていきます（写真黒）。細いカテーテルを使うことで、より小さな血管に入ることが可能となり、精密な治療ができます

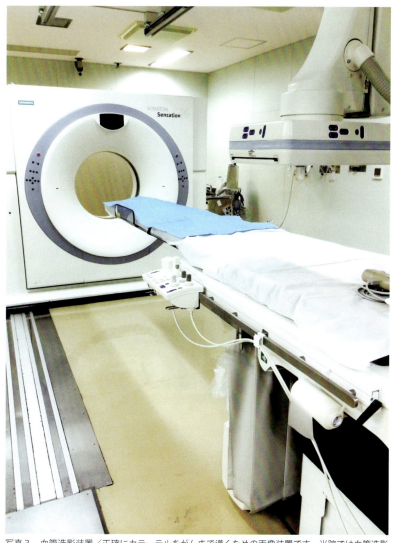

写真3 血管造影装置／正確にカテーテルをがんまで導くための画像装置です。当院では血管造影と、CT装置を組み合わせたIVR-CTという装置を用いて、正確な診断や治療ができます

肝動脈塞栓術

　肝がんは、ある程度進んだ状態になると、肝臓の動脈から栄養をもらうようになります。肝動脈塞栓術は、その栄養を運ぶ血管である動脈を塞いで「兵糧攻め」にする治療です。

　脚の付け根を消毒した後、動脈にカテーテルを挿入し、肝臓に進めていきます（写真2）。カテーテルの先から造影剤を注入し、肝がんの場所や、がんへ栄養を行きわたらせている動脈を調べながら、カテーテルを進めていきます。がんの場所が確認できたら、動脈を塞ぐ薬を投与し血流を遮断します。再度造影検査やCT検査を行い（写真3）、がんへの血流がなくなったことを確認し、治療を終わります。脚の付け根から入れたカテーテルを抜いた後は止血のため、しばらく圧迫を行います。

　治療終了後は、病室に戻り、安静の時間となります。脚の付け根には比較的太いカテーテルが入っていたので、安静時間の間もしっかりテープで固定します。治療後に痛みや、発熱、吐き気などが起こるケースがありますが、痛み止めや解熱剤、吐き気止めなどを使いながら体力の改善を待ち、問題なければ5日程度で退院ができます。

消化器内科 — 大腸がんの治療——内視鏡治療、外科手術、化学療法

大腸がん

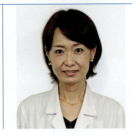

特任助教
木村 雅子（きむら まさこ）

大腸がんの診断

大腸がんは食生活の欧米化などの影響により罹患率は増加傾向です。早期に発見、治療できれば、ほぼ治癒可能ですし、近年、化学療法の効果も飛躍的に向上してきています。

大腸がんは一般に大腸内視鏡検査によって診断確定しますが、超音波検査やCT検査などでも病態を評価し、総合的に診断します。そして、がんの進行度（病期）に応じて治療法を決定します。

●大腸がんの病期

大腸がんはがんの広がりの程度によって、下記の病期に分類されます。

0期	がんが大腸の粘膜までにとどまる
I期	がんが大腸の筋層までにとどまる
II期	がんが大腸の筋層は越えているが、リンパ節転移はない
III期	がんがリンパ節に転移している
IV期	がんが腹膜や肝臓・肺などの遠隔臓器に転移している

治療方針

0～III期の大腸がんに対する治療は切除が原則で、切除方法には内視鏡的切除と外科的手術があります（図1）。

1．内視鏡的切除

0期およびI期の中でも、がんの広がりが粘膜下層の浅層までと診断した場合は、内視鏡的切除の適応となります（詳細は「消化器がんの内視鏡治療」34ページ参照）。

2．外科的手術

内視鏡的切除では根治できないと判断された症例は、外科的手術の適応となります。手術の基本は、病変部の腸管切除とリンパ節郭清ですが、消化器外科と連携の上、患者さん個々の病態に応じた術式が選択されます。

3．術後補助化学療法

外科的手術でがんを切除しても、リンパ節転移があった場合（III期）は、再発の危険性があることが分かっているため、再発予防を目的として抗がん剤による全身化学療法を行います。II期でも、再発の危険性が高いと判断された症例は、この療法を行うケースもあります。

遠隔臓器への転移があるIV期の大腸がんでも、大腸の原発巣とともに肝臓や肺の遠隔転移巣も切除可能な場合は、まず外科的手術を行います。外科的切除が不可能な大腸がんは全身化学療法の適応となります（図2）。術後、再発を認めた場合にも全身化学療法を行います。

切除不能大腸がんと再発大腸がんの化学療法

近年、新しい抗がん剤に加え、分子標的治療薬の開発によって、大腸がんの化学療法は目覚ま

消化器内科

大腸内視鏡検査

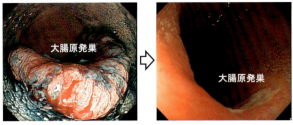

腹部CT検査

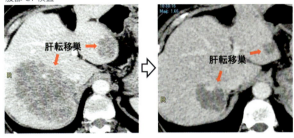

写真
大腸がんIV期に対する全身化学療法（FOLFOX療法＋ベバシズマブ）施行例
治療前（左）に比較して、治療後（右）は大腸原発巣、肝転移巣ともに著明に縮小している

しく進歩し、患者さんの生存期間や生活の質は劇的に改善しています。

　抗がん剤治療は、キードラッグであるオキサリプラチン、イリノテカン、5-FUの中から薬剤を組み合わせたFOLFOX療法やFOLFIRI療法、5-FUを内服薬であるカペシタビンに変更したCapeOX療法が主流です。

　これらに分子標的治療薬であるベバシズマブ（血管新生阻害剤）やセツキシマブ、パニツブマブ（共にヒト上皮成長因子受容体阻害剤）を追加することで、治療効果がさらに上がることも証明されており、現在の標準療法となっています（写真）。

　セツキシマブおよびパニツムマブについては、KRAS遺伝子（がん遺伝子の一種）の変異の有無によって治療効果に差があるため、治療開始前に患者さん個々の遺伝子検査を行い、より効率的な個別化治療ができるようになっています。そして、治療経過中に薬剤が無効となった場合や副作用で治療が継続できなくなった場合は、薬剤を変更しながら、二次治療、三次治療と継続していくことで生存期間はさらに延長することも分かっています。

　これらの治療は基本的には外来通院で行うため、患者さんの日常生活への影響を抑えることができ、最近は単剤で投与されるTAS-102、レゴラフェニブといった比較的副作用の少ない薬剤も登場し、治療の選択肢は増えています。

　薬剤の選択や治療スケジュールは、患者さんの年齢や全身状態、希望などを考慮して、担当専門医と相談しながら進めます。また、化学療法と並行して、抗がん剤や分子標的治療薬の副作用に対する予防や治療、痛みなどの症状への緩和ケアについても、専門スタッフとともに積極的に行っていきます。

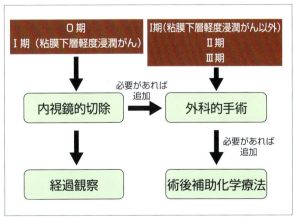

図1　大腸がん0〜III期の治療方針

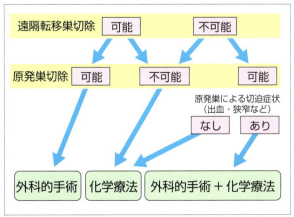

図2　大腸がんIV期の治療方針

腎臓内科 多発性嚢胞腎の新しい治療——新たな治療薬トルバプタン

多発性嚢胞腎（たはつせいのうほうじん）

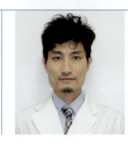

助教
村上 太一（むらかみ たいち）

多発性嚢胞腎とは？

　多発性嚢胞腎は、腎臓の尿細管から嚢胞（液体の詰まった袋）が作られ、その嚢胞が大きくなっていく遺伝性の病気です（図1）。腎臓に嚢胞が増えて大きくなってくると、腎臓全体が腫大（しゅだい）し、お腹が張ってきます。また、腎臓の働きが徐々に低下し、嚢胞の大きくなる速度が速い患者さんは、最終的に人工透析が必要になる場合もあります。遺伝形式は常染色体優性型と常染色体劣性型がありますが、多くの患者さんが常染色体優性型となります。以下では「常染色体優性」多発性嚢胞腎について説明します。

　常染色体優性型多発性嚢胞腎は、性別に関係なく遺伝します。しかし、親戚・家族に患者さんがいなくても、突然変異として新たに発症するケースもあります。原因遺伝子はPKD1（16p13.3）とPKD2（4q21）が知られています。

　発症頻度は3000〜7000人に1人とされ、国内の患者数は約3万1000人と推測されています。我が国の透析患者さんの透析導入原因疾患の3％を占めています。

　診断は、家族歴と画像検査で腎嚢胞を確認します（写真）。腎嚢胞の確認は超音波検査で簡単にできますが、重症度や進行速度評価はCTやMRIが優れています。一般的に診断を目的に遺伝子検査は行われていません。

　嚢胞は小児期から発生しますが、発症の早い時期は特に自覚症状がないため、腎臓の嚢胞に気付くことはまれです。加齢とともに嚢胞が増加してくると、次第に腎機能が低下し、70歳までに約半数が末期の腎不全になります（図2）。また、嚢胞の腫大により疼痛（とうつう）、腹部膨満などの症状や、血尿、タンパクなどの尿検査異常も認めることがあります。腎機能低下に影響する危険因子はPKD1遺伝子変異、高血圧の早期出現、血尿・タンパク尿の早期出現、男性、腎腫大進行速度、左心肥大、高度タンパク尿などです。

　腎臓以外のさまざまな臓器にも障害が生じて

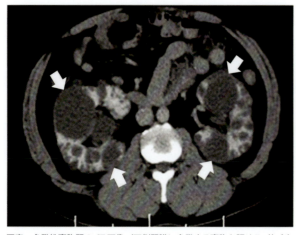

写真　多発性嚢胞腎のCT画像／両側腎臓に多発する嚢胞を認める（矢印）

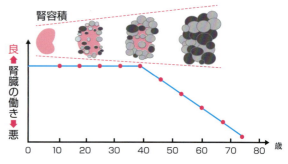

図2　嚢胞増大と腎機能低下

腎臓内科

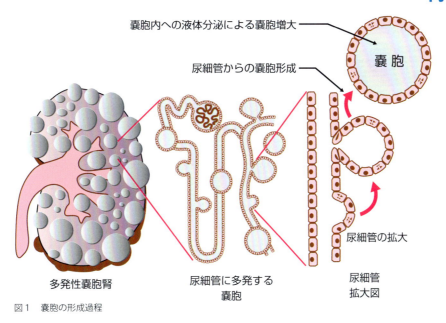

図1　嚢胞の形成過程

きます。肝嚢胞（肝臓は腎臓に次いで嚢胞が発生しやすい）、脳動脈瘤（脳動脈瘤破裂は嚢胞腎患者さんの死因の4～7％を占める）、心臓弁膜症、高血圧、膵嚢胞、腎結石、大腸憩室などが知られています。

一般的治療として降圧療法、十分な飲水、タンパク制限食が行われますが、腎不全の進行抑制には十分な効果があるとは言えません。

常染色体優性多発性嚢胞腎の新しい治療、トルバプタン

近年、腎嚢胞の増大抑制が期待されるトルバプタン（商品名／サムスカ）と呼ばれる新たな治療薬が使用できるようになりました。これまでの基礎研究によって「バゾプレッシン」と呼ばれるホルモンの作用によって、嚢胞が増大することが明らかになりました。バゾプレッシンが嚢胞に作用するには、腎臓の細胞に発現するバゾプレッシン受容体に結合する必要があります。

このトルバプタンは、バゾプレッシンの受容体への結合を阻害することで、嚢胞の増大を抑制します。嚢胞自体が消えてなくなるほどの効果は示されていませんが、嚢胞が増大することで腎機能が悪化し、透析療法が必要になるわけですから、トルバプタン投与で透析回避の可能性が期待されます。

ただ、使用には注意点もあります。トルバプタンの作用特性から、本剤を内服することで多尿となり、口渇、脱水、高ナトリウム血症となります。そのため、十分な飲水が必要となります。これまでの臨床試験（TEMPO試験）で有効性が確認されているのは、嚢胞で既に腎臓が大きくなっていて、その増大速度が速い患者さんです。そのため、患者さんの中でも、腎臓容積が750ml以上で、腎容積増大速度が1年あたり5％以上の人に限られます。さらに副作用の観点から、腎機能が既に低下している人（糸球体濾過量15ml/分/1.73m2以下）、肝臓の病気がある人、妊娠している人は内服できません。

実際の薬の投与については、医師の的確な診断・指導のもとで慎重に開始する必要がありますが、逆に、条件さえ満たせば問題なく開始できます。本剤は非常に高価ですが、2015（平成27）年1月から多発性嚢胞腎が難病指定となり、申請すれば医療費助成を受けることができるようになりました。これまで有効な治療がないとされてきた多発性嚢胞腎ですが、今後はトルバプタンによって腎不全進行抑制が期待されます。

腎臓内科 — 糖尿病性腎症の上手なコントロール法

糖尿病性腎症

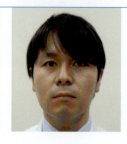

医員
田蒔 昌憲（たまき まさのり）

糖尿病性腎症は、どんな病気ですか？

まず、糖尿病とは、血糖値が異常に高い状態（高血糖）になる病気です。長期間の高血糖はさまざまな合併症を起こします。糖尿病性腎症は糖尿病が原因で腎臓が障害をきたす病気です。

糖尿病性腎症は、初めのうちはほとんど症状が現れませんが、次第に尿の泡立ちやむくみを自覚するようになります。さらに進行すると、むかつきや食欲低下など、いわゆる尿毒症が現れます。最終的には腎臓の機能が失われ、透析が必要となります（図）。糖尿病性腎症は、透析が必要になった原因として、最も多いことが知られています。さらに糖尿病性腎症の患者さんは心臓病を起こしやすく、進行するほど死亡率も高くなります。糖尿病性腎症を早期にとらえ、治療することが大切です。

糖尿病性腎症は、どうすれば分かりますか？

糖尿病性腎症は糖尿病の合併症なので、まず糖尿病にかかっていることに気付くことが大事です。初めのうちは症状がないことが多く、健診がよいきっかけになります。糖尿病が疑われる患者さんだけでなく、高血圧やコレステロール異常などの生活習慣病を疑われた患者さんは糖尿病を合併していることがあり、異常を指摘された場合は、速やかに医療機関を受診することが大切です。

最近「かくれ糖尿病」と呼ばれる、健診で異常がないにもかかわらず、糖尿病にかかっている患者さんのいることが注目されています。これを患者さん自身で見つけることは難しく、心配なときには医療機関の受診をお勧めします。医療機関では糖尿病の詳しい検査ができ、血液や尿検査によって糖尿病性腎症の早期診断が可能です。

糖尿病性腎症になると少しずつ病状が進むため、早い時期から治療を始めた方が進行を止めやすく、治癒することもあります。従って、糖尿病性腎症は早期診断がとても重要です。

糖尿病性腎症は、どのようにコントロールしますか？

まずは糖尿病にかからないこと。食べ過ぎないことや日々の運動が大事です。糖尿病や糖尿病性腎症にかかってしまっても、食事や運動は大切です。糖尿病性腎症の主な治療目的は、腎臓がこれ以上悪くならないようにすることと、心臓病にかかりにくくすることです。

糖尿病性腎症の食事療法は、病気の進行具合によって異なります。そのため「先生によって言うことが違う」と話す患者さんの声を聞くことがあります。当院では、患者さんに納得いただけるまで十分に説明するように心掛けていますが、患者さん自身は病状が変われば治療も変わるものだと受け止めていただきたいのです。

腎臓内科

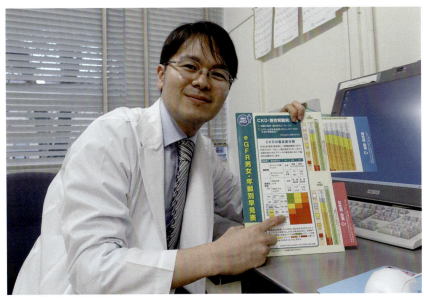

写真　外来における図表を用いた腎機能の説明

その内容について簡単に触れます。

初めのうちは、ある程度カロリーを控えますが、病気が進むにつれてカロリーを多めに摂取します。タンパク質も控えるべきとされています。病気がある程度進行した患者さんや、高血圧を合併する患者さんは、塩分を1日あたり6～7g程度に控えましょう。ちなみに、市販の弁当などに「ナトリウム量」が書かれているのをご存知ですか？　ナトリウム量の約2.5倍が塩分量に相当（例えば、ナトリウム量1gの食品は塩分量2.5gに相当）します。参考にしてみてください。

糖尿病腎症の運動療法は、血糖値を改善するだけではなく、体の動かしやすさや生活の質の向上に役立ち、心臓病にかかりにくくなる可能性があります。ただ、運動療法を控えた方がいい患者さんもいますので、詳しいことはかかりつけの先生に聞くことが大切です。

薬は、高血圧など患者さんの病状に応じて処方されます。病状が進むと水分やカリウムを控えることや、貧血の注射を使うこともあります。このように、糖尿病性腎症は患者さんの病気の状態によって治療が異なります。糖尿病性腎症は患者さん自身と、私たち医療従事者が互いに協力することで、初めて立ち向かえる病気なのです。

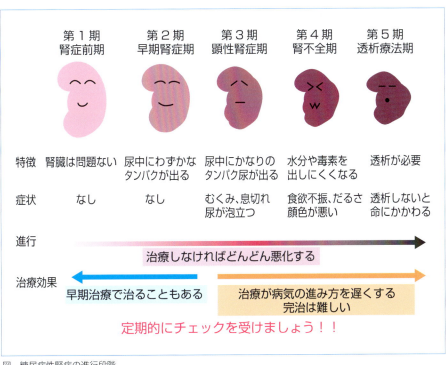

図　糖尿病性腎症の進行段階

腎臓内科　"寛解"をめざして

IgA腎症（アイジーエーじんしょう）

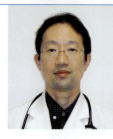

講師
長井 幸二郎（ながい こうじろう）

自覚症状なく発症

「IgA腎症」は慢性腎炎といわれるものの中で、その大多数を占める疾患です。特に自覚症状がなく発症し、発見のきっかけは一般検診での尿タンパクや尿潜血の陽性所見です。感冒症状や消化器症状があるときに肉眼的血尿が出ることがあり、それもIgA腎症を疑わせるエピソードです。

発症年齢は子どもから大人までさまざまで、その予後（回復経過）も非常に悪いものから比較的良好なものまで幅広い疾患です。この疾患を放置すると、腎機能が自覚症状のないまま徐々に低下し、血圧上昇、吐き気などの消化器症状や全身倦怠感（けんたいかん）、むくみ、息切れが現れたときには、既にほぼ腎機能廃絶に陥っていて、治療不可能、腎代替療法（透析、腎移植）となる可能性があります。

尿検査、血液検査、腹部超音波検査で検討、腎生検で確定診断

一般に検診でタンパク尿、尿潜血で発見された患者さんが紹介で訪れ、受診します。尿タンパクや潜血は腎臓だけでなく、膀胱（ぼうこう）やほかの部位から出ても不思議ではなく、まずは尿中の赤血球や白血球、細胞成分などを遠心分離機にかけて集め、顕微鏡で観察します。この所見で「図1」にあるような変形赤血球や円柱という所見

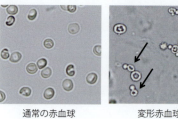
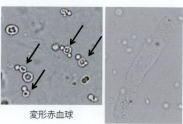

通常の赤血球　　変形赤血球　　円柱

図1　遠心された成分を顕微鏡でみた所見

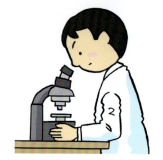

があれば、腎臓に何らかの異常があることを疑います。

また、腎臓の予後に影響する尿タンパクの排泄量（はいせつりょう）を検討します。さらに血液検査で腎臓に病気を起こす特殊な病気が隠れていないかどうか、そして腎臓の現在の機能を調べるため、血清クレアチニンという値を調べます。最後に腎臓は長期に病気が続くと徐々に小さくなる傾向があるため、その形態や大きさを調べるために腹部超音波検査を行います（図2）。これらの検査で腎疾患なのか、ほかの部位の疾患なのか、ある程度見分けることが可能です。

しかし、確定診断には「腎生検」という、腎臓の組織を採取する検査が必要です。採取した組織に、特殊な染色を施行したり、さまざまな顕微鏡で観察したりします。この検査では、「写真」のように背部の肋骨（ろっこつ）と腰の間にある腎臓を超音波検査で場所を確認しながら組織を採取します。皮下に局所麻酔を投与する痛みや、細菌が体内に入り込んでしまう危険性もさることながら、比較的多量に出血する可能性が否定できないため5～7日程度の入院の上で行います。従って、腎臓が既に小さくなっている人、血をサラサラにするような薬を飲んでいる人、腎臓

腎臓内科

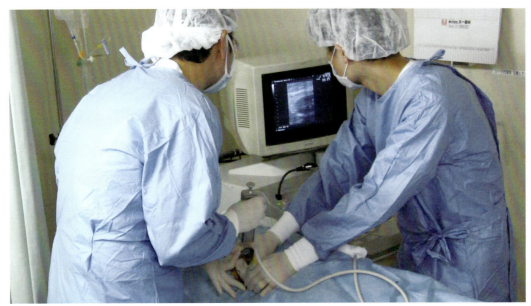

写真　腎生検

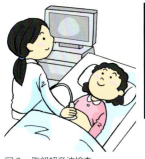

図2　腹部超音波検査

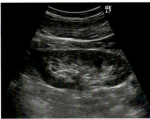

正常の腎臓の超音波画像

が一つしかない人、検査中に指示に対応できない人、検査後の安静が守れない人――など腎生検ができない患者さんもいます。

治療／扁桃摘出術とステロイド投与

IgA腎症は、喉（のど）から出る熱（扁桃（へんとう）の炎症）によって、悪化する可能性があり、患者さんによっては扁桃摘出術を勧める場合があります。患者さんの状態にもよりますが、ステロイドという薬を投与する場合があります。ステロイドは細菌感染にかかりやすくなる、血糖・血圧が高くなる、胃に悪い、骨や目に悪いなど多様な副作用があるため、マスクや手洗い、うがいで細菌予防をしたり、ほかの副作用の予防薬を同時に服用したりしながら半年～2年かけて減量します。

美容的には顔が丸くなったり、吹き出物が出やすくなったりすることが高頻度にあるものの、急に服用を中止すると血圧低下などの生命にかかわる危険性があり、必ず担当医と相談の上で服用量を調整することが求められます。

2015年1月に難病指定

IgA腎症は2015（平成27）年1月から難病指定の疾患となりました。早期発見し、適切な時期に適切な治療を行うことで、高い確率で病勢を長期に抑制することが可能です。逆に、治療が遅れると治りにくくなります。無治療だと40歳程度で腎機能が廃絶するような状態になることもありますが、早期治療によって、生涯腎機能が維持できるような状態にすることが可能です。定期的に検診を受け、尿タンパク、潜血両方陽性、もしくは、尿タンパクが2＋以上であれば、自覚症状が全くなくても、まずはかかりつけ医の受診をお勧めします。かかりつけ医で再検し、同様の値が続くようなら精密検査の対象となり、当院などの医療機関へ紹介の形で受診方向となります。若くて元気でも腎臓の病気は起こるので、精査が必要です。自身の将来がかかっています。手遅れにならないうちに対応することをお勧めします。

内分泌・代謝内科　骨粗しょう症治療の最前線

骨粗しょう症

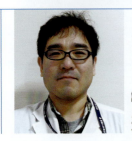

講師
遠藤 逸朗（えんどう いつろう）

骨粗しょう症は予防が大切

　骨粗しょう症は「骨の強度が全身性に低下し、骨折しやすくなった病態」と定義されており、骨強度の大部分は骨密度に依存します。骨粗しょう症は年々、患者数が増加しており、既に我が国では人口の10分の1にあたる約1300万人が骨粗しょう症に罹患していると推定されています。男女とも骨粗しょう症患者さんの数は加齢とともに増加、70歳以上の女性で約50％、80歳以上の男性で約25％が骨粗しょう症だといわれています。高齢者については椎体（背骨）や大腿骨近位部（太ももの付け根）に骨折が生じると生活の質（QOL）が低下し、寝たきりなどで身体活動が低下すると、さらに骨がもろくなるという悪循環がみられます。

　椎体や大腿骨近位部に骨折をしたことがある患者さんは、そうでない人と比較して生命予後（回復経過において、生命維持できるかどうかの予測）が悪化するということも知られています。進行した骨粗しょう症は、骨密度や骨強度の回復に、より長期間の治療が必要となるとともに、骨折のリスクを低下させることも難しくなります。従って、骨粗しょう症は、治療だけでなく予防の重要性も指摘されています。

原発性と続発性の2つのタイプ

　骨粗しょう症は主に加齢に伴って起こる原発性と、特定の基礎疾患や病態に伴ってみられる続発性に大別されます。原発性骨粗しょう症のほとんどは、女性ホルモン作用の低下に伴う閉経後骨粗しょう症で、同じく原発性に分類される男性骨粗しょう症も加齢による性ホルモンの低下が関与していると考えられています。

　一方、続発性骨粗しょう症では、ステロイド投与、長期寝たきりなどの不動、ホルモン異常などの内分泌疾患、関節リウマチなどの慢性炎症、血液疾患、肝胆道系疾患や胃切除後などの消化器疾患を基礎疾患や病態として想定できます。また、骨密度や骨強度は遺伝的に規定されている面もあります。特に女性で血のつながった母親、祖母に骨折歴がある場合は注意が必要です。

症状——痛みを伴わない骨折に注意

自覚症状

　非椎体骨折(背骨以外の骨折)は、ほぼ全例で骨折部位の痛みを自覚し、大腿骨近位部、橈骨遠位部(前腕の親指側で手に近い部分)、上腕骨、肋骨（あばら骨）などに高頻度にみられます。一方、一部の椎体骨折では発症時に疼痛を伴わないこともあるので注意が必要です。椎体骨折がさらに悪化して背骨の変形が進行すると、体

内分泌・代謝内科

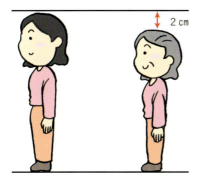

身長を測定して青年期より
2cm以上の低下がある場合

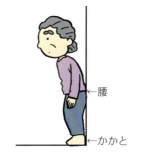

壁に背を向けて立ち、かかと、
腰を壁に付けたときに後頭部
が壁から離れるような場合は
椎体骨折の可能性が高い

の活動制限や内臓機能の低下、腰背部痛のほか、神経の圧迫があると、下肢の神経疼痛やしびれなどがみられます。

他覚所見

椎体骨折があると、身長の低下や背中が丸くなる円背（えんぱい）がみられます。身長を測定して青年期より2cm以上の低下がある場合や、壁に背を向けて立ち、かかと、腰を壁に付けたときに後頭部が壁から離れるような場合は椎体骨折の可能性が高いです。

検査——ほとんど外来で可能

X線検査による椎体骨折および骨密度の評価とともに、前述の続発性骨粗しょう症をきたす疾患や病態の検索を行います。これらの検査のほとんどは外来で可能ですが、一部の続発性骨粗しょう症に関する検査は入院が必要になります。

ビスホスホネート製剤が第一選択薬——新規薬剤の開発にも期待

骨粗しょう症予防のためには、体重の維持（過度のやせは危険）、喫煙をしないこと、適度な運動、過度の飲酒をさける、カルシウムやビタミンDの充足が重要です。骨粗しょう症に伴う骨折を防止するためには、早期の治療が有効である科学的根拠が示されています。現在、日本で使用できる骨粗しょう症治療薬は、骨吸収抑制薬、骨形成促進薬、骨代謝改善薬の3つに分類することができ、患者さんの病態に合わせて治療法を選択することができます。特にビスホスホネート製剤は、多数の科学的根拠に支えられた骨粗しょう症治療の第一選択薬です。

また、治療とともに転倒防止策を行いながら、患者さんの全身状態を考慮した運動やリハビリテーションを継続することも大事です。骨粗しょう症治療薬は、より強力、かつ骨特異的な作用を持つ新規薬剤の開発が急ピッチで進んでおり、今後の展開が非常に期待できる分野です。高齢化社会が進行する我が国において、骨粗しょう症の予防および治療は、生活の質の維持や健康寿命の延長といった観点から今後さらに重要な地位を占めるでしょう。

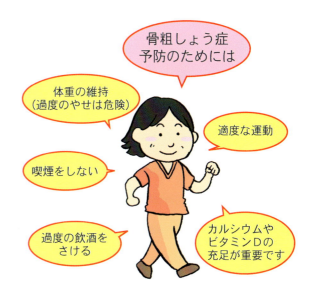

内分泌・代謝内科　ここまで進化した糖尿病の診断と治療法

糖尿病
（とうにょうびょう）

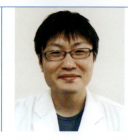

特任助教
近藤 剛史
（こんどう たけし）

はじめに

　糖尿病患者さんは、超高齢社会や肥満者の増加などを反映して爆発的に増えています。徳島県は、1993（平成5）年から糖尿病死亡率ワーストであり（2007年を除く）、県を挙げて取り組むべき課題の一つです。ここでは、糖尿病全般と最新の治療について紹介します。

糖尿病とは？

　糖尿病は、血糖を低下させる唯一のホルモンであるインスリンの作用不足のため、慢性の高血糖状態になったことをいいます。血糖値が著しく高い場合は、口渇、多飲、多尿、体重減少、疲れやすさなどがみられるようになり、病院を受診しますが、一般的にはほとんど症状がないため、長期間放置されることがあります。長期間の高血糖は、特に細い血管の異常が進み、網膜や腎臓、神経（三大合併症：イラスト）を代表とする臓器の障害が現れます。視力障害、時に失明、腎不全、手先、足先の感覚異常、足の切断に至るケースもあります。動脈硬化も進むため、心筋梗塞（しんきんこうそく）や脳卒中など生命を脅かす病気にかかる率も高くなります。健康診断などで早期発見し早期治療につなげること、一度診断されたら、病院への通院を継続することが重要です。

【糖尿病性神経障害】
手足の欠航が悪くなり、神経障害が起こり、しびれが起こる

【糖尿病性網膜症】
悪化すると失明状態になる

【糖尿病性腎症】
悪化すると人工透析が必要

糖尿病三大合併症

診断——1型糖尿病と2型糖尿病

　血液検査で血糖値、過去1〜2か月の平均血糖であるHbA1c（ヘモグロビンエイ・ワン・シイ）を測定します。境界型や軽症の患者さんは75ｇのブドウ糖を飲み、空腹時から食後の血糖値、インスリンの分泌状態（インスリンが出にくいのか、効きにくいのか）を評価します。診断と同時に血圧測定、神経機能を含めた身体診察、心電図やX線写真、眼科受診、血液、尿検査で肝・腎機能、コレステロール値などのチェックを行います。家族に糖尿病患者さんがいて、肥満、過食、運動不足という、典型的な生活習慣病の糖尿病患者さん（2型糖尿病という）が多いのですが、中には1型糖尿病（インスリンを分泌する膵臓（すいぞう）が破壊され、インスリンが出なくなる）や、がんやホルモン異常に伴う糖尿病もあるため、糖尿病の成因調査も重要です。

治療目標の設定が重要

　糖尿病患者さんの治療目標は、血糖値だけでなく、体重、血圧、コレステロール、中性脂肪値の良好な管理を行い、健常者と同様の日常生活の質、寿命をまっとうすることです。また、

内分泌・代謝内科

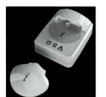

写真 2012年に発売を開始されたiPro®2（日本メドトロニック社）。これを皮下組織に留置します

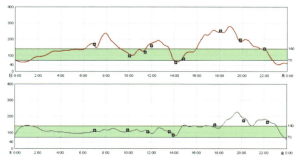

図 上段／ある糖尿病患者さんの血糖変動です。下段／入院後インスリン量を調節し、退院前に再度iPro®2で測定しました。視覚的に改善が明らかです

血糖値は、年齢や合併症、動脈硬化の進行などさまざまな点を考慮して患者さん一人ひとりに合った、適切な目標設定を心掛けています。血糖管理は、食事療法、運動療法、薬物療法（飲み薬や注射薬）に分けられます。医師、看護師、薬剤師、栄養士など多職種で適切な血糖管理を共に実践していきます。

薬物療法は薬効別に分類すると7種類の飲み薬、注射薬はインスリン製剤（超速効型、速効型、中間型、持効型）、GLP-1受容体作動薬が使用可能で、ここ数年、使用できる薬剤が劇的に増えています。それらの薬剤を適切に患者さんに応じて使い分けていくのが、私たち糖尿病専門医の腕の見せ所です。

診断、治療の進歩

1．持続血糖モニター（CGM）

特に、インスリン治療を行っている患者さんにとって有効です。CGM機器は、皮下に留置したセンサーを用いて10秒ごとに血糖値を測定することができます（写真、図）。夜間の血糖変動や自覚のない低血糖の情報も教えてくれますので、インスリン量の調整に不可欠なツールです。また、主に1型糖尿病患者さんに朗報ですが、CGMとインスリンポンプの併用機器の使用を開始しました。

2．インクレチン関連薬

インクレチンは小腸や大腸で作られます。食事を取ると分泌され、膵臓からのインスリン分泌を促し、血糖値を上げるホルモンであるグルカゴンを抑える働きがあります。2009年に登場したDPP4阻害剤は、インクレチンを分解する酵素であるDPP4の働きを抑えます。この飲み薬は低血糖や体重増加を起こしにくい特徴があり、発売されて数年ですが広く使われています。GLP-1受容体作動薬はインクレチンの注射製剤で、食欲や胃の運動を抑える効果があるため、体重低下や食後血糖値を下げる効果など有効な薬剤です。

3．SGLT2阻害薬

腎臓に作用して、尿から糖を排泄する新しい機序（働き）の薬剤で2014年春から使用できるようになりました。ご飯一杯分の炭水化物が尿から排泄されるため、血糖管理はもちろん、体重減少にも役立っています。一方で、高齢の患者さんは脱水状態や低血糖に気をつける必要があります。

最後に

この10年で診断のツールや多種多様の薬剤が発売され、よりきめ細かい血糖管理、病態に合わせた治療ができるようになってきました。当院では、糖尿病患者さんに真摯に寄り添い、患者さん中心の医療を実践しながら日々、精進しています。ぜひ、一度当院での血糖管理を体感してみてください。

内分泌・代謝内科　動脈硬化の診断と治療の最前線

動脈硬化
（どうみゃくこうか）

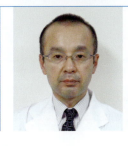

准教授
粟飯原 賢一
（あいはら けんいち）

動脈硬化とは？

　活動的な日常生活を送るため、私たちの体は常に、酸素や栄養素を必要とします。体の隅々まで酸素や栄養素を運ぶ重要な運搬路としての役割を果たしているのが動脈です。動脈の老化が進行すると、弾力性が失われて硬くなります。また、動脈内にさまざまな物質が沈着して血管内腔や血管壁の構造異常が生じ、血液の流れが滞る状態を動脈硬化と言います。動脈は内膜、中膜、外膜の三層からなっていますが（図）、動脈硬化は①粥状動脈硬化②細動脈硬化③中膜硬化──の３種類に分類されます。

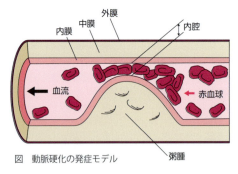

図　動脈硬化の発症モデル

動脈硬化の原因は？

　粥状動脈硬化は、大動脈、脳血管の動脈、心臓に栄養を送る冠動脈など比較的太い動脈に起こる硬化で、動脈の内膜にコレステロールなどの脂質成分を主とする粥腫（アテローム）が出来て、病態が進行し、徐々に肥厚することで動脈の内腔が狭くなります（図）。その結果として、脳梗塞などの後遺症を生じるような重篤な疾患にかかってしまったり、血管の狭窄が進行していなくても、粥腫が破れると血栓がつくられ、心筋梗塞を引き起こすことがあります。

　一方、細動脈硬化は、脳や腎臓の中の末梢の細い動脈が硬化して血液の流れが悪くなる動脈硬化です。特に高血圧が治療されずに放置したり、治療が不十分な状態が長く続いた場合に生じます。

　動脈硬化の原因になったり、進行させるものを「危険因子もしくはリスクファクター」と呼びます。加齢に加え、脂質異常症、高血圧、糖尿病、喫煙、高尿酸血症、肥満、運動不足、ストレス、遺伝素因などが挙げられます。これらの危険因子は互いが密接関係にあり、リスクファクターが増えれば加速的に動脈硬化の危険性が高まります。

動脈硬化症予防と早期発見

　これらの病気は、発症予防を図ることが一番です。進行する前に発見して、初期の段階で治療することが大切です。

　単独の、あるいは複数のリスクファクターを持っていても、無症状の人の中から、動脈硬化症の有無を調べるためには、単に血液や尿検査のほかに、体に負担をかけずに、血管の状態を安全に評価することが必要になります。当院では、早期の動脈硬化症の発見と予防・治療をめざして、アンチエイジング医療センターで、メタボリックシンドローム検診を行っています。検診内容の詳細については、当院ホームページをご覧ください。

内分泌・代謝内科

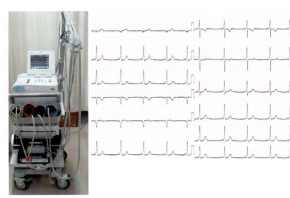

写真1　心電図検査

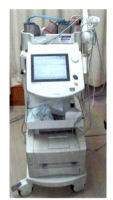

写真2　脈波伝播速度検査

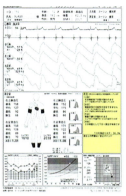

通常の健康保険を用いた診療で評価も可能です。
(http://www.tokushima-hosp.jp/info/circulatory_center.html?view=1&rank_code=center&belong_code=25)
動脈硬化症の評価には、主として以下の検査を行っています。

●心電図検査

不整脈や虚血性心疾患（心筋梗塞、狭心症など）の有無、心臓の肥大、電解質異常などの評価ができます（写真1）。

●脈波伝播速度検査

血管壁を伝播する圧力波の速度のことで、主に動脈の伸展性・しなやかさが評価できます（写真2）。

●血管内皮機能検査

動脈硬化の始まりである血管内皮機能障害をみる検査。血流の刺激で、血管が拡張することを利用した検査です。狭心症などの冠動脈疾患の発症と強く相関することが知られています（写真3）。

●頸動脈エコー検査

頸動脈は全身の動脈硬化の程度をよく反映し、動脈硬化を起こすと血管壁が厚くなったり硬くなったりします。頸動脈エコー検査は血管の壁の状態や血液の流れ、プラークの有無や大きさの評価をします（写真4）。

●心臓エコー検査

X線と違って被曝の心配がなく苦痛も伴いません。心臓肥大の有無、左心室の収縮能や拡張能の評価、心臓弁膜の評価をすることによって、心臓疾患の有無や心血管疾患の進展度を予測できます（写真5）。

動脈硬化症があった場合は？

いかなる状態においても必要なことは、食事・運動療法・禁煙など生活習慣の改善です。これらが基盤になった上で各リスクファクターへの薬物治療も考慮されます。また、今回ご説明したような検査で詳細に血管の状態を確認し、個々の患者さんの病態に応じた治療が可能になってきます。身体的に障害が残ってしまう可能性のある心筋梗塞や脳梗塞をきたす前に、動脈硬化のリスクを評価し、予防対策を取ることが何よりも重要です。ご不明な点は、当科または、アンチエイジング医療センターにお問い合わせください。

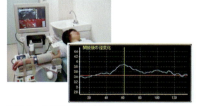

写真3　血管内皮機能検査

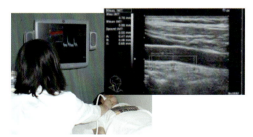

写真4　頸動脈エコー検査

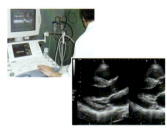

写真5　心臓エコー検査

血液内科 | 質の高いチーム医療で、血管疾患の治療向上に貢献

白血病
（はっけつびょう）

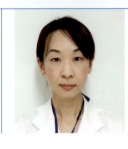

講師
賀川 久美子
（かがわ くみこ）

白血病とは？

　血液中の血球には、白血球、赤血球、血小板があります。これらの血球は、骨の中の骨髄内で、造血幹細胞から分化し成熟します。白血病は、これらの血球が作られる過程の細胞が何らかの原因でがん化し、異常な造血細胞（白血病細胞）が増殖する疾患です。その結果、正常の白血球、赤血球、血小板などの造血が著しく抑制されます。細胞の種類から「骨髄性」と「リンパ性」に分類されます。

　また、白血病細胞が分化障害を持ち、幼若な白血病細胞が異常に増加する場合を「急性白血病」、分化障害がなく成熟血球が増加する場合を「慢性白血病」と言います。ここでは、急性白血病について説明します（図）。

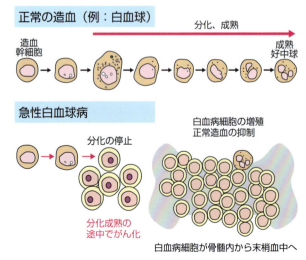

図　白血病

貧血症状、出血傾向、発熱などの症状

　赤血球の減少による息切れ、動悸などの貧血症状、血小板の減少による出血傾向や、正常の白血球減少による感染、発熱などがみられます。感染症や出血症状はしばしば重症化し、適切な治療が行われない場合は短期間で致死的となるため、早期に診断し、治療を開始する必要があります。白血病細胞が肝臓や脾臓に浸潤（体の組織内で増大して次第に広まっていくこと）して腫大することがあり、まれに歯肉、中枢神経、皮膚、リンパ節などにも浸潤し、歯肉が腫れたため歯科を受診した際に診断されることもあります。

抗がん剤治療、造血幹細胞移植

　正常の造血を回復させる目的で、数種類の抗がん剤を組み合わせた寛解導入療法を行います。白血病細胞が減少し、正常造血が回復するまでに4週間前後かかります。正常造血が回復するまでの間は強い免疫低下状態になり、細菌や真菌による感染症をきたすリスクが高まるため、抗菌剤を投与します。また適宜、赤血球や血小板の輸血を行います。寛解導入療法で寛解（病気の症状が、一時的あるいは継続的に軽減した状態）となっても、体の中には白血病細胞が微量残っています。この白血病細胞をさらに減ら

血液内科

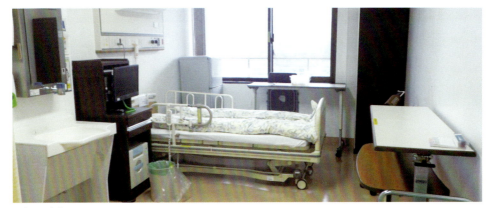

写真1　病室

し、治すために地固め療法という抗がん剤治療を3～4コース行います。

予後不良の白血病と判断される場合や再発した場合には、造血幹細胞移植を検討します。造血幹細胞は、通常は骨髄の中にありますが、G-CSFという薬剤を投与した場合などは、骨髄内から全身の血液中に流れ出すことがあります。また、赤ちゃんとお母さんを結ぶ臍の緒と、胎盤の中に含まれる臍帯血の中にも造血幹細胞は豊富にあります。

白血病細胞を大量の抗がん剤や放射線治療で死滅させた後、正常な造血幹細胞を輸注するのが造血幹細胞移植です。あらかじめ保存していた患者さん本人の造血幹細胞を使う方法を自家移植と呼び、健常ドナーから造血幹細胞の提供を受けるのが同種移植です。白血病の患者さんには、主に同種移植が行われます。ドナーは、HLAと呼ばれる白血球の型が患者さんと一致していることが条件です。HLAは両親から半分ずつ遺伝的に受け継ぐため、兄弟姉妹では4分の1の確率で一致します。非血縁者間で一致する確率は数百～数万分の1といわれています。

造血幹細胞を採取する方法には、直接、骨髄液を採取する方法、G-CSF投与後に末梢血中に流れ出した造血幹細胞を採取する方法、臍帯血を採取する方法の3つがあり、これらの造血幹細胞を用いた移植をそれぞれ骨髄移植、末梢血幹細胞移植、臍帯血移植と言います。

移植された造血幹細胞は、患者さんの骨髄内で造血を開始し、3～4週間ほどで血球が回復（生着）します。患者さんは無菌室に入室する必要がありますが、生着が確認され、血球数が安定化すれば退院できます。当科では、白血病以外でも、骨髄異形成症候群、悪性リンパ腫、多発性骨髄腫、再生不良性貧血など、治療の難しい疾患に対して移植治療を行っています。

チーム医療、地域連携

当科では、徳島県内の病院と連携し、治療を急ぐ患者さんや、移植治療が必要な患者さんを積極的に受け入れています。入院患者さんには、医師、看護師、歯科医師、歯科衛生士、薬剤師、栄養管理士、理学療法士、臨床心理士たちによるチーム医療で治療にあたっています。病棟設備も充実しており、血液疾患患者さんが入院する細胞治療センターは、フロア全体が無菌管理区域であり、感染症予防に大きく役立っています。治療された多くの患者さんが、病気を克服し社会復帰しています。今後も質の高いチーム医療を行うことで、血液疾患患者さんの治療の向上に貢献したいと考えています。

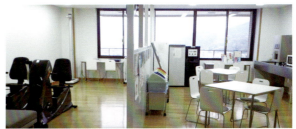

写真2　デイルーム

血液内科
患者一人ひとりに合った質の高い治療を提供

悪性リンパ腫・多発性骨髄腫

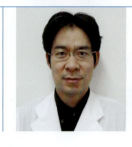

輸血・細胞治療部 講師
三木 浩和
（みき ひろかず）

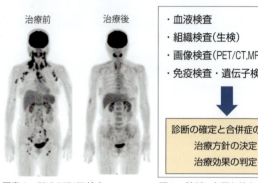

写真1　FDG-PET/CT検査　　図2　診断に必要な検査

悪性リンパ腫

症状——リンパ節腫大、発熱、寝汗、体重減少など

　悪性リンパ腫（リンパ腫）は、リンパ組織内の細胞ががん化し、全身の臓器を侵していく悪性腫瘍です。この病気は、がん化したリンパ球がリンパ節などで増殖し、さまざまな全身症状が現れます（図1）。主な症状は、首や脇の下などのリンパ節の腫れ、発熱、体重減少、寝汗などがあります。また血管内リンパ腫といわれるリンパ節が腫れずに発熱や神経障害などを伴うリンパ腫もあります。

診断——画像検査、組織検査

　リンパ腫の診断には、画像検査、組織検査が重要です。画像検査は、リンパ腫の全身的な広がりを調べるために、CT、FDG-PET/CT、MRI検査などを行います（写真1、図2）。確定診断のために、腫瘍部の組織を採取し、病理学的に診断します。リンパ腫は、B細胞性、T細胞性、NK/T細胞性などに分けられ、さらに組織型や細胞遺伝学的な特徴によって数多くの種類に分類されています。

治療——抗がん剤、放射線療法、抗体療法、移植療法

　リンパ腫の治療法は組織型、病変部の広がりによって治療法が異なります。リンパ組織は全身に広がっているため、全身的な治療としては抗がん剤治療が行われ、組織型によっては、抗体療法も追加されます。逆に、病変が限られた場所にある場合は放射線治療を行うことや、組織型によっては、無治療経過観察を選択する場合もあります。また、再発例や一部の初発例に対し、治療成績の向上のため、大量の抗がん剤治療を併用した自家末梢血幹細胞移植を行います。

当科での取り組み

　徳島県内のほかの施設との緊密な連携を図って、シームレスな（垣根の低い）患者治療体制を確立しています。当科では各種抗がん剤治療や抗体療法、移植適応が認められる若年者の患者さんには、自家末梢血幹細胞移植や同種移植療法を実施しています。低悪性度B細胞リンパ腫については、放射免疫治療薬ゼバリンの投与も行います。移植療法や治療強度の強い化学療法は感染リスクを減らすために、無菌環境の細胞治療センターで行っています。

多発性骨髄腫

主な症状——腰痛、貧血、腎障害

　多発性骨髄腫（骨髄腫）は、形質細胞という白血球の一種ががん化した、高齢者に多い悪性腫瘍で、高齢化とともに患者数は増える傾向にあります。この病気は、脊椎、肋骨、腸骨などの骨の中（骨髄）を好んで広がり、Mタンパクと

血液内科

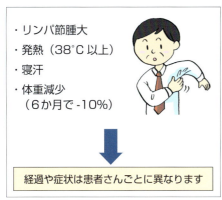

図1　リンパ腫の症状

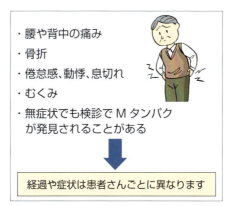

図3　骨髄腫の症状

呼ばれる異常タンパクが多量に産み出されます。この結果、造血が低下し、貧血が進行し、次第に骨が溶かされ、骨痛や骨折が起きます。また、骨髄腫細胞によって多量に産み出されたMタンパクが腎臓に沈着し腎障害を起こします。腰痛、倦怠感がよくみられる症状ですが、症状がなく発見される例も増えています（図3）。

診断──血液検査、尿検査、骨髄検査などで診断

骨髄腫の診断のためには、骨髄から骨髄液を採取して形質細胞の割合を調べ、タンパク分画、免疫電気泳動という検査で、血液や尿のMタンパクの存在を調べます。また、X線、CTやMRIで脊椎の圧迫骨折などの骨病変がないか全身の骨を調べます。骨髄腫の診断を満たし、貧血、腎障害、骨病変などがあれば、治療を開始します。

治療──新規治療薬で生命予後が延長

治療は①骨病変や血球減少などによる症状を緩和するための治療（写真2）②抗がん剤による治療──の2つに分けられます。①は、骨髄腫に対する根本的治療ではありませんが、苦痛を取り除き生活の質を改善するために重要です。骨病変に対する薬物療法、骨痛に対する疼痛対策（鎮痛剤、放射線療法）や貧血に対する輸血療法などを行います。

②は、Mタンパクを産み出している形質細胞を標的とした治療です。新規治療薬といわれるボルテゾミブ、レナリドミド、サリドマイドなどの抗がん剤が登場し、治療成績は大幅に改善しています。また、65歳以下で心臓や肺などの臓器機能が保たれていれば、自家末梢血幹細胞移植が行われます（図4）。

当科での取り組み

当科では、新規治療薬による寛解導入療法や自家末梢血幹細胞移植を積極的に行っています。骨病変に対する薬物療法（ビスフォスフォネート製剤、抗RANKL抗体）の際には歯科医師による口腔ケアを行い顎骨壊死を予防しています。さらに日本骨髄腫患者の会を通じて、骨髄腫の治療を受けている患者さんや家族との交流会も定期的に実施して、患者一人ひとりの病状に合った質の高い治療が行えるように心掛けています。

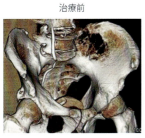

写真2　治療前後での骨病変の変化

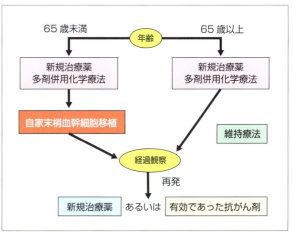

図4　多発性骨髄腫の治療方針

神経内科 — 脳卒中後痙縮に対するボツリヌス治療

脳卒中後痙縮
（のうそっちゅうごけいしゅく）

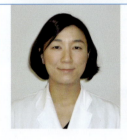

特任助教
塚本 愛
（つかもと あい）

脳卒中後痙縮とは？

　脳卒中とは脳の血管が破れたり、詰まったりして、脳の細胞に酸素や栄養が届かなくなる病気です。脳血管障害ともいわれ、脳梗塞や脳出血、くも膜下出血がこれに含まれます。脳卒中では急に半身が動かなくなったり、ろれつが回らなくなったりします。脳卒中による障害は脳の障害部位によって異なり、麻痺や、しびれ、言語障害などをきたします。麻痺した手足には、時間が経つと高い確率で痙縮が現れます。

　以前、脳卒中は日本の死因の1位でしたが、現在は4位となりました。一見、患者数が減ったように見えますが、発症者数はそれほど減少してはいません。命が助かるようになった半面、手足の麻痺やそれに伴う痙縮、言語障害など後遺症に悩む患者さんがたくさんいます。

　痙縮とは筋肉が緊張しすぎて、手足が動かしにくくなったり、勝手に動いてしまったりする状態のことです。痙縮では指が握りこんでしまって離れない、肘が曲がってしまって伸ばせない、足先が足の裏側の方に向いてしまうなどの症状があります（イラスト参照）。痙縮の治療にはリハビリテーション（以下、リハビリ）、内服薬、外科治療などがありますが、ここではボツリヌス治療を紹介します。

ボツリヌス治療とは？

　ボツリヌス治療とは、ボツリヌス菌が作り出す天然のタンパク質、ボツリヌス毒素を有効成分とする薬を筋肉内に注射する治療です。ボツリヌス菌は食中毒の原因として知られていますが、この治療は菌そのものを注射するわけではなく、感染の恐れはありません。ボツリヌス毒素は神経が筋肉を収縮させる指令を抑えることで、筋肉の緊張を和らげ、効果を発揮します。

　ボツリヌス治療によって、痙縮が完全に消失するわけではありませんが、少しでも筋肉を柔らかくすることで歩行や手の運動などがしやすくなり、リハビリも行いやすくなります。

　注意すべき点は、筋力を弱め過ぎると逆に動きづらさが悪化する場合があることです。痙縮のボツリヌス治療は、必ずリハビリと組み合わせることが重要で、リハビリを併用しないと単に筋肉の力を落とすだけの結果になりかねません。

脳卒中後痙縮に対するボツリヌス治療の実際

　まず、患者さんの痙縮の重症度や、その分布、麻痺の程度などを診ます。また、痙縮が患者さんにとって有害か、そうでないかを判断し、治療した方が良いか診断します。治療した方が良いということになれば、筋肉のツッパリの程度

神経内科

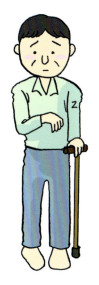

脳卒中後痙縮のために肘が曲がり、膝や足が伸びている姿勢（ウェルニッケ・マン肢位）

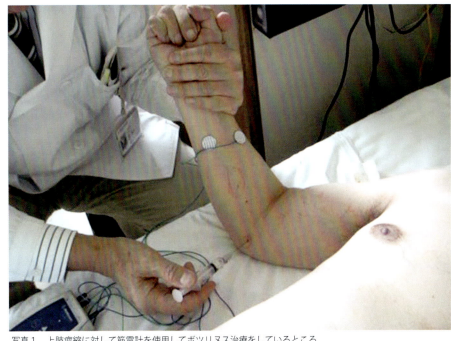

写真1　上肢痙縮に対して筋電計を使用してボツリヌス治療をしているところ

　や痛み、どの程度動くかを評価します。その後、診察や評価に応じた治療目標を決定します。

　目標の具体例としては、痛みの改善、関節の変形の予防や改善、筋肉の痙攣の予防、運動機能の改善（腕を伸ばしやすくする、歩きやすくする）が挙げられます。同時に、治療後のリハビリの計画や評価方法などを検討します。これらの情報を患者さんと家族の方へ合わせて説明します。

　注射する直前には、患者さんの筋肉の緊張状態を知るために、触ったり、見たりして、治療する筋肉を決定します。当院では、治療する筋肉が深い位置にあったり、作用の異なる筋肉が隣り合うような所では超音波や筋電計などを使って、治療しています（写真1）。治療が終了すれば、自宅での自主訓練の方法を説明します。

　治療当日の注意事項として、血流増加による毒素の分散を防ぐため、局所のマッサージや入浴、過度の運動は避けなければなりません。

　ボツリヌス治療の効果は注射直後から現れるわけではなく、2～3日後から2週間前後で現れ、3～4か月程度持続します。効果がなくなれば、通常はボツリヌス治療を繰り返します。1回のボツリヌス治療では効果がはっきりしなくても、継続しているうちに徐々に良くなる患者さんもいます。治療効果やその効果の持続期間には個人差があり、患者さんに応じた治療方法が必要になります（写真2）。

　現在、脳卒中後遺症は介護保険受給者の原因の1位を占めていますが、痙縮に対するボツリヌス治療によって介護負担の軽減が期待できます。

a 治療前　　　　b 治療後

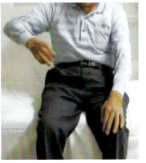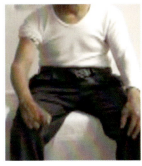

写真2　上肢痙縮に対する治療効果
患者さんが自分の右手の力だけで右肘を伸ばしきったところを治療前後で比較すると、治療後では、肘がたくさん伸びていることが分かる

神経内科 — 症状に合った薬物治療、非薬物治療を実施

認知症

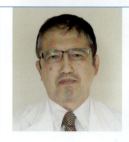

診療支援医師
和泉 唯信（いずみ ゆいしん）

認知症の病気のタイプ

認知症とは、いったん正常に発達した知的機能が持続的に低下し、複数の認知障害があるため社会生活に支障をきたすようになった状態です。数多くの疾患がその原因となりますが、アルツハイマー型認知症、血管性認知症、レビー小体型認知症が頻度的には大部分を占めます（図1）。残念ながら、これらには根本的治療薬（「なおる」治療薬）は開発されていません。

一方、少数ながら「なおる認知症」というものが存在し、それらを診断するために認知症の検査では血液検査、画像検査を行います。血液検査で診断できる「なおる認知症」には甲状腺機能低下症、ビタミンB12欠乏症、葉酸欠乏症などがあり、画像検査で診断できる「なおる認知症」には慢性硬膜下血腫、正常圧水頭症などがあります。

アルツハイマー型認知症の症状と診断

認知症の原因として、最も多いのがアルツハイマー型認知症で過半数を占めています。アルツハイマー型認知症は最近のことを忘れるのが特徴です（近時記憶障害）。具体的には、食事を済ませたのにまだ食べていないと訴える、といった症状です。診断はまず本人および介護者から問診を行い、近時記憶障害のあることを確認します。神経学的診察も行いますが、アルツハイマー型認知症では筋力の低下、ふらつき、歩行障害などの身体障害は認められません。改訂長谷川式認知機能検査、Mini Mental State Examination（MMSE）などの簡易認知機能検査で認知機能の状態をスクリーニング（ふるい分けの検査）します。画像検査ではMRIやCTでアルツハイマー型認知症に特徴的な脳の萎縮がないかを確認します。脳血流検査（SPECT）では、脳の萎縮が生じる前からアルツハイマー型認知症で特徴的に低下する部位を特定します。この脳血流検査（SPECT）はアルツハイマー型認知症の早期診断を行うために重要な検査です。

通常は以上の問診、診察、血液検査、画像検査でアルツハイマー型認知症の診断をしますが、比較的若年の患者さんには、体に負担のかかる腰椎穿刺を実施し、脳脊髄液の成分を詳しく調べ、診断の正確さをより向上させることもあります。

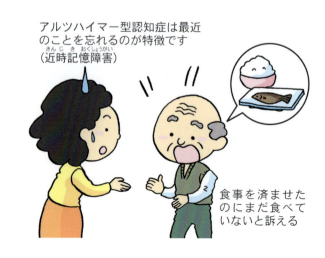

アルツハイマー型認知症は最近のことを忘れるのが特徴です（近時記憶障害）

食事を済ませたのにまだ食べていないと訴える

神経内科

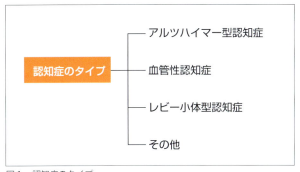

図1　認知症のタイプ

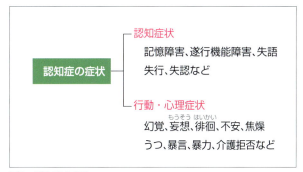

図2　認知症の症状

血管性認知症の症状と診断

　血管性認知症は脳血管障害（脳梗塞、脳出血、くも膜下出血）に続いて起こる認知症で、近時記憶障害よりも遂行機能障害（論理的に考え、計画し、結果を予測し、行動するなどの障害）が主な症状になります。画像検査では脳血管病変を認め、神経学的診察では歩行障害などの身体障害を伴うことが少なくありません。血管性認知症では脳血管障害の危険因子である高血圧、糖尿病、脂質異常症、心房細動、肥満などの生活習慣病を適切に治療することが、発症予防につながります。

レビー小体型認知症の症状と診断

　レビー小体型認知症の場合は、初期段階には記憶障害が目立ちません。認知機能の変動、繰り返す幻視、パーキンソン症状（動作が遅くなる、手がふるえる、手足が固くなるなど）の現れることが特徴です。さらに起立したら血圧が下がる（起立性低血圧）、排尿困難、尿失禁などの自律神経障害を認めるのもアルツハイマー型認知症との違いです。脳の画像検査に加えて心臓シンチグラフィーを実施して心臓自律神経の障害を確認することも診断の助けになります。

　以上の3疾患のケースが多く、かかりつけ医によって診断、治療が行われますが、進行が速い場合や発症が若い（50歳以下）場合には専門医受診をお勧めします。

認知症の治療

　認知症の症状は、認知症状と行動・心理症状に分けられます。認知症状としては記憶障害、遂行機能障害、失語、失行、失認などがあります。行動・心理症状には幻覚、妄想、徘徊、不安、焦燥、うつ、暴言、暴力、介護拒否などがあります（図2）。この認知症状と行動・心理症状はそれぞれ影響しあいますが、症状に合った薬物治療、非薬物治療を行います。

　認知症状に対する薬物療法は内服薬と貼付剤があり、非薬物療法には行動療法、回想法、現実見当識訓練法、音楽療法、運動療法、ペットセラピー、アロマセラピーなどがあります。行動・心理症状では、それぞれの症状に応じた薬物治療を行うことが多いのですが、症状が現れる誘因になった身体合併症、薬剤、環境の変化などを確認し、それぞれに対応する必要があります。

心臓血管外科 — 小児期に手術を受けて成人になった患者さんの治療

成人の先天性心臓病

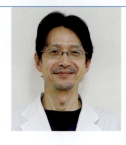

准教授
北市 隆
(きたいち たかし)

　小児期の治療の進歩によって、先天性心臓病患者さんの9割以上が成人期（18歳以上）に達するようになり、近年、成人の先天性心臓病患者数が急増しています。健診や診断技術の進歩で未治療のまま成人を迎えた先天性心臓病の患者さんは少なくなりました。しかし、いまだに高齢になって発見される場合もあり、小児期に手術（心内修復術）を受けていても、術前の病変が残存（遺残症）していたり、術後に新たな問題（続発症）を生じたりすることもあります。

疾患	問題点
心房中隔欠損症	右心不全
	三尖弁閉鎖不全
	僧帽弁閉鎖不全
	肺高血圧症
	心房細動、心房粗動
心室中隔欠損	大動脈弁尖逸脱による大動脈弁閉鎖不全
	バルサルバ洞動脈瘤
ファロー四徴症術後	肺動脈弁逆流
	右室流出路の狭窄
	肺動脈狭窄
	右心不全
	心房頻拍、心室頻拍
大動脈縮窄症術後	縮窄遺残による高血圧
完全大血管転位症（動脈スイッチ手術後）	末梢肺動脈狭窄
	大動脈弁閉鎖不全
	冠血流障害
エブスタイン奇形（術前・術後）	三尖弁閉鎖不全
	心房頻拍
	右心不全
	右室の拡大による左心不全
単心室疾患（フォンタン手術後）	うっ血肝、肝硬変
	蛋白漏出性胃腸症
	腹水貯留
	肺動静脈瘻
	心房頻拍、洞機能不全など不整脈

表　成人期に問題となる主な先天性心疾患

成人先天性心疾患の種類と問題点

　成人期に問題となる先天性心臓病の代表的なものを「表」に示します。心房中隔欠損症や心室中隔欠損症のような単純な心疾患の場合、小児期の適当な時期に手術を受けていれば、成人になって大きな問題が生じることはほとんどありません。
　一方、ファロー四徴症や完全大血管転位症、フォンタン手術を受けた単心室症などのような複雑な心疾患の場合、小児期は順調に経過した方でも成人になって年齢を重ねると遺残病変や心不全、不整脈などの続発症を生じる場合があり、近年、大きな問題となっています。

当科における成人先天性心疾患

　当科では、この30年間で成人期に手術を行った先天性心疾患の患者さんは約100人を数えます。このうち、未治療の心房中隔欠損症が約6割を占めるものの、今後はファロー四徴症や単心室疾患のような、さまざまな複雑心奇形の遺残・続発症の増加が考えられ、次に述べるような手術治療が行われています。

成人期に達したファロー四徴症

　多くの症例が、小児期までに最終手術として

心臓血管外科

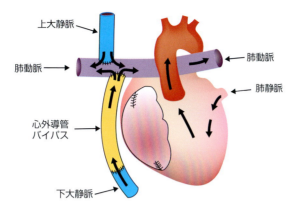

図　心外導管を使ったフォンタン手術

心室中隔欠損閉鎖と右室流出路再建が行われていますが、成人期になると易疲労感（疲れやすい）や息切れ、動悸などの症状が現れることがあります。再建した右室流出路や肺動脈の再狭窄や肺動脈弁の逆流などが原因となり、右心室や右心房に負荷がかかって右心不全や頻脈性不整脈を生じるためです。

この場合、右心室機能が損なわれないうちに治療をすることが重要で、心エコー検査や心カテーテル検査により右室容量や右室圧が一定の基準を超えた場合は、症状が軽い場合でも手術を含めた早期治療を勧めています。右室流出路や肺動脈の狭窄は、カテーテルによる治療（バルーン拡張術）をまず試みますが、効果が不十分な場合は手術による狭窄解除が必要です。肺動脈弁逆流は、手術で人工弁（生体弁）による弁置換が必要になります。

ただ、若年者は置換弁の耐久性が問題となったり、挙児希望の女性の場合は人工弁のワーファリンによる抗凝固療法を避けることが求められます。

当科は、このような若年者には長期の弁機能維持が期待されるバルサルバ洞とGore-Tex弁付きの人工血管（京都府立医科大学から提供）を用いることで、より良い術後のQOL（生活の質）をめざしています。

単心室疾患におけるフォンタン手術後の問題点

フォンタン手術とは、血液を送り出す心室が一つしかない単心室疾患群において、上・下大静脈を直接肺動脈につなぐ機能的な根治術です。この手術のおかげで、以前は修復不能と考えられていた複雑心奇形の生命予後は格段に向上しました。しかし、術後の体静脈圧が高いことなどから成人期に不整脈や蛋白漏出性胃腸症、肺動静脈瘻、肝硬変などの合併症や続発症が問題となっています。

私たちは、これらの問題を減らすためフォンタン術式の改良を行ってきており、現在では心外導管を使った上下大静脈肺動脈吻合法（TCPC法）を主として行うようになりました（図）。この術式により不整脈の原因となる心房に対する負荷の軽減と、よりスムーズな血液循環、遺残チアノーゼの減少で、合併症や続発症の軽減につながることが期待されます。また、TCPC法以前のフォンタン手術を受けている患者さんに前記の症状が現れた場合は、術式を心外導管を使ったTCPC法へ変換することがあります。

当院での成人先天性心疾患に対する診療体勢

先天性心疾患では特有の解剖学的・血行動態的問題があるため、治療にあたって、それらに対する理解と経験が必要になります。当院は、小児循環器内科を中心に、成人循環器内科と心臓血管外科が診断から治療まで綿密な連携を取って診療にあたっています。

心臓血管外科

高齢化や生活習慣病の増加に伴い、大動脈弁狭窄症、僧帽弁閉鎖不全症が増加

心臓弁膜症

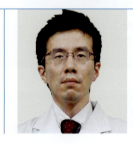

助教
黒部 裕嗣
くろべ ひろつぐ

心臓と弁

　心臓はポンプの役割をしています。血液の流れを一方向に維持するために、心臓内の4つの部屋には、それぞれ弁（逆流を防止する仕組み）があります。右心房と右心室の弁が「三尖弁」、右心室と肺動脈の間の弁が「肺動脈弁」、左心房と左心室の間にあるのが「僧帽弁」、左心室と大動脈の間にあるのが「大動脈弁」です（図1）。

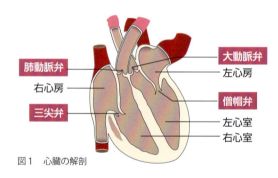

図1　心臓の解剖

弁膜症とは？

　心臓にあるこの弁に何らかの障害が起こり、その役割を果たせなくなった状態を「弁膜症」と言います。その病態は下記の2つに分類され、「大動脈弁」と「僧帽弁」に多く起こります（図1、2）。
●狭窄症／弁の開きが悪くなり血の流れが悪くなった状態
●閉鎖不全／弁の閉鎖が不完全で血液が逆流する状態

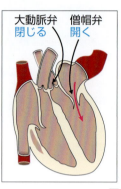 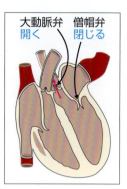
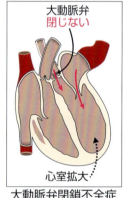 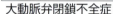 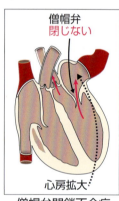
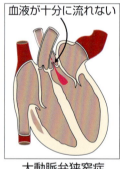 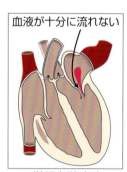

図2　大動脈弁と僧帽弁の病気

　比較的症状が軽い早期は、内科的に強心剤や利尿剤などを投与し、症状や進行を抑制させます。
　進行すると手術が唯一の選択になります。手術は、通常、弁の悪い部分を修復する「弁形成術」と、弁そのものを人工弁に取り替える「弁置換術」が選択されます。どちらも人工心肺という装置を用いて心停止下に行います。的確な外科治療を早期に行えば弁機能自体の不具合は解消され

心臓血管外科

ます。

原因——先天性と後天性、不明なものも

弁膜症の原因には先天性と後天性（リウマチ熱、動脈硬化、心筋梗塞、変性など）がありますが、特定できないものも多くあります。近年は、高齢化や生活習慣病の増加に伴い「大動脈弁狭窄症」や「僧帽弁閉鎖不全症」が増えています（写真1）。

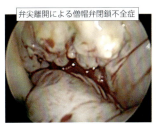 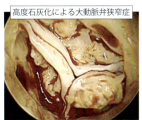

写真1　代表的弁疾患の術中写真

症状と治療時期——心筋障害に進行する前に手術を

動悸や息切れ、疲れやすい、胸痛、呼吸困難などの症状が出てきます。

弁膜症はじわじわと進行していくので、体のほうが慣れてしまい、自覚症状がない場合もありますが、自然に治ることはありません。心筋障害に進行する前に手術をすることが非常に大切です。

治療——弁形成術と弁置換術

重症度によって、内科的治療か外科的治療を選択します。

手術に適した時期と方法

弁膜症の症状はゆっくりと進行することが多く、心臓に負担がかかっていても、心臓は本来の働きを補おうとします（代償機能）。そのため、患者さん自身が自覚症状をあまり感じていないことがよくあります。しかし、早期に手術を受けるほうが術後の経過や心臓の機能回復がよいため、手術のタイミングを適切に判断することが重要です。

手術には、弁形成術と弁置換術の2種類あります。

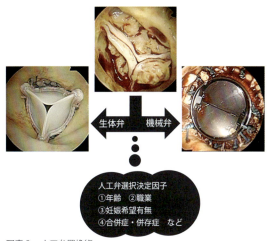

写真2　人工弁置換術

弁形成術／人工弁輪や人工腱索を使って、患者さん自身の弁やその周囲の形を整え、弁の機能を回復させる手術です。僧帽弁や三尖弁の閉鎖不全症のときによく行われます。

弁置換術／悪くなった弁を取り除き、人工弁（生体弁、機械弁）に取り換える手術です（写真2）。

①生体弁／ウシやブタの生体組織から作られ、術後2～3か月間程度で抗凝固療法を中止できます。しかし、耐久性が機械弁より短いといわれ、10～20年とされています。このため、適応は高齢者や妊娠希望の女性、危険な職業に従事している人たちに限定されています。

②機械弁／チタンやパイロライトカーボンなどの金属から製造され、耐久性に優れますが、血栓がつきやすく、抗凝固剤の服薬を生涯続けられる人が前提条件となります。

経カテーテル大動脈弁置換術（TAVI）

患者適応には厳しい限定がありますが、大動脈弁狭窄症に対しては、カテーテル的に治療を行えるようになり、当院でも実施準備中です。

以上、心臓弁膜症の手術について、簡単に述べましたが、詳しくは外来（088-633-7150、cvs.info@tokushima-u.ac.jp）までご連絡・ご相談ください。

心臓血管外科　低侵襲治療で体への負担を軽減

大動脈瘤
（だいどうみゃくりゅう）

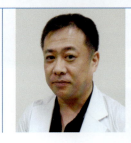

助教
藤本 鋭貴
（ふじもと えいき）

　大動脈瘤治療では、低侵襲（体に負担の少ない）と確実な治療を基本に最先端の治療を取り入れ、中国四国地方では有数の症例数を誇っています。大動脈瘤治療は2006（平成18）年7月に、ステントグラフトという新しい医療機材が国から承認されたことで大きく様変わりしました。ステントグラフト治療は、低侵襲治療という特性から今まで手術ができなかったハイリスクな患者さんの治療が安全にできるようになりました。また、術後の生活の質を落とさず早期の社会復帰を可能にしました。

　さらに、従来の外科的治療とステントグラフト治療を組み合わせる（ハイブリッド治療）ことで、体への負担を軽減することが可能になりました。しかし、確実な治療を行うことが重要で、場合によっては従来の外科的治療が第一選択となることもあります。

大動脈瘤（真性瘤）とは？

　心臓から全身に血液を送る太い血管が風船のように膨らむ病気で、突然破裂して死に至る可能性があります。この病気は食事の欧米化などに伴い、増加の一途にあり、命を失わないためには破裂する前に治療をすることが求められます。

病気の特徴

　一般的に自覚症状がなく、病院で偶然発見されることが多数を占めています。腹部大動脈瘤の場合、やせている患者さんは、お腹に脈打つ腫瘤（しゅりゅう）を自覚できることがあります。

大動脈瘤の治療

　動脈瘤が大きくないうちは降圧療法が基本となります。一定の大きさに達すると手術が必要となります。手術には次のような方法があります。

外科的治療（図1）

　開胸、開腹を行い動脈瘤の部分を人工血管に置換する方法です。動脈瘤の形態に関係なく適応できる利点があります。侵襲が大きく、手術のリスクが高い、また創（きず）の痛みや社会復帰の遅れなどが問題です。

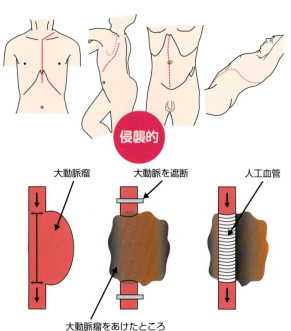

図1　人工血管置換術

心臓血管外科

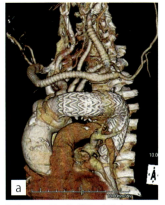
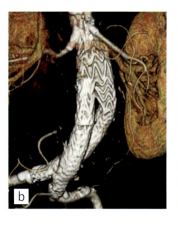
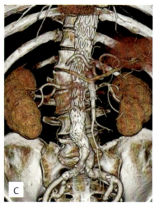

写真1　ステントグラフト治療
a. 弓部大動脈瘤に対する頸部分枝バイパスを併用したステントグラフト治療（debranch法）
b. 腎動脈直下腹部大動脈瘤に対する腎動脈ステントを併用したステントグラフト治療（Snorkel法）
c. 胸腹部大動脈瘤に対する開窓型ステントグラフトを用いた治療（開窓法）

ステントグラフト治療（図2）

通常、鼠径部の小切開で行うため、侵襲が少なく、痛みも軽く、早い社会復帰が可能です。動脈瘤の形態によって適応できない場合があります。しかし、高齢などハイリスクな患者さんには特殊な手技を行えば、多くの症例に適応できます。

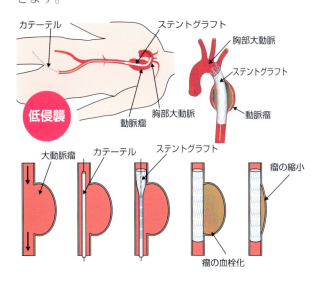

図2　ステントグラフト治療

適応外症例に対するステントグラフト治療

・頸部の血管に近い胸部動脈瘤の場合（写真1-a）
・腎動脈に近い腹部大動脈瘤の場合（写真1-b）
・胸腹部にまたがる動脈瘤の場合（写真1-c）

ハイブリッド治療（図3）

開胸、開腹を伴う従来の人工血管置換術にステントグラフト治療を組み合わせることによって、体への侵襲を軽減できます。

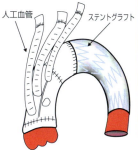
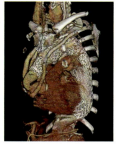

図3　ハイブリッド手術

大動脈解離の治療

大動脈解離とは、血管の壁が2層に剥がれる状態でA型とB型があります。A型は心臓に近い上行大動脈に解離がある状態で、通常は開胸による人工血管置換術の適応となります。B型は、下行大動脈が2層に剥がれる状態で、通常は降圧安静治療が基本ですが、場合によっては広範囲な胸腹部解離性大動脈瘤へと発展します。

そのような患者さんに早期にステントグラフト治療を行うという考えが注目されています。ステントグラフトで裂け目を塞ぐことで解離腔の縮小が期待できます（写真2）。

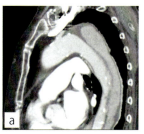
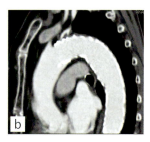

写真2　大動脈解離の治療
a. 治療前　　　　b. 治療後

食道・乳腺甲状腺外科　オーダーメイド治療と胸を切り開かない縦隔鏡下経食道切除術

食道がん

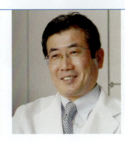

教授
丹黒 章
（たんごく あきら）

増えている食道がん

　食道は咽頭から胃までの細長い管で、飲み物や食べ物は食道を通って消化されていきます。食道に発生するがんが食道がんです。食道がんは高齢男性に多い病気で、年間1万人以上がかかっています。食道は胸の中で気管や心臓のほか、大事な血管や神経など重要臓器に囲まれており、がんが進行すると治療が難しく、現在、日本では男性のがん死亡原因の6番目です。

　食道がんは①50歳以上の男性②タバコやお酒をよく飲む人に多い（しかし、お酒に強い人より弱い人の方がかかりやすい）③喉頭・咽頭がん、胃がんにかかったことがある人④逆流性食道炎――などが危険因子です。最近、欧米では胃液や胆汁の逆流から食道の粘膜に異常が起こる「バレット食道」から発生するがんが増えています。

　症状は、多くの場合が無症状ですが、食道が染みるような感じや胸がチクチクする感じを自覚することがあります。その後は食事がつかえる、体重が減る、背中の痛み、咳が出る、声がかすれるなどの症状を認めるようになります。

食道がんの治療 （図1）

　食道の周りにはリンパ網が発達しており、食道にがんが発生すると早期にリンパ節転移が起きます。胃がんや大腸がんでは転移を起こさないような表在性のがんでも高頻度にリンパ節に転移します。そのため食道がんの手術は右胸を切り開いて、左肺だけの人工呼吸にして右肺の空気を抜いて手術スペースを作り、リンパ節と食道を切り取ります。お腹と頸のリンパ節も切り取って、胃を頸までつり上げて食道の代わりとする手術が行われてきました。この手術は合併症が多く、手術後、何日も人工呼吸をしなければいけないケースも少なくありませんでした。

　最近は、内視鏡手術が進歩し内視鏡で胸の中をのぞきながら行う胸腔鏡下手術が増えてきました。しかし、手術時間は長くなり合併症もあまり減ってはいません。

　リンパ節転移のない、食道の粘膜表面の早期がんであればカメラで観察しながら、がんを切り取る内視鏡下粘膜切除術で治すことができます。しかし、小さなリンパ節の転移はCTやMRI、PETCTでも正しく診断することはできません。

　食道がんには放射線治療や抗がん剤も効果がありますが、放射線単独では効果が弱いため抗がん剤を併用します。抗がん剤も2～3種類の薬を組み合わせた方がより効果があります。し

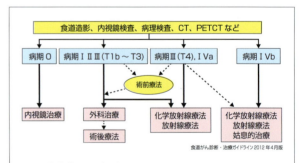

図1　食道がんの治療選択
食道がんの治療選択は多様になっています。リンパ節転移のない早期がんには内視鏡治療が可能。がんの浸潤する深さ（T）が深い進行がんには、術前化学療法が標準治療。隣接臓器に浸潤するがん（T4）や転移のある病期Ⅳでは放射線、抗がん剤、姑息的治療を行います

食道・乳腺甲状腺外科

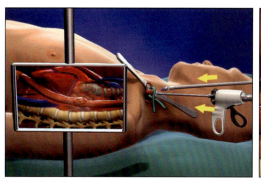
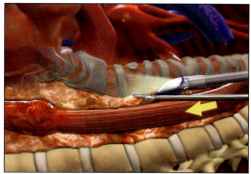

図2　手術術式
頸から挿入した縦隔鏡で縦隔内の術野がビデオモニターに映し出され、この映像を見ながら安全に手術を進めます

かし、進行したがんはいったん治ったように見えても再発することが多く、また放射線治療後の手術は合併症が多く、放射線による合併症も何年も経ってから現れることがあります。重粒子線や陽子線も登場して効果が期待されていますが、まだ保険適用でないことや治療実績が少ないことが問題です。

当院の低侵襲食道がん治療

低侵襲治療とは、体に負担の少ない治療のことです。当院では食道がんの治療に関してできるだけ体にも心にも負担をかけない治療をめざして工夫をし、新しい技術を開発してきました。

ＣＴリンパ管造影検査／リンパ節転移診断の難しい食道がんに対して、内視鏡下に注入した造影剤でリンパの流れとリンパ節の関係を調べることで、正しい転移診断を行うことができます。当院だけの最新診断技術です。

縦隔鏡下食道切除術／頸から挿入した縦隔鏡で胸の中を観察しながら周囲のリンパ節とともに食道をくり抜く方法です（図2）。この方法は肺を虚脱することなく手術ができるので、肺の手術を過去に行った人や重症な併存疾患のある高齢者にも体への負担をかけずに手術ができます。しかし、もともとスペースのない縦隔を押し開きながら行うには確かな技術が必要で、当院の専売特許です。手術で使用する縦隔鏡も地元、徳島で作って全国に販売しています（写真）。

術前化学療法／早期には症状がなく、早期発見が難しいのが食道がんです。進行した食道がんは周囲の重要臓器に及んでいて、手術で治すことが難しくなりますが、抗がん剤を組み合わせてがんを小さくして、体に負担の少ない手術を行うことができます。これを私たちはタイムマシーン治療と呼んでいます。

オーダーメイド治療／当院では進行度やがんの性格（がんを直接、内視鏡下に一部切り取って化学的に分析することで判定します）、生活環境なども考慮して、十分に相談した上で患者さん個々に合った治療を選択しています（図3）。

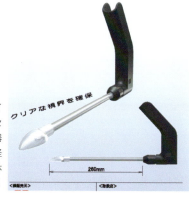

写真　縦隔鏡
先端が扁平で透明なダイセクター（クリアダイセクター／株式会社 大一器械、徳島市）を5mm径の斜視型光学視管と一体化させ縦隔鏡として使用

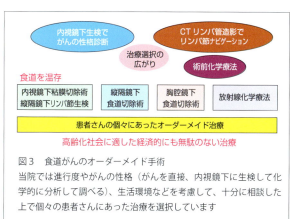

図3　食道がんのオーダーメイド手術
当院では進行度やがんの性格（がんを直接、内視鏡下に生検して化学的に分析して調べる）、生活環境などを考慮して、十分に相談した上で個々の患者さんにあった治療を選択しています

呼吸器外科　胸腔鏡手術とロボット手術

肺がん

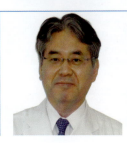

病院教授
先山 正二
（さきやま しょうじ）

肺がんとは？

がんの死亡原因は肺がんが男性で1位、女性は大腸がんに次ぐ2位となっています。新たに肺がんが発見される人の数も年々増加しており、今後もこの傾向は続くと予測されています。肺がんの早期発見が増えたことや、治療法の進歩によって、肺がんの予後（医学的な見通し）は以前に比べると良くなってきています。

肺がんの種類には腺がん、扁平上皮がん、大細胞がん、小細胞がんなどがあります。喫煙は肺がんの原因になりますが、特に扁平上皮がんや小細胞がんにかかりやすいことが分かっています。タバコを吸わない人の肺がんの多くは腺がんです。肺がんは悪性腫瘍なので、がんができた場所で大きくなり周囲に広がるとともに、リンパの流れに沿ってリンパ節に転移し、血液の流れに沿って肺の別の場所や、骨、脳、副腎などに転移を生じるようになります。

肺がんに対する治療法

肺がんに対する治療法には手術、化学療法（抗がん剤や分子標的治療などの薬による治療）、放射線療法があります。手術が可能であれば、まず手術を考えます。肺がんの進み具合が早い段階の治療は手術だけですが、一定以上進んだ場合は手術後に化学療法を行います。

肺がんに対する外科治療

肺は右肺と左肺があり、右肺は上葉、中葉、下葉という3つの「ふくろ」（肺葉）に、左肺は上葉と下葉の2つに分かれています。

肺がんに対する標準的外科治療では、肺がんができた肺葉を切除するとともに、がんが転移しやすい関連するリンパ節を切除します（リンパ節郭清）。肺葉切除のほかに、左右どちらかの肺をすべて切除する肺全摘術、肺葉の一部の区画だけを切り取る区域切除、小範囲の肺を切除する肺部分切除といった術式があります。術式の選択はがんの広がりや進み具合、肺の状態や手術を受けるにあたっての体力を考えて行います。

より体にやさしい胸腔鏡による肺がんの手術

肺がんに対する外科治療の標準的治療が肺葉切除術およびリンパ節郭清であることは先に述

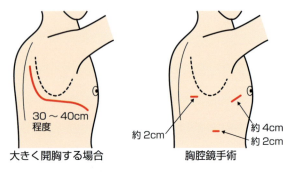

図　肺がんに対する肺葉切除術時の皮膚切開創

呼吸器外科

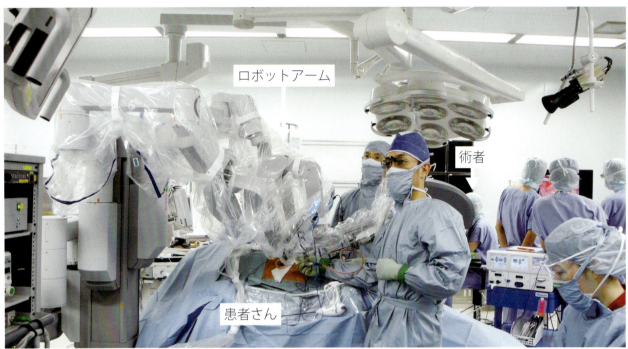

写真1　ロボット手術

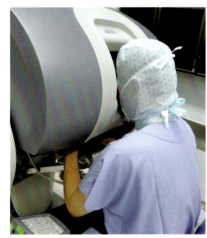

写真2　術者はサージョンコンソールで操作

べましたが、胸腔鏡による手術が行われるようになって、胸を大きく切らなくて済むようになりました。以前は肋骨を1〜2本切ることがありましたが、胸腔鏡手術では肋骨を切る必要はありません。

　肺の手術時の体位は側臥位と言って、手術する側の胸を上にした真横を向いた体勢で施術します。胸の前方に約4cmの切開を、ほかに約2cmの切開をして手術を行います（図）。従来の大きく胸を切開して行う手術では、術者や助手が直接手を胸の中に入れて手術を行いますが、2cmや4cmの切開創では、指が1本から2本しか入れることができず、胸の中を直接見ることもままなりません。このような状況で、従来と変わらない胸の中の手術操作を可能とする胸腔鏡手術は、術者や助手の目の代わりとなる筒状のビデオカメラである胸腔鏡を使って、胸に開けたほかの穴から、握ったり、切ったり、糸を結んだりする器具（鉗子など）を胸の中に入れて、胸の外から操作します。手術は、胸腔鏡を通してモニターに映し出される胸の中の映像を見ながら行います。

ロボットによる肺がんの手術

　当科は、2011（平成23）年からロボット（ダヴィンチ・サージカルシステム®）による肺葉切除術を開始しています（写真1）。術者は患者さんから離れたサージョンコンソールで3次元画像を見ながら左右の手でコントローラーを操作します（写真2）。ペイシェントカートから患者さんに覆い被さるように延びたロボットアームと、その先に付いた鉗子や内視鏡カメラを操作して胸腔内で手術を行います。ロボット手術は、より細かい手術操作が可能です。将来的には装置の小型化や簡易化が期待されます。

呼吸器外科　PDT——中心型早期肺がんに対する低侵襲レーザー治療

中心型肺がん

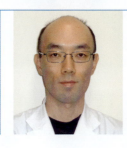

講師
滝沢　宏光
（たきざわ　ひろみつ）

中心型肺がんとその治療

　肺がんは発生する部位によって、大きく中心型肺がんと末梢型肺がんに分けられます（図1）。中心型肺がんとは、比較的太い気管支にできる肺がんのことです。中心型肺がんを手術で切除するには、がんができた気管支とともに肺を広範囲に切除しなければいけない場合が多いため、術後の呼吸機能低下が避けられません。

　しかし、早期発見できた場合、手術を行わないで光線力学療法というレーザー治療でがんを根治（完全に治すこと）できることがあります。光線力学療法はPhotodynamic Therapyの頭文字をとってPDTと呼ばれています。中心型肺がんは喫煙者に発生しますが、喫煙者は何回も肺がんができたり、もともと肺機能が低下していたりして手術をできないことがあります。そういったケースにPDTは威力を発揮します。

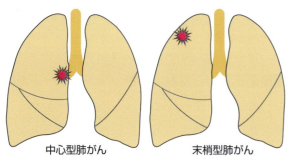

図　肺がんの発生する部位

PDTの原理

　PDTはレーザー治療の一種ですが、レーザーを照射する前に薬を注射する必要があります。この薬は「レザフィリン」という名前で、注射して4時間程度で肺がんの部分に集まってくる性質があります。

　この薬には、赤色のレーザー光線を当てると化学反応を起こして活性酸素を発生する性質もあり、この活性酸素は組織にダメージを与えます。これらの性質を利用してPDTは肺がんに効果を発揮します。

PDTの実際

　具体的なPDTの方法について——。午前中に「レザフィリン」を注射し、4時間後にレーザー治療のために治療室へ移動します。レーザー照射は気管支鏡を使って行います。気管支鏡は直径5mm程度の内視鏡で、十分に喉（のど）の麻酔をした後に口から気管支へ挿入します。医師はモニター画面を見ながら、肺がんの部分を狙ってレーザー光線を照射します（写真1）。

　レーザー照射による痛みは一切ありませんが、内視鏡が喉を通って気管支に入っている違和感を軽減するため、点滴で軽い麻酔をすることもあります。治療にかかる時間は30分程度。治療が終わって2時間もすれば、水分や食事を取る

呼吸器外科

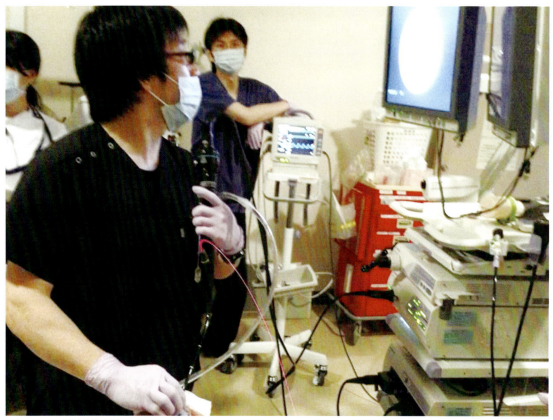

写真1　PDT（光線力学療法）

ことができ、歩くことも自由にできます。

　レザフィリンは肺がんの部分に集まりますが、注射してから数日間は皮膚にも少々残ります。この時期に強い光に当たると、皮膚がやけどを負ったようになってしまいます。このため、治療後はしばらく、強い光の当たらない環境で過ごさなければいけません。入院中もなるべく肌を露出しない服装で過ごし、必要なとき以外は廊下にもなるべく出ないようにします。

　入院期間は約1週間で、退院前に一度、治療後の状態を確認するため気管支鏡検査を行います。退院後もがんの再発がないか、定期的に気管支鏡検査を行って経過をみる必要があります。

早期発見が何よりも大切

　PDTは体にやさしい肺がん治療ですが、PDTを受けるためには早期の段階でがんを発見することが不可欠です。中心型肺がんはX線写真やCTでも写らないことが多いため、ヘビースモーカーについては定期的に痰の細胞診検査を受けることや、長引く咳や血痰などの症状があるときは、早めに気管支鏡検査を受けることが大切です。

　当院では「蛍光気管支鏡検査」にも力を入れています。蛍光気管支鏡は正常組織とがんを色分けして表示することができることから、普通の気管支鏡では発見できないような早期のがんの発見に役立ちます（写真2）。

　PDT後のがんの再発も早期発見できるので、早期に再治療を行うことで根治をめざすことが可能になります。ヘビースモーカーや心配な症状がある人は一度、当科または呼吸器内科外来を受診することをお勧めします。

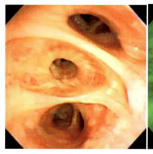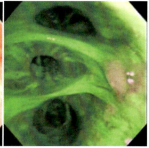

写真2　蛍光気管支鏡検査

泌尿器科 透析療法ともう一つの選択肢、腎移植

慢性腎不全
（まんせいじんふぜん）

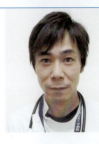

講師
山口 邦久
（やまぐち くにひさ）

慢性腎不全の治療は透析療法か腎移植

　我が国の慢性腎臓病、慢性腎不全の患者さんは年々増加しています。2013（平成25）年12月時点で、透析療法を受けている患者さんは30万人を超えています。高齢化や糖尿病の増加に伴い、今後も増えることが予想されます。

　慢性腎不全の治療法には、透析療法（血液透析、腹膜透析）と腎移植（献腎移植、生体腎移植）があります。透析療法では、体内に蓄積される尿毒素や水分の除去は可能です。が、長期間の透析で、透析アミロイドーシス、腎性骨異栄養症、副甲状腺機能亢進症、動脈硬化といった不可逆的な合併症は避けられません。

　その点で腎移植は慢性腎不全に対する治療法としては理想的と言えます。継続的な少量の免疫抑制剤の服用は必要ですが、健常者と同様の生活が送れます。移植した腎臓の働きで造血・骨代謝に関連した内分泌作用も改善します。

　しかし、日本での慢性腎不全の治療をみてみますと、圧倒的に血液透析が多く、腎移植はようやく年間1000例を超えたに過ぎません。原因の一つは、日本では脳死下・心停止下での献腎提供数が、欧米に比べて少ないことが挙げられます。

　このため日本での腎移植は、生体腎移植が9割、献腎移植が1割と、生体腎移植が大きな比率を占めています。もう一つの原因は、腎移植に関する情報が、医療者以外の一般の人に十分広がっていないことが挙げられるのではないでしょうか。

生体腎移植に関するさまざまな疑問

Q．血液型が違うので腎移植はできない？

　生体腎移植の場合、手術前にさまざまな準備ができます。血液型が異なっても、移植前に血液型に関係する抗体を除去または産生を抑制することで安全に腎移植が可能になります。

Q．腎臓を提供してもらったら、提供者（ドナー）自身の健康が低下してしまうのでは？

　ドナーの適応については、移植に際し慎重に検討します。既に腎機能に余力がなく、提供すると著しく腎機能が低下してしまう場合は、事前の検査で判別し適応外とします。そのほか腎臓以外の臓器の状態、がんや感染症の有無などさまざまな基準から、ドナーに健康被害が出ないように、十分注意して適応を判断しています。

Q．ドナーは誰でも良い？

　生体腎ドナーは、6親等内の血族、配偶者および3親等内となっています。親子間での生体腎移植以外に、最近では夫婦間での腎移植も増えています。

Q．腎移植はいつするのが良い？

　腎移植を行う時期に決まりはありません。ただ、透析療法開始から早期に移植を行う方が、長期透析合併症を回避する意味でも勧められま

泌尿器科

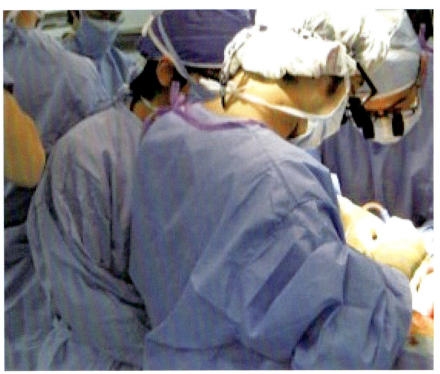

写真　腎移植の手術

す。また近年、慢性腎不全末期になってしまった時点で、透析療法を経ずに行う腎移植（プリエンプティブ腎移植）も徐々に増えています。

ドナー腎採取術と腎移植術

健常者であるドナーの手術は、できるだけ低侵襲（体への負担が少ない）でなければなりません。従って腎採取術は、開腹手術ではなく、小さな穴を数か所開けて行う体腔鏡下手術で行っています。皮膚・筋肉を大きく切って開腹しないので、術後の痛みが軽く、体力が早く回復します。

一方、腎臓を移植する患者さん（レシピエント）は、開腹手術で行います。通常、自分の腎臓はそのままで、提供してもらった腎臓を新たに下腹部に移植します。生体腎移植の場合は、移植した直後から腎臓が働きだし、ほとんどの方が術後からは透析療法を全く行わず腎機能が改善していきます。移植治療に特有の拒絶反応や術後感染症は注意が必要ですが、現在は免疫抑制剤の進歩によって、治療成績は非常に良くなっています。

腎移植に関する情報不足から、なんとなく「腎移植は大変な治療」というイメージが強く、敬遠されている慢性腎不全の患者さんや、ご家族に少しでも腎移植について理解していただき、透析療法ともう一つの選択肢として、腎移植が身近なものになればと思います。

泌尿器科
女性外来で、打ち明けたくても打ち明けられない悩みに対応

女性泌尿器科疾患

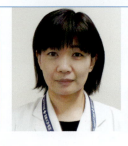

講師
山本 恭代
やまもと やすよ

頻尿、尿失禁に悩む女性の増加

　最近、頻尿（1日に8回以上トイレに行くこと）や尿漏れで悩んでいる方から相談が増えています。男性よりも、女性に多い悩みです。40歳代以上の女性の3人に1人が尿漏れを経験しています。トイレが気になって外出したくない、人前でお漏らしをして恥ずかしい思いをした、尿漏れのために好きなスポーツをやめてしまった——などと生活の質を落としている患者さんも多いようです。

　テレビや新聞などで、排尿に関する症状について取り上げられる機会も増え、これまでは「年齢のせいだから、仕方がない」「どこを受診したらよいのか分からない」「恥ずかしい」と思っていた多くの女性が泌尿器科を受診されるようになってきました。親しい友人や家族にも打ち明けられなかったという方も少なくありません。

　当院では、女性スタッフだけで対応する女性外来を開設し、女性に多い排尿などに関する悩みが少しでも改善されるよう、努めています。

咳やくしゃみで漏れてしまう腹圧性尿失禁

　咳やくしゃみ、重たいものを持ったり、運動をしたときなど、お腹に力が入ったときに、漏れてしまうものです。腹圧性尿失禁の9割が出産経験者となっています。妊娠や出産で骨盤底が緩んでしまうことが原因です。骨盤底とは、骨盤の内部で膀胱や子宮、直腸といった臓器を支えている筋肉や繊維組織のことを言います。

　治療には、骨盤底を鍛える骨盤底筋体操（図1）が有効です。効果が現れるまでには、1か月程度はかかりますので、毎日続けることが大切です。骨盤底筋体操を続けても良くならない方、1日に何枚もパッドが必要な方、スポーツを楽しみたい方などには、手術療法が適しています。

　尿道スリング手術と呼ばれる尿道の下にポリプロピレンでできたメッシュ状のテープを通して補強する手術を行います。テープ周囲に結合組織が増加して、腹圧がかかるときに尿道にくびれができて、尿漏れを防ぎます。

　当院では、スリング手術のうち、テープを閉鎖孔に通すTOT（ティーオーティー）手術（図2）を行っています。手術時間は20～30分程度で、合併症も少なく、入院期間も3～4日となっています。術後は、尿漏れに煩わされることなく、快適に過ごすことができます。

トイレの我慢ができない過活動膀胱

　過活動膀胱とは、尿意切迫感（急に尿がしたくなり、我慢が難しい）があり、切迫性尿失禁（我慢ができずに尿が漏れる）や頻尿を起こす病気です。トイレのドアまで待てない「ドアノブ尿失禁」、冷たい水が刺激になる「手洗い尿失禁」がみられます。このような症状があって、腎臓

泌尿器科

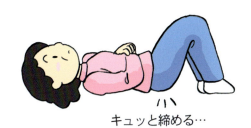

図1　骨盤底筋体操〈基本的な姿勢〉／膣から肛門の周辺を締めるイメージで、骨盤の筋肉をすぼめる動作を繰り返します

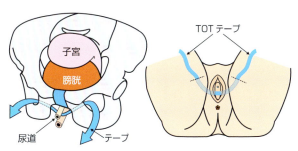

図2　TOT手術

過活動膀胱症状スコア (OABSS) 質問票

以下の症状がどれくらいの頻度でありましたか、この1週間のあなたの状態にもっとも近いものをひとつだけ選んでください。

質問	症状	点数	頻度
1	朝起きた時から寝る時までに、何回くらい尿をしましたか	0	7回以下
		1	8〜14回
		2	15回以上
2	夜寝てから朝起きるまでに、何回くらい尿をするために起きましたか	0	0回
		1	1回
		2	2回
		3	3回以上
3	急に尿がしたくなり、我慢が難しいことがありましたか	0	なし
		1	週に1回より少ない
		2	週に1回以上
		3	1日1回くらい
		4	1日2〜4回
		5	1日5回以上
4	急に尿がしたくなり、我慢できずに尿をもらすことがありましたか	0	なし
		1	週に1回より少ない
		2	週に1回以上
		3	1日1回くらい
		4	1日2〜4回
		5	1日5回以上
合計点数			点

OABの診断基準
質問3の尿意切迫感スコアが2点以上、かつ合計が3点以上

重症度判定
合計スコアが5点以下を軽症、6〜11点を中等度、12点以上を重症

表　OABSS(過活動膀胱症状スコア)

や膀胱にがんや結石、感染症がない場合に過活動膀胱と診断がつきます（表）。

治療は、尿意を感じてから膀胱に尿を溜める膀胱訓練やダイエット、骨盤底筋体操が有効です。体を冷やさない、水分やカフェインを取り過ぎない、といった生活習慣の改善も大切です。薬物治療が有効で、過活動膀胱のガイドラインでも抗コリン剤と呼ばれる膀胱の収縮を抑える薬とベータ3受容体刺激薬と呼ばれる膀胱を広げる薬が推奨されています。

抗コリン剤は数種類あり、便秘や口が渇くといった副作用も生じるため、患者さんに合わせて処方しています。副作用が少ない貼り薬もあります。ベータ3受容体刺激薬は、閉経後の女性に主に使用しています。

骨盤臓器脱の治療

骨盤底の緩みによって、膣から膀胱や子宮、直腸が脱出してくるような病気です（図3）。陰部にピンポン玉のようなものが触れる、いすに座ると何かが中に入る感じがある、といった症状が起こります。排尿や排便がしにくくなることもあります。

海外では、出産した女性の5人に1人が骨盤臓器脱や尿失禁で手術を受ける、との報告もあり、多くの女性に生じています。

治療は骨盤底筋体操が有効です。しかし、程度がひどい場合は、ペッサリーというドーナッツ状の器具を膣から挿入して、臓器が下がらないように押さえる方法があります。定期的に病院で交換したり、ご自身で着脱をしている方もいます。

手術療法は、患者さんの状態に合わせて、膣壁形成術や膣閉鎖術を行っています。今後、メッシュ手術や腹腔鏡下での膣仙骨固定術も導入していく予定です。

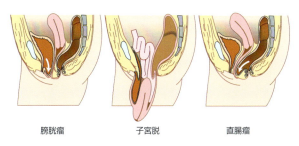

図3　骨盤臓器脱

消化器・移植外科　体にやさしい腹腔鏡治療

胃がん・大腸がん

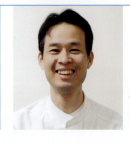

助教
吉川 幸造
よしかわ こうぞう

胃がん・大腸がんは患者数の多いがん

　胃がんは長年、日本で頻度の高いがんでした。現在でも2番目に多いがんです。一方、大腸がんは食生活の欧米化に伴い、大腸がん患者数は近年増加傾向にあり、胃がん・大腸がんは身近ながんの一つです。早期がんで発見されれば、内科的治療となりますが、進行がんだと外科的な治療となります。

腹腔鏡治療は体に負担の少ない治療

　胃がん・大腸がんの手術方法には大きく分けて二つあります。お腹を開けて胃を切り取る方法と、小さな傷だけでお腹の中にカメラを入れて胃を切り取る方法（腹腔鏡手術）があります。当院は、腹腔鏡手術を積極的に行っています。
　詳しい方法ですが、お腹の中に炭酸ガスを入れて、膨らませます。その状態でカメラを挿入しお腹の中を観察しながら、鉗子という器具を挿入し、体の外で外科医が操作します。お腹を大きく開けることなくがんを取り除く手術方法です（写真1、2）。
　重要な血管は、クリップを使って止血し、腸管を切るのは専用の器具を用いて行います。胃を切った後は、新たに食事の通る道を作る必要がありますが、それもすべて、お腹の中で行うため、外にはほとんど傷が残りません（写真3）。

腹腔鏡手術の良い点

　傷が小さいことは、見た目だけではなく、手術後の痛みが少なく、術後の腸管運動の回復が早いため早くから食事が取れること、入院期間が短くて早く社会復帰ができることなどが挙げられます。
　従来のお腹を開ける手術に比べて、手術中に血の出る量は少なく、合併症も少ない結果で、治療を受けた方には大変、満足していただいています。

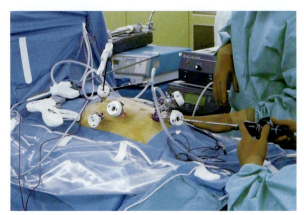

写真2　手術時の腹部

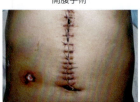

写真3　手術創

■ 消化器・移植外科

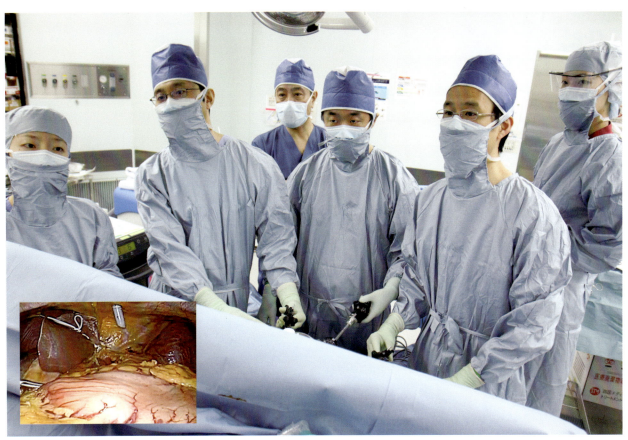

写真1　腹腔鏡手術（左下、お腹の中）

胃がん手術の種類

　胃がんの手術は大きく分けて2種類あります。がんができた場所によって、胃の下3分の2から4分の3を切る方法と、胃を全部切除する方法があります。当院では、どちらの手術も腹腔鏡で行うことができます。

大腸がん手術の種類

　大腸がんは、がんができた部位によって、取り取る腸管の部位と手術方法が変わります。当院では、どの部位にがんができても腹腔鏡で摘出することができます。

腹腔鏡手術ができる患者さん

　腹腔鏡手術はすべての患者さんにできるわけではありません。胃に関してはがんが胃の壁の浅い層にとどまっていて、リンパ節転移が少ない症例が対象となります。ある程度進んでしまった胃がんに対しては、通常の開腹手術となります。

　一方、大腸がんに関しては大きなリンパ節転移のある症例や腸が完全に詰まり腸閉塞になっている症例以外は腹腔鏡で手術することができます。

経験のある施設での手術がお勧め

　腹腔鏡手術は、通常の開腹手術に比べて難しい手術とされています。腹腔鏡手術の経験のある施設で手術をお勧めします。

　当院では2004（平成16）年から本格的に腹腔鏡手術を導入し10年以上経過しています。高度な技術を持った医師だけが認定される内視鏡外科学会技術認定をこれまで胃分野で2人、大腸分野で3人取得しました。腹腔鏡に熟練した外科医が手術を行いますので、安心して治療を受けることができます。

消化器・移植外科 ― 最新の集学的治療に取り組む

膵腫瘍(すいしゅよう)

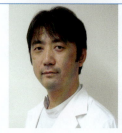

講師
森根 裕二(もりね ゆうじ)

膵がんは難治性の高いがんの一つ

膵腫瘍には浸潤性膵管がん(しんじゅんせいすいかん)（一般的な膵がん）以外にも膵管内粘液産生性腫瘍や粘液性（漿液(しょうえき)性）嚢胞腫瘍(のうほうしゅよう)、内分泌腫瘍などがあり、それらの頻度は増加しています。

一般的な膵がんは年間約3万2000人が罹患(りかん)しますが、そのうち9割近くの患者さんが亡くなっている最も難治性の高いがんの一つです（死亡数男性5位、女性4位）。治療法は外科治療、化学療法（抗がん剤）、放射線療法の3つがあります。外科治療が最も有効な治療法とされていますが、肝、肺転移や隣接する血管を巻き込んで切り取れないほど進行して切除できない患者さんも6割以上に認められます。

また切除できても再発する可能性が高く、外科切除を行った患者さんの2年生存率は37%となっています。さらに切除適応でない患者さんには化学療法や放射線療法を行いますが、2年生存率は7%と低下します。

このような悪性度の高いがんには、外科治療だけでなく化学療法や放射線療法を組み合わせた「集学的治療」が必要です。

また、そのほかの腫瘍は通常は良性で発見されることが多いのですが、診断が遅れると悪性に変化するケースもあります。良性腫瘍には、でるだけ患者さんの負担を軽減した治療（低侵襲治療）が望ましく、腹腔鏡手術(ふくくうきょうしゅじゅつ)で治療します。

当院での膵腫瘍の手術数は年々増加しており、全国でも症例数の比較的多いハイボリュームセンター（多数例を手術する施設）です（図1）。また肝胆膵高度技能指導医1人、専門医3人を配し、それらすべてを組み合わせた治療法によって、膵腫瘍に対する治療成績の向上をめざしています（図2）。

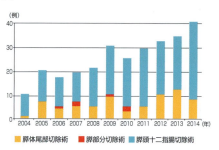

図1　当院の膵切除術の推移

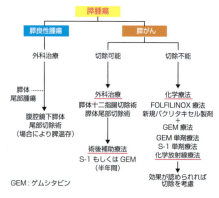

図2　当院の膵腫瘍に対する治療

膵腫瘍に対する外科治療

膵がんの外科治療を中心とした集学的治療

膵周囲の解剖について「図3」に示します。一般的に肝、肺転移や主要な動脈（特に固有肝動脈～腹腔動脈や上腸間膜動脈）に浸潤がある場合には外科治療以外の治療法を選択します。膵がんは周囲リンパ節転移や動脈周囲を取り巻く神経叢(しんけいそう)に浸潤しやすいことから、がんの取り残しがないよ

消化器・移植外科

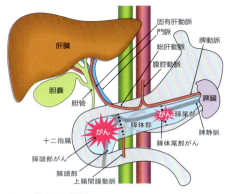

図3　膵周囲の解剖

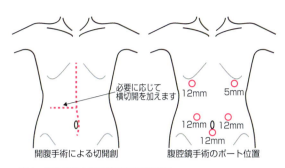

図4　開腹手術と腹腔鏡手術の創の違い

うにがんを含めた膵臓とともに周囲リンパ節・神経叢を開腹手術で切除します。また膵がんのできる部位によって手術方法が異なります。

膵頭部にがんがある場合は、膵頭部とともに十二指腸（胃の一部を含む）・胆管・胆嚢を含めて切除します。門脈にがんの浸潤がある場合は、合併切除して再建します。切除後には膵臓・胆管・消化管（胃や小腸）の再建が必要になります。膵体尾部にがんがある場合は、膵体尾部とともに脾臓（脾静脈を含む）も切除します。この場合は消化管の再建を必要としません。

さらに膵がんは再発する可能性が高いことから、再発予防のため約半年間抗がん剤を投与します。これまでゲムシタビンの静脈注射が推奨されていましたが、最近では、S-1という内服薬（錠剤）の治療によって、さらに2年再発率を約20％も抑えることが報告されています。当院でも膵がんには積極的に外科治療を導入するとともに、術後抗がん剤を併用した集学的治療を行っています。

膵良性腫瘍の腹腔鏡手術

当院では、できるだけ低侵襲を心掛けた手術をめざすために、特に膵体尾部に腫瘍がある場合は、腹腔鏡手術を積極的に導入しています。腫瘍が比較的大きい場合は膵がんと同じ、腹腔鏡下に膵体尾部とともに脾臓も摘出しますが、それほど大きくなく、重要な血管に接していない場合は、脾臓や脾静脈を温存します。

開腹手術と比べて手術の傷も小さく（図4）、臓器も温存できることから、患者さんの負担軽減につながります。また再発予防のための抗がん剤を使用する必要はありません。

膵がんに対する化学療法、放射線療法

切除が適さない患者さんの治療法は大きく分けて、抗がん剤による化学療法や抗がん剤との併用による化学放射線治療が推奨されています。

化学療法はこれまでゲムシタビン静脈注射とS-1内服治療だけしか有効な治療法として確立されておらず、それぞれ単剤による効果は1～2割の患者さんにしかみられていませんでした。

2013（平成25）年末からはオキサリプラチン・イリノテカン・5-FUによる複数の抗がん剤を併用したFOLFINOX（フォルフィリノックス）療法が開発され、4割近い患者さんに効果が得られるようになりました。さらに2014年末にはゲムシタビン・新規パクリタキセル製剤による併用療法が承認され同様の効果を得ています。当院でもいち早く、これらの治療法を積極的に行っています。化学放射線療法は肝転移などを認めず、周囲血管のみにがんが浸潤する場合に行います。

これまで切除適応とならない膵がんに対する治療法は限られていましたが、最近になって、選択肢が増えています。患者さんのがんの状況に応じて、これらの治療法を選択することが可能になるとともに、切除適応でないと診断された場合でも化学療法などの効果でがんが小さくなれば手術ができるようになります。

小児外科・小児内視鏡外科　当院で開発した腹腔鏡下手術

小児鼠径ヘルニア（脱腸）

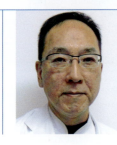

病院教授
石橋 広樹
いしばし　ひろき

　ヘルニアという言葉をよく耳にするかと思いますが、ヘルニアとは何かが飛び出して通常の状態でないことを表します。今回は、本来ならお腹の中にあるはずの腸が飛び出す小児の鼠径ヘルニア（脱腸）に対する腹腔鏡下手術を紹介します（写真）。

小児の鼠径ヘルニアとは？

　小児の鼠径ヘルニアは、脚の付け根より上の部分（鼠径部）から腸が飛び出し、見た目が膨れる症状が特徴です。先天的な要因で、男の子の場合、胎児期にお腹の中にあった睾丸が陰嚢に下りる際に、腹膜も一緒に引っ張られて袋ができます。

　通常、この袋は自然に消失するのですが、鼠径ヘルニアになる子どもの場合は、袋が消失せずそこに腸が入り込み膨らんでしまいます（図1）。

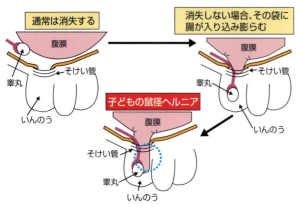

図1　小児鼠径ヘルニアの成因

　女の子の場合、卵巣が脱出することもあります。

　手で押さえたり、寝転んだりすると引っ込んでしまうので放置しがちですが、自然に治ることは少なく、そのまま放っておくと、「嵌頓」といって、今まで押せば引っ込んでいたものが、引っ込まなくなり腸の血流が悪くなり、壊死に陥る危険な場合もあります。よって、小児の鼠径ヘルニアは、診断がつけば比較的早期に手術が必要となります。

　一般的には、小児鼠径ヘルニアは、男児に多く、右側に多いですが、両方にヘルニアがある頻度は20〜30％といわれています。

　また、鼠径ヘルニアとよく似た病気で、鼠径部や陰嚢に水が溜まった袋を形成し腫れる精索水瘤や陰嚢水瘤については、2歳頃までは自然に治ることがあるため、経過をみますが、治らなければ2歳以降に鼠径ヘルニアと同じ手術が必要となります。

体にやさしい腹腔鏡下手術

　小児の鼠径ヘルニアの手術は、高齢者の鼠径ヘルニアと違い、先天的にヘルニアの袋が遺残したことが原因です。手術は、ヘルニアの袋の高位結紮（ヘルニアの袋の根元を糸でしばる）のみで良いとされていて、現在、手術法として2つの手技があります。

　一つは、従来から行われている鼠径部切開手術で、鼠径部の皮膚を2cm程度切開し、袋に入った腸を元の位置に戻した後、袋の根元を糸でしばって塞ぎ、腸が外に出てこないようにします。もう一つは、最近増加している腹腔鏡下手術で、へそに5mm程度の穴を開けて、炭酸ガスによ

■ 小児外科・小児内視鏡外科

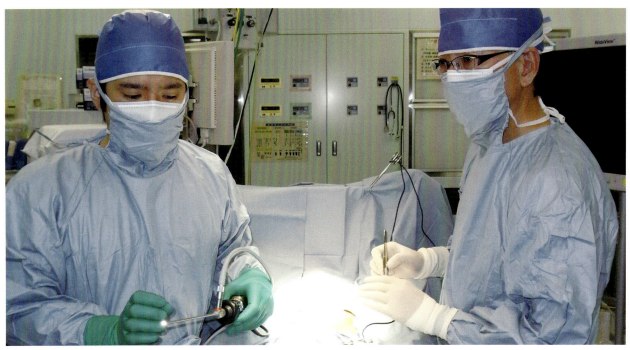

写真　小児鼠径ヘルニアの腹腔鏡下手術

る気腹（お腹を膨らます）後に、腹腔鏡と呼ばれるカメラ（径4mm）とへその左方から手術操作をする鉗子（径2mm）をお腹に入れます。そして腹腔鏡観察下に、特殊な糸付き穿刺針（径1.5mm）を使ってヘルニアの袋の全周に糸を通し、高位結紮を行う手術です（図2）。

腹腔鏡下手術の利点は、傷あとが小さく術後の痛みも少ないだけでなく、反対側の鼠径ヘルニアの有無を確認でき、有れば両側とも1回の手術で閉鎖ができることなどが挙げられます。問題点としては、比較的新しい手術手技で全国の小児外科専門施設で普及していますが、まだ、長期の術後成績が十分出ていないことなどがあります。そのほか、手術時間、入院日数、再発率、合併症の頻度などは、従来法と比べてほぼ同じと考えられています。

体にやさしい腹腔鏡下手術は、1995（平成7）年に当院で考案された手術法で、今では全国に広がり、多くの患者さんが体に負担の少ない治療を受けることができるようになりました。当院は徳島県で唯一の日本小児外科学会認定施設であり、今までに1500例以上の小児鼠径ヘルニアの腹腔鏡下手術を行い、年間約100人の鼠径ヘルニアの患者さんを受け入れています。

また、子どもの手術全般にわたり、内視鏡下手術（体に負担の少ない手術）を積極的に導入しています。新生児から15歳までの子どもの特性を十分熟知した小児外科専門医、指導医、日本内視鏡外科学会技術認定医（小児外科）が常勤していますので、安心して受診してください。なお、ご不明な点がありましたら、いつでも当科にお問い合わせください。

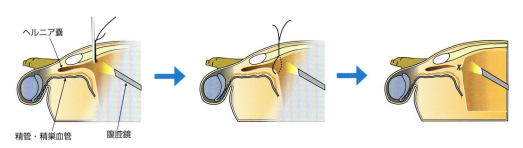

図2　小児鼠径ヘルニアに対する腹腔鏡下手術の模式図

眼科　二重に見えてお困りの方へ

斜視(しゃし)

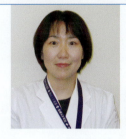

講師
四宮 加容(しのみや かよ)

左右の視線がずれて、ものが二重に見える

　人間は左右の目が同じ方向を向いています。見る方向が変わっても左右の目が同時に動くので、正面だけでなく上下左右どの方向を向いても視線がそろっているのが正常です。何らかの原因で左右の視線がずれるのを斜視といいます。「図1」のようにいろいろなタイプがあります。

　斜視になると、1つのものが2つに見えます。これを複視といいます。例えば、車道のセンターラインが2本に見えたり、1人の人が2人に見えたりして生活に不自由が出てきます。ただし、生まれつきや小さい頃からの斜視の場合は、片目で見る癖がつくので二重には見えません。

　当科では、斜視の患者さんが受診されると、通常の眼科検査以外に斜視検査を行います。「写

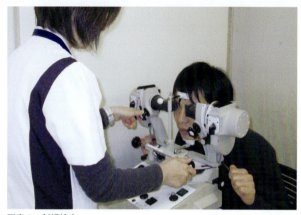

写真1　斜視検査

真1」は器械を用いて斜視の量や見え方を検査しているところです。必要に応じ、採血や画像検査（CTやMRI）を追加することがあります。斜視の原因を調べて、それに応じた治療を行います。

原因はさまざま

　斜視の原因としては①目を動かす筋肉「外眼筋」の異常②筋肉を動かす神経の異常③眼球周囲の異常などが考えられます。

　①は、甲状腺眼症(こうじょうせんがんしょう)（甲状腺疾患に伴う眼球運動障害）、外眼筋炎（筋肉が炎症を起こして動きにくくなる）、重症筋無力症（神経からの指令が伝わりにくい）など、外眼筋がうまく作用してくれない病気です。それぞれ、内服や点滴、眼球周囲への注射などを行います。甲状腺眼症では放射線治療を行う場合もあります。

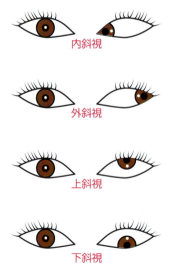

図1　斜視のタイプ

眼　科

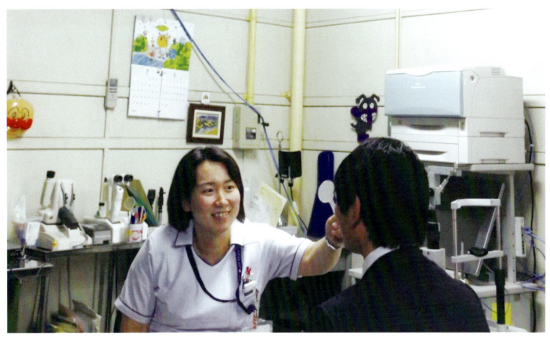

写真2　斜視検査の様子

②は、筋肉を動かす指令は脳から神経を通って伝わりますが、脳腫瘍や動脈瘤、けがなどでそれらの神経経路に障害が起こり、外眼筋の動きが悪くなるケースです。これらは命にかかわることもあるので、急いで診断、治療を行う必要があります。糖尿病や加齢のため、わずかな神経障害が起こる場合もあります。こちらは数か月単位で自然治癒する場合があります。

③は、眼球が入っている眼窩という目のくぼみに腫瘍ができたり、眼窩の骨が骨折したりして、目の動きが悪くなるものです。主に手術で治療します。

斜視手術やプリズム眼鏡で治療

原因治療を行っても複視が残った場合や原因不明の場合は、斜視手術やプリズム眼鏡処方を行います。手術は、「図2」のように外眼筋の位置を付け替えて、筋肉の効果を弱めたり強めたりします。斜視手術は比較的安全な手術で、大人は局所麻酔の日帰り手術で行うことが多く、手術時間は1時間程度です。術後は痛みや異物感、見え方の変化のため、1週間程度の休養が望ましいです。

1回の手術で治る人が多いのですが、程度がひどい場合は2回以上の手術が必要になる場合もあります。

プリズム眼鏡は視線のずれを矯正するための眼鏡で、小角度のずれには有効です。この眼鏡は見かけ上は普通の眼鏡とほぼ変わりません。

ちなみに、片目で見ても二重に見える場合は、乱視や白内障などが原因で起こります。いずれにしても複視が出た際は、早めに眼科を受診してください。

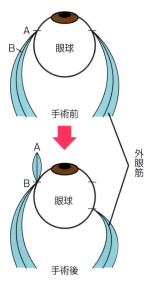

図2　斜視手術の方法

眼科

点眼治療と手術治療で難病の克服

緑内障(りょくないしょう)

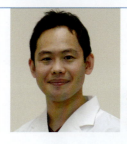

助教
井上 昌幸(いのうえ まさゆき)

■早めに発見・治療すれば目の不自由は少ない

　緑内障は治らない怖い病気、という話をよく耳にします。確かに病状の進んでしまった緑内障を治すことはできませんが、早く治療を始めることができれば不便を感じることなく生涯を過ごせます。早期発見、早期治療がどんな病気でも大切なことは誰もがよく知っています。緑内障も同じです。

　ところが生活や仕事で忙しく、病気が進行して、見えにくくなってから病院に来られる患者さんが多いのが現状です。40歳代では50人に1人ですが、年齢を重ねるごとに割合は増え、70歳代では約10人に1人が緑内障にかかっています（図1）。

　「目玉(めだま)」と言われるように目は球の形をしています。目の中に水が溜(た)まり、ほどよい圧(眼圧(がんあつ))で目を張っていますが、もし目にけがをして、中の水が抜けてしまうと張りが失われ見にくくなってしまいます。逆に水が溜まりすぎていると圧が高くなりますが、目から脳につながっている神経の入り口（視神経乳頭(ししんけいにゅうとう)）が、圧の影響を受けて弱っていく状態が緑内障です（図2）。

　圧はゼロになってはいけないので、神経には赤ちゃんの頃から少なからず圧がかかり続けます。健康な人でも年をとれば神経が少しずつ減りますが、神経はもともとたくさんあるために少々減っても見え方に影響ありません。神経の減るスピードが速くて半分以上減ってくると見えにくさを感じます。これをいかに早い時期に発見できるかが、将来の見え方や病気の治療方針に大きく影響します（図3）。

　圧は個人間でバラつきが大きく、圧に対する神経の耐性も人それぞれです。圧は高くないけれども、神経が弱りやすいタイプの「正常眼圧(せいじょうがんあつ)緑内障(りょくないしょう)」と呼ばれる緑内障の方が多いことも分かっています。

■健診などで早期発見を

　では、どうやって緑内障を発見するのでしょうか？　それは眼科や健診で目の奥の写真を撮って、神経に緑内障の変化が出ていないか調べることです。神経の形から緑内障が疑われれば、さらに詳しい検査（視野(しや)検査など）をして

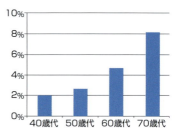

図1　緑内障の有病率

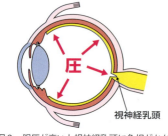

図2　眼圧が高いと視神経乳頭に負担がかかる

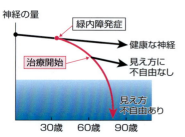

図3　早期発見、早期治療で生涯に渡る視力を維持する

眼　科

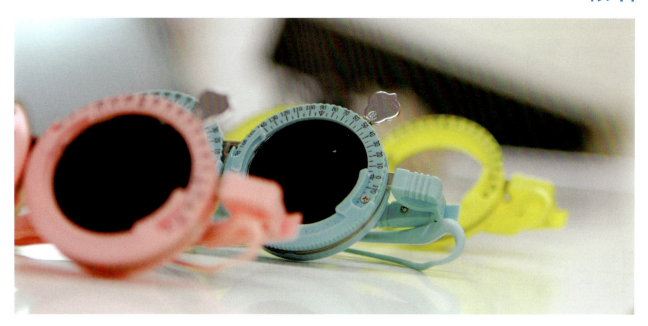

診断され、治療が始まります。緑内障にはいろいろな原因があります。圧が直接の原因であることが一番多いのですが、目の中の炎症や糖尿病など全身の病気、ほかの病気で治療している薬（ステロイド）など、さまざまな原因で緑内障にかかります。

目以外の問題で起こった緑内障では、原因を取り除く治療が最優先されます。緑内障の原因を確実に突き止めて、その人の緑内障の状態に応じた適切な治療を始めることが、緑内障専門医の役割です。

点眼治療と手術治療

治療目標は、圧を下げて神経にかかる負担を減らし病気の進行を遅らすことです。まず点眼治療から始めます。圧の下がり幅を確認しながら、患者さんごとに効果のある目薬を選びます。圧のよく下がる目薬が決まれば、圧の経過や視野の検査をしながら病気の進行を数年から十数年という長い年月にわたって観察を行います。

患者さん自身では病気の進行は判断できないので定期的な眼科受診は欠かせません。生涯にわたる治療が必要ですが、根気よく治療と定期診察を続けていき目薬の種類を微調整しながら、将来の視力を少しでも温存させられるように努力します。

目薬の治療で一番大切なことは、決められた点眼を決められた回数きちんと差すことです。ときどき差し忘れたり、診察に来る前だけしっかり差して診察日の結果が良かったりすると、治療効果の判断がとても難しくなります。生活スタイルや差し心地の具合で目薬を100%差せていないときには、患者さんの事情に合った目薬への変更を提案できることもあります。実情を包み隠さずに担当医師に打ち明けることをお勧めします。

何種類かの目薬を使用しても病気が進む場合には手術を考えます。手術治療で眼圧がよく下がってくれると、目薬では抑えきれなかった病気の進行を遅らせることが期待できます。

しかし、手術を受けても弱ってしまった神経は回復しないので、緑内障が治ったわけではありません。手術後もこまめに定期診察を受けて、再び進行していないかチェックすることが大切なことは目薬治療と同じです。頻度は多くはありませんが、目薬よりも手術治療の方が効果のある緑内障もあるため、どの治療が一番効果的なのか緑内障専門医の診察を受けながら治療することが大切です。

耳鼻咽喉科・頭頸部外科　聴力改善手術で難聴の代表的疾患を治療

中耳炎

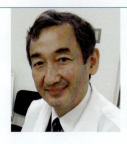

教授
武田 憲昭（たけだ のりあき）

慢性中耳炎に対する聴力改善手術

　慢性中耳炎に対する聴力改善手術として、当院は手術用顕微鏡を用いた鼓室形成術（写真）を行っています。鼓膜に穴（穿孔）があって耳漏が続いたり、鼓膜につながっている耳小骨（ツチ骨・キヌタ骨・アブミ骨）が壊れているために難聴になっている患者さんに行う手術で、当院で行う耳科手術で最も多く行われています。鼓膜の再生には人工材料を使わず、患者さんの側頭筋の筋膜を使っています。耳小骨の再建も患者さんの耳介の軟骨を使って作り替えて、聴力の改善を図っています。

　慢性中耳炎のなかには、中耳に真珠腫が形成されている真珠腫性中耳炎があります。真珠腫は周りの骨を破壊して大きくなりますので、完全に摘出する必要があります。そのため、手術を2回に分けて、初回手術で病変を完全に取り除き、2回目の手術で聴力改善を行う段階手術をすることもあります。

　鼓室形成術は耳の後ろを切開して顕微鏡を使って手術を行いますが、当院では最近、外耳道から内視鏡を使って鼓室形成術を行う内視鏡下耳科手術を導入しました。軽症の患者さんに限られますが、体に負担の少ない低侵襲な手術であり、今後、適応を拡大する予定です。

　また、耳硬化症に対する聴力改善手術として、当院ではアブミ骨手術を行っています。耳硬化症は、耳小骨の一つであるアブミ骨が硬くなって動きが悪くなる病気で、難聴が徐々に進行します。そのため、動きの悪いアブミ骨の一部を人工アブミ骨に置き換える手術を行います。この手術によって、耳硬化症の患者さんの聴力の改善が期待できます。

人工中耳の手術

　中耳炎のために耳漏が続いて補聴器が使えない患者さんや、慢性中耳炎に対する手術を受けても聴力が改善しなかった患者さんに対する聴力改善手術として、当院は人工中耳の一種である埋込型骨導補聴器の手術を行っています。

　手術でチタン製の骨導端子を耳の後ろの側頭骨に埋め込み、チタンと骨がしっかりと癒合してからサウンドジェネレーターを取り付けます。音はサウンドジェネレーターで振動に変換され、この振動が骨を通じて効率よく内耳に伝わり、明瞭な音を聞くことができます。補聴器のように外耳道を閉塞する不快感がなく、ハウリングも起こりにくいのですが、埋め込まれた骨導端子の定期的な処置が必要です。

　中耳炎や外耳道閉鎖による伝音難聴で骨導聴力が良い患者さんに手術を行います。埋込型骨導補聴器でどの程度、聴力が改善するかについて、手術前に試聴体験することができます。医師に相談してください。

耳鼻咽喉科・頭頸部外科

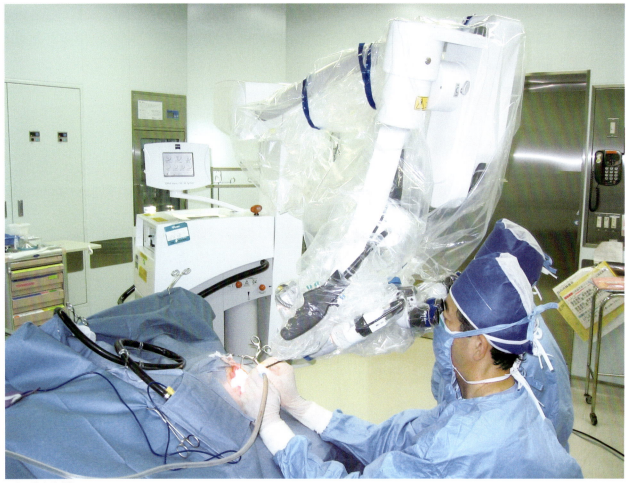

写真　鼓室形成術

人工内耳の手術

　中耳炎や突発性難聴などの病気のために両方の耳がほとんど聞こえなくなり、補聴器でも相手の話が聞き取れない患者さんに対する聴力改善手術として、当院は人工内耳の手術を行っています。人工内耳は音声を電気信号に変換し、聴神経を電気刺激することで聴覚を取り戻すことができる最も成功した人工臓器の一つです。

　人工内耳は、手術で耳の後ろに埋め込む受信装置と体外部から成ります。耳掛型補聴器とよく似た形の体外部のマイクで集めた音は電気信号に変換され、その信号が送信コイルから皮膚の下にある受信装置に送られます。受信装置に伝わった信号は、内耳に埋め込まれた電極から聴神経を介して脳へ送られ、音として認識されます。

　人工内耳で正常聴力にまで改善させることはできませんが、言葉を覚えてから聞こえなくなった患者さんの人工内耳による聞こえは、個人差があるものの、ほとんどの患者さんで良好です。術後にリハビリを行うことで、筆談から解放されて会話が可能になっています。もう何をしてもだめとあきらめないで、人工内耳について医師に相談してください。

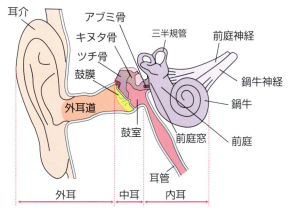

図　耳の構造

耳鼻咽喉科・頭頸部外科　最先端の内視鏡・ナビゲーション手術を導入

鼻副鼻腔炎
(びふくびくうえん)

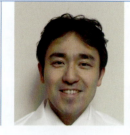

講師
北村 嘉章
(きたむら　よしあき)

内視鏡下鼻副鼻腔手術（endoscopic sinus surgery:ESS）

　鼻副鼻腔炎の手術は、以前は歯肉を切開し上顎洞(がくどう)を経由して、副鼻腔の病的粘膜を除去する鼻外法が広く行われてきました。しかし近年は、鼻腔と副鼻腔との交通を回復して換気と排泄(はいせつ)を確保することで、粘膜を保存したまま副鼻腔炎を治癒させる低侵襲な（体に負担の少ない）鼻内手術が行われるようになりました。

　さらに、内視鏡の導入によって深部まで明るく見える内視鏡下鼻副鼻腔手術（ESS）が可能となりました（図1）。小型で軽量のCCDカメラを接続することで、内視鏡画像を高精細度のハイビジョンテレビモニターに鮮明に映し出すことができます。

　近年、高度の副鼻腔病変に対してマイクロデブリッターと呼ばれる吸引機能を備えたシステムが開発されています（写真1）。これによって病変はブレードの先端の外筒の開窓部に吸引され回転する内筒に挟まれて切除され、切除された病変は血液とともに水による自動洗浄で容易に吸引除去されます。

　このシステムに内視鏡洗浄装置を組み合わせることで、出血が少なく抑えられたきれいな画面となり、短時間で手術を終えることができるようになりました。厚い骨によって開放が困難だった前頭洞底の骨を削開できるドリルも開発され、左右の前頭洞を単洞化する手術や、鼻内から上顎洞内側壁をすべて切除する手術もESSで可能になりました（図2）。

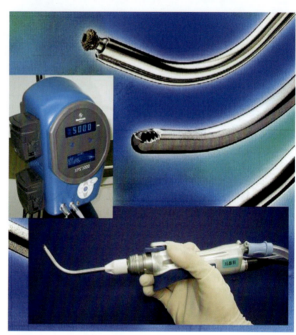

写真1　マイクロデブリッダー・ドリルシステム

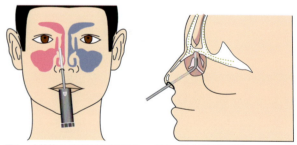

図1　内視鏡下鼻副鼻腔手術（ESS）　図2　拡大前頭洞手術

ナビゲーションを使ったESS

　ナビゲーションといえば自動車に搭載するシステムがよく知られていますが、最新式の技術は手術にも使われています（写真2）。自動車の

■ 耳鼻咽喉科・頭頸部外科

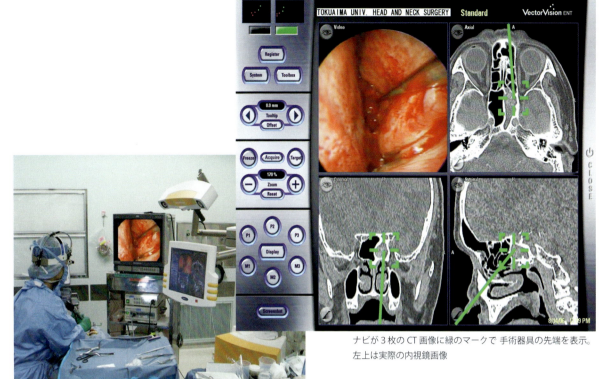

ナビが3枚のCT画像に緑のマークで手術器具の先端を表示。
左上は実際の内視鏡画像

写真2　ナビゲーションを使った内視鏡下鼻副鼻腔手術

ナビゲーションのように手術する方向を教えてくれるわけではありません。手術用のナビゲーションは危険なところを手術するときに、手術している場所と傷つけてはいけない重要な血管や神経の位置を教えてくれる手術支援装置なのです。

手術を受ける患者さんには、あらかじめCT撮影し、そのデータをコンピューターに入力しておきます。手術中はコンピューターがその眼にあたる赤外線カメラで患者さんと器具の位置をモニターして、危険部位と手術器具の先端の位置関係をリアルタイムでCT画像の中に3次元的に1mm程度の誤差で表示してくれる画期的な装置です。

鼻の奥にある副鼻腔は複雑な構造で、個人差が大きく、脳や眼などの危険な神経や血管にも近いため、より安全に手術をするためにナビゲーションを使って効果を上げています。特に、再手術のときなど解剖学的構造が正常とは大きく変化している場合は手術の危険度が高く、ナビゲーションは大変有効です。

このようにナビゲーションはESSにおいて、既に必要不可欠な機器となり、当院でも使う頻度が増加し、手術の中核を成す機器の一つとなっています。

新しいESS

当科では最先端のハイビジョン内視鏡システム、マイクロデブリッダー・ドリルシステム、ナビゲーションなどの手術支援システムを積極的に導入することで、手術の安全性と精度が向上しています。その結果、ESSは鼻副鼻腔にとどまらず、それ以外の部位にも適応を拡大し、アレルギー性鼻炎に対する超音波切開装置を使った後鼻神経切断術（こうびしんけいせつだんじゅつ）、翼口蓋窩腫瘍（よくこうがいかしゅよう）の摘出術（てきしゅつじゅつ）、頭蓋底（がいてい）からの髄液漏（ずいえきろう）の閉鎖術、鼻涙管閉塞（びるいかんへいそく）による流涙に対する涙嚢鼻腔吻合術（るいのうびくうふんごうじゅつ）、外傷による眼窩壁骨折（がんかへきこっせつ）の整復、バセドウ病による眼球突出に対する眼窩減圧術、眼窩内腫瘍（しゅよう）の生検なども内視鏡を使って鼻内から行っています。

耳鼻咽喉科・頭頸部外科　内視鏡手術と再建手術を実施

頭頸部がん

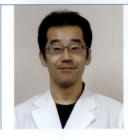

准教授
阿部 晃治
あべ　こうじ

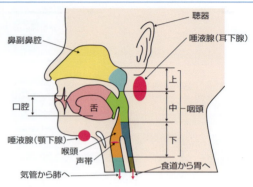

図　頭頸部の部位

頭頸部とは、どこ？

　頭頸部とは、頭の先から鎖骨までの範囲を指し、食べる、飲む、話す、呼吸をするなど、人間が生きていく上で重要な機能を持つ部位です（図）。頭頸部がんとは、そこに発症するがんのことで、具体的には聴器がん、鼻・副鼻腔がん、舌・口腔がん（写真1）、咽頭がん、喉頭がん（写真2）、唾液腺がん、甲状腺がんなどの総称です。がん全体に占める割合は約5％です。

　頭頸部がんの治療は主に手術治療、放射線治療、抗がん剤や分子標的薬などの薬を使う化学療法の3つに分けられ、それらを組み合わせて治療を行います。手術治療では患部のがん組織をすべて取り除くため、がんが進行している患者さんは、手術後に食べる、話す、呼吸をするなどの機能が障害される可能性があります。

　また放射線治療や化学療法でも治療後の粘膜の乾燥、感覚や動きの低下などの副作用があり、食事や呼吸に後遺症を残すことも少なくありません。

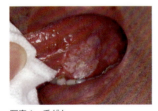
写真1　舌がん

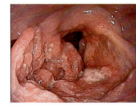
写真2　喉頭がん

内視鏡手術で低侵襲な治療が可能に

　当院は早期の咽頭、喉頭がんに対して機能を温存した低侵襲な（体に負担の少ない）治療をめざし、がん組織を内視鏡下に全摘出する治療を行っています。従来の手術治療であれば、皮膚を大きく切開し、咽頭や喉頭の組織を広く切り取る必要がありました。

　しかし内視鏡手術では、細い内視鏡を鼻腔や口腔から挿入して、標的となるがん組織をモニター画面上に映し出し、それを見ながらがんの部位をすべて摘出します。皮膚に切開を加えずに、直接見えなかった部位のがん組織をはっきりと観察することができ、咽頭や喉頭の正常組織をできるだけ残して、がん組織を摘出することが可能となりました。体の負担も少なくなり、入院日数も短くなりました。

　何より、食べる、話すなどの機能が温存されるため、治療後の生活レベルの低下を防ぐことができます。当院は、内視鏡手術をいち早く導入し、患者さんの負担の軽減に努めています。

進行がんには再建手術

　大きく進行した頭頸部がんの治療は、機能温

■ 耳鼻咽喉科・頭頸部外科

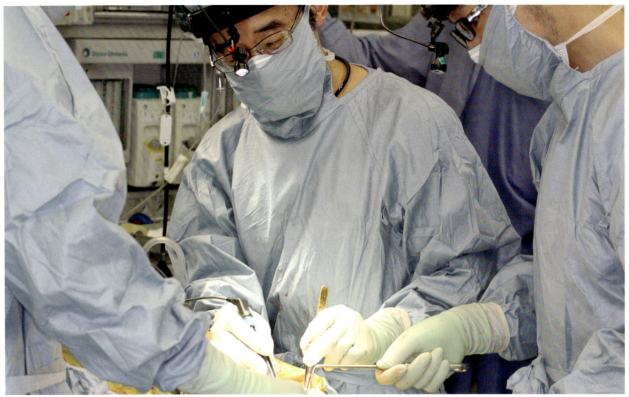

写真3　術中写真

存を優先するよりもがん組織をすべて摘出し、がんを治すことが大事です。進行がんの手術は顔面や口腔、咽頭などの欠損が大きくなることも多く、そのような場合には欠損部分を補う再建手術が必要となります。

　再建に使う材料は人工物ではなく、患者さん自身の体の一部を用います。胸、お腹、足などの皮膚と筋肉を欠損の大きさに合わせて採取し、切り取った欠損部分に移植します。また、咽頭の再建が必要な場合には、お腹の腸管を一部切除し、咽頭と食道をつなげることも可能です。

　顎などの骨の欠損に対しては、肩甲骨や腰、足の骨を一部切除して移植することも可能です。

　そのようにして採取した再建組織は、そのままでは血液が流れていないため生着しません。そのため、採取した再建組織へ流れ込む動脈と静脈を欠損部分に近い動脈と静脈に吻合し、再建組織に血液が流れるようにします。すると、移植した皮膚と筋肉、腸管、骨などが元の組織と一体となります。当院では再建手術を取り入れることで、従来は手術不可能だった進行した頭頸部がんの手術治療も可能になり、治療成績の向上につながっています。

頭頸部がんの予防

　頭頸部がんは喫煙、飲酒が発症に大きく関与しています。喫煙、飲酒を続けている人は、していない人と比較すると10倍以上の発症リスクがあります。喉頭がんは30倍以上の発症リスクがあるとされています。頭頸部がんが発症する前にがんを予防することが大事であり、禁煙、禁酒が求められます。頭頸部がんで注意してほしいのは、一般的な健康診断では、発見することが難しいということです。そのため、喉の違和感、声がかれるなどの症状があれば、早期に耳鼻咽喉科専門医を受診してください。

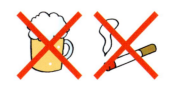

整形外科 — 高度な内視鏡手術PED法で治療

腰痛

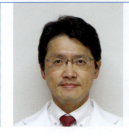

教授
さいりょう こういち
西良 浩一

　日本人の受診理由の第1位は腰痛です。日本人の80％は生涯に一度は腰痛を経験するといわれ、国民病ともいえます。代表的疾患として、青壮年期腰痛の主な原因である腰椎椎間板ヘルニア、そして中高齢の腰痛に多い腰部脊柱管狭窄症が挙げられます。これらの疾患に対する当院の内視鏡治療を紹介します。

腰椎椎間板ヘルニア——国内有数の内視鏡手術

　1996（平成8）年頃からヘルニア治療として内視鏡の応用が始まりました。1998年にMicroendoscopic Discectomy（MED法）が日本に上陸し、急速に広まりました。当院では2000年以降MED法を行っていますが、全身麻酔で約2cmの切開を要しました。その後、内視鏡手術はさらに進化し、2002年米国で経皮的・内視鏡手術（Percutaneous Endoscopic Discectomy: PED法）が始まり、2003年に日本に上陸しました。

　PED法は局所麻酔で8mm切開と、MED法よりさらに低侵襲（体に負担の少ない）であり、当院では2013年12月からPED法を開始しました。現在、日本整形外科学会で、経皮的内視鏡PED手術の技術認定医は18人で、非常に高度な技術を必要とします。

　一般的なPED法では、後外側より進入します。「写真1」の症例は、数年前に椎間板ヘルニアを発症し、他院で従来の方法でヘルニア手術を受けて、正中（体の左右の真ん中のライン）に7cmの大きい切開創がみられます。同部位に再発したため、局所麻酔のPED法が行われました。PED法の皮切（切開）は8mm、正中（体の左右の真ん中のライン）から8～10cm外側です。「写真2」のような金属性のカニュラをヘルニア近くに挿入し、摘出します。一塊として摘出できることもあります（写真2）。

　この手術は局所麻酔で、術後2時間から歩行でき、県内の方の場合は翌日退院も可能です。県外の患者さんの場合は、術後2～3日間経過観察入院する場合もあります。職場復帰は、デスクワークであれば退院後には可能であり、軽作業だと術後4～5日で職場復帰しているケースもあります。重労働やスポーツ復帰は6～8週間後で、背筋への侵襲も小さく、スポーツ選手のヘルニア手術にはきわめて適しています。

写真1　従来法とPED法の切開部の比較

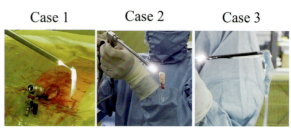

写真2　一塊として摘出されたヘルニア

整形外科

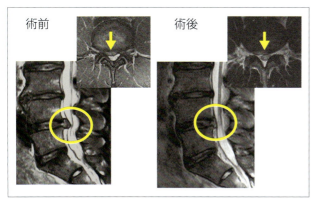

写真3　PED術前後のMRI

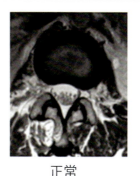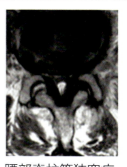

写真4　腰部脊柱管狭窄症患者のMRI

　2014年は、徳島県内だけではなく、北海道や千葉、神奈川、愛知、大阪、和歌山、岡山、島根、香川など他府県からトップアスリートが当院でPED法を受けています。「写真3」は椎間板ヘルニアに対して、PED法手術を行ったハンドボール日本代表選手の術前後のMRI画像です。

腰部脊柱管狭窄症 ──高齢者にやさしい手術

　腰部脊柱管狭窄症は、人生50年と言われていたころ、ほとんど問題となることはなかった疾患ですが、高齢化社会とともに注目されてきた疾患です。60歳以上に多くみられます。

　腰部脊柱管狭窄症患者のMRIを示します（写真4）。腰部脊柱管が加齢とともに狭窄し、右のように脊髄神経を強く圧迫します。症状としては、下肢痛、腰痛、下肢のしびれなどに加え、間欠性跛行という特徴的症状が生じます。間欠性跛行とは、歩行開始では下肢のしびれは少ないが、歩行とともにしびれが増強し立ち止まるというものです。その際、背中を丸くする円背姿勢をとると、しびれも軽減し、再び歩行を開始できます。

　日常生活に支障が及ぶ場合、手術が必要とされ、当院では、脊椎内視鏡MED法を使用した片側進入両側除圧手術を行い、全身麻酔で約1横指（2cm）の皮膚切開で脊椎内視鏡（写真5）を使用します。小さい皮膚切開で、背筋群の剥離も少なく、高齢者にもやさしい術式です。「写真6」のように除圧後、左右の神経根と中央の硬膜管除圧が確認されます。術後、ドレーン（誘導管）を留置し、血腫による合併症を予防します。

　基本的には術後48時間留置します。術後翌日から離床できますが、積極的な歩行開始は、ドレーン抜去後が望ましいです。「写真7」の89歳の男性は、後方除圧によって、農業に復帰しました。円背とならず良い姿勢での歩行が可能となり、間欠性跛行も消失しました。

　腰痛治療における内視鏡手術を解説しました。早期社会復帰が可能な、体にやさしい術式です。

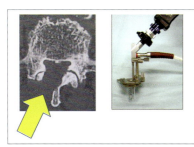

写真5　内視鏡使用での片側進入両側除圧術

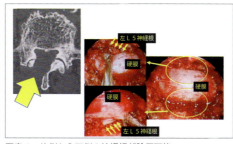

写真6　片側から両側の神経根が除圧可能

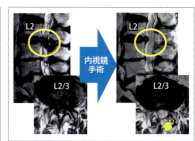

写真7　89歳男性　術前後のMRI

整形外科　内視鏡で体にやさしい手術

関節(かんせつ)の痛み

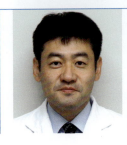

准教授
松浦 哲也
(まつうら てつや)

小さな傷で治す内視鏡

　膝(ひざ)が痛くて歩きにくい、肩が痛くて腕が上がらない、また肘(ひじ)や足首の痛みでスポーツに支障を感じている人はいませんか？　整形外科には、こうした症状で悩んでいる多くの患者さんが受診します。大半の患者さんは薬や注射、リハビリテーションによって症状が良くなってきてはいるものの、すっきりと良くならない人もいます。良くならない人には手術を勧めますが、できれば大掛かりな手術はしたくないと思われるのではないでしょうか。

　内視鏡は、こうした要望に応える手術法です。例えば、最もよく行われる膝では、「写真1」に示すように1cm程度の切開を3か所加えることで行えます。切開を加えたところから内視鏡と切除・縫合といった処置をする器具を挿入します。内視鏡は関節の内部を拡大して観察できるので、関節の隙間や奥の方に関しては、大きく切開する手術よりも優れています。「写真2」は肘の関節の隙間にある小さな遊離体（ネズミとも呼びます）ですが、内視鏡を使うと簡単に見つけることができます。さらに筋肉を傷つけることが少ないので、術後の痛みも軽く、リハビリテーションも早く進めることができます。最近はQOL（生活の質）を高めたいと願う中高年が増えていること、東京オリンピックに向けてスポーツ熱が高まっていることもあって、内視鏡治療の対象となる患者さんが増えています。

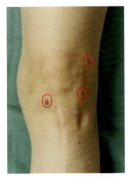

写真1　膝の内視鏡手術では1cmほどの切開を3か所（丸）加えて行います

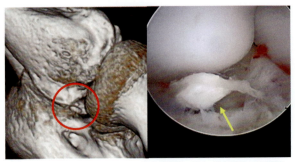

写真2　CTで関節の隙間にある小さな遊離体（丸）が内視鏡では簡単にみつかります（矢印）

内視鏡手術の適応

　内視鏡手術の長所はご理解いただけたと思います。次に、特にどのような患者さんに勧められるのか説明します。X線などの検査で骨や関節の形が比較的保たれ、傷んでいる所がピンポイントである患者さんが最も良い適応になります。手術前に薬や注射、リハビリテーションを十分に行った上で決定すべきであることは言うまでもありません。ただ、早期のスポーツあるいは職場への復帰を強く希望される場合は、時期を逸さず早急に手術を受けることを勧めています。既に関節が著しく傷んだ患者さんの場合は、人工関節など、ほかの手術を勧めます。こうした判断は患者さん自身ができるものではな

整形外科

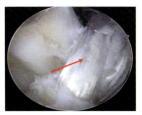

写真4　再建された膝の前十字靭帯（矢印）

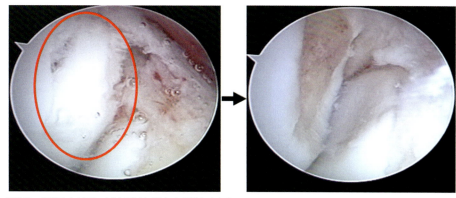

写真5　剥がれかけていた肘の軟骨（丸）を切除しました

く、専門医の診断が必要ですから、気になる方は、ぜひ整形外科を受診してください。

内視鏡手術の実際 ——国内有数の肘の手術

内視鏡手術は処置内容によって異なりますが、多くは1～2時間で終了します。実際の処置内容について説明します。

まずは膝の半月板です。「写真3」は痛みによって膝の曲げ伸ばしに制限があり、階段昇降ができなくなった症例です。内視鏡で観察すると半月板が断裂して、関節の中ではさまれていました。はさまれた部分を切除することで、痛みは消失し日常生活にも支障を感じなくなりました。半月板は本来重要な役割を担っていて、残せるものなら残したい組織です。従って、若年のスポーツ選手たちの場合は、半月板を元の位置に戻して縫い合わせています。こうした切除や縫合といった処置は股関節や肩でも行っています。

次は靭帯です。スポーツ選手は膝の靭帯を痛めることが多く、痛めた場合にはスポーツ活動が著しく制限されます。元のレベルへの復帰をめざすなら靭帯の再建術が勧められます。再建術は太ももとすねの骨に穴を開けて、自分の腱を移植するのですが、正確な穴を開けるには内視鏡を使わなければなりません。「写真4」は実際に再建された靭帯です。靭帯再建術を受けられた患者さんの大半は、術後10か月程度で元のスポーツレベルに復帰しています。

特殊な内視鏡手術に肘の手術があります。肘の内視鏡手術は熟練を要し、国内でも行える施設が限られていますが、当院は豊富な手術実績があります。多くは野球、ソフトボール、テニスや柔道など肘をよく使うスポーツ選手ですが、慢性的な痛みを抱えている一般の方々にも適応されます。肘では縫合したり再建したりといった複雑な処置内容はなく、もっぱら傷んだ部分のクリーニングを行います。先にも述べたように、小さな切開で関節の奥までしっかり観察し、痛みの原因となっている部分を確定し、状況に応じた処置を行っています。「写真5」は剥がれかかった軟骨によって痛みが生じて、ボールを投げられなくなった野球選手で、内視鏡で切除し無事、野球への復帰を果たしました。

当院では、肩、肘、股、膝、足関節など、運動器にかかわる主な関節の疾患に対し、内視鏡での体にやさしい手術治療を心掛けています。関節の痛みで困っている方は、ぜひ受診してください。

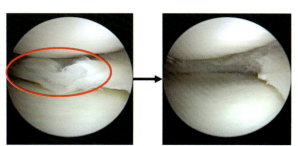

写真3　傷んだ半月板（丸）を切除しました

整形外科 — 3次元手術計画とナビゲーションシステムで高い実績

人工股関節手術

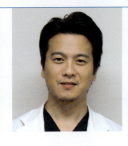

特任講師
後東 知宏
(ごとう　ともひろ)

人工股関節手術
——早期の社会復帰が可能に

　人工関節手術は、傷んだ関節を特殊な金属やセラミックで作った人工の関節に置き換える手術です。主に変形性股関節症や関節リウマチといった疾患が対象になります。いずれの疾患も、股関節を構成する大腿骨（太ももの骨）とその受け皿である寛骨臼（骨盤の骨）との間にある軟骨がすり減り、骨同士がこすれ合うことで、関節炎（炎症を起こし水が溜まったりする）や関節変形を引き起こし、股関節に痛みを生じ、ひどい場合は歩行困難な状態になる病気です。

　進行すると自分の骨で治すことができなくなるため、人工関節手術が行われます。人工関節手術によって多くの場合、痛みは大部分消失し、また元気に歩くことができるようになります。

　より良い人工股関節手術を行うためには、個々の患者さんに適した人工股関節の正確な設置が最重要課題となります。人工関節の挿入角度や位置が数度、数ミリずれるだけで術後脱臼（関節が外れてしまうこと）や人工関節の耐久性に問題が生じる場合があります。これらの問題を克服するために、当院は2006（平成18）年から3次元での手術計画とナビゲーションシステムを国内でいち早く導入し、その良好な実績を積んできています。

3次元術前計画
——詳細な情報を把握

　個々の患者さんに最適な人工関節の設置ができるように、手術前に撮影したCT画像を用いてコンピューター上で3次元での手術計画を行います（写真1、2）。従来、X線写真だけでの手術計画を行うことが通例でしたが、X線写真だけでは2次元での情報しか得られず、骨の大きさ、奥行き、前後の位置関係などの詳細な把握が困難でした。手術を受ける患者さん自身のCT画像で人工関節モデルを用いた手術シミュレーションを行うことで、手術における詳細な部分まで把握することが可能となります。

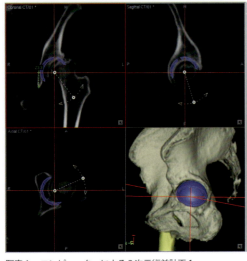

写真1　コンピューターによる3次元術前計画1

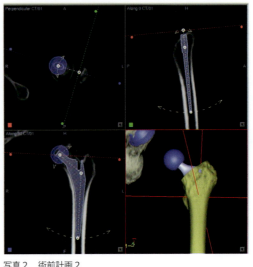

写真2　術前計画2

整形外科

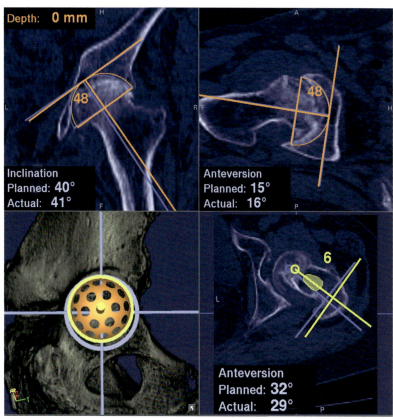

写真3　術中ナビゲーションシステム

コンピューターナビゲーションシステム
——日常生活の動作制限もほとんど不要

　3次元術前計画で得られた詳細な計画を手術で正確に再現するために、最新技術であるコンピューターナビゲーションシステムを用います（写真3）。手術中はナビゲーション画面上にリアルタイムで位置情報が確認でき、その情報を見ながら実際の手術を行います。つまり、手術中にナビゲーションが最適な人工関節の設置位置、角度に誘導してくれるわけです。

　従来、人工股関節手術は術者の感覚に頼ることが多く、いくら経験豊富な「名医」でも数度、数ミリ単位で正確に人工関節を設置することは不可能とされてきました。近年、ナビゲーションシステムを利用することで数度、数ミリ単位で調整することが可能となり、より高精度の手術ができるようになりました。実際、当院で行った手術の成績は、ナビゲーションを使用することで大多数の症例で、術前計画から3度以内に人工関節の設置ができています。ナビゲーションを導入以来、術後人工股関節の脱臼は1例も生じていません。さらに、理想的な手術ができれば、術後の動作制限はほとんど不要となります。以前は、人工股関節手術を受けると正座や和式トイレの使用を禁止するといった指導が行われていましたが、当院では一部の例外を除き、術後日常生活における動作制限はほとんど設けておりません。

　また、ナビゲーションのもう一つの利点は、手術での不必要な侵襲を回避できる点です。手術中の視野が多少狭くても、安全に人工関節を設置することができ、症例によっては、筋肉をほとんど切らずに手術を行う最小侵襲手術がより安全かつ正確にできます。近年、当院でも人工股関節の最小侵襲手術を積極的に取り入れており、術後早期の社会復帰が期待されています。ナビゲーション手術を上手に行うためには、この最新技術を適切に扱える豊富な知識と経験をもった医師やスタッフが必要です。ナビゲーション技術を使ったからといって、すべてがうまくいくわけではありません。当院でのナビゲーション人工股関節手術は国内で最も歴史が古く、そのノウハウを熟知した医師やスタッフがいます。股関節の痛み、人工股関節手術は、ぜひ当院にご相談ください。

皮膚科 — 生物学的製剤でピンポイント治療

乾癬（かんせん）

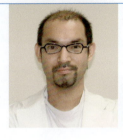

助教
廣瀬 憲志（ひろせ けんじ）

乾癬の症状、原因、種類

　乾癬とは、皮膚が赤く盛り上がり、その表面に乾燥した白いかさぶたが付着し、それがフケのようにぼろぼろと剥がれ落ちてしまう皮膚の病気で、良くなったり悪くなったりを繰り返す慢性の疾患です（写真1）。欧米で多い皮膚病ですが、近年は生活習慣の変化に伴い日本でも患者さんが増えています。日本では現在、人口の約0.1％、約10万人の患者さんがいるといわれています。原因は、まだ完全には分かっていませんが、ウイルスや細菌によるものではないので、感染の心配はありません。

　乾癬は症状の違いによって、大きく以下のように分けられます。尋常性乾癬（じんじょうせい）（最も多いタイプ）、関節症性乾癬（かんせつしょうせい）（関節の痛みや炎症を伴うタイプ）、膿疱性乾癬（のうほうせい）（発熱や膿（うみ）を持ち、発疹を伴うタイプ）、乾癬性紅皮症（こうひしょう）（ほぼ全身に赤みが広がるタイプ）などです。

　乾癬は命にかかわる病気ではありません。しかし乾癬の患者さんの中には、皮膚の症状や関節の痛みなどによる身体的なつらさだけでなく、人に肌を見られることによる精神的なつらさを感じている人も少なくありません。通院や軟膏（なんこう）を塗るなどの治療の煩わしさを訴える方もいます。治療の目標として症状やライフスタイルに合った治療方法を見つけて、症状の改善、精神的な苦痛の緩和、QOL（生活の質）の向上をめざしています（写真2）。

症状に合った治療を選択

　現在、乾癬の治療は大きく分けて、外用療法（塗り薬）、光線療法、内服療法（飲み薬）、生物学的製剤による治療（注射薬）の4通りがあります。外用療法は、ステロイド軟膏（なんこう）とビタミンD3軟膏の2種類があり、症状に応じて塗り薬を選びます。最も基本的な治療方法で、ほかの3つの治療と組み合わせることもできます。

　光線療法は、人工的に紫外線を発疹のある部分か、全身に照射する治療法です。内服療法は主に免疫抑制剤（めんえきよくせいざい）（免疫を抑える薬）とレチノイド（ビタミンA誘導体）の2つがあります。皮膚症状の範囲が広い場合や塗り薬だけでは追いつかない場合に行いますが、副作用に注意が必要で定期的な血液検査も行います。

新しい薬剤が高い効果

　最後に、最近登場した生物学的製剤による治療ですが、2015（平成27）年1月現在、点滴で投与する薬が1種類、皮下注射（なんこう）で投与する薬が2種類、計3種類の薬剤があります。乾癬が発症する原因物質をピンポイントで抑えることで、皮膚や関節の症状を速やかに改善する効果があります。なかなか治癒しない爪の病変にも高い効果があります。治療効果は今までの治療

皮膚科

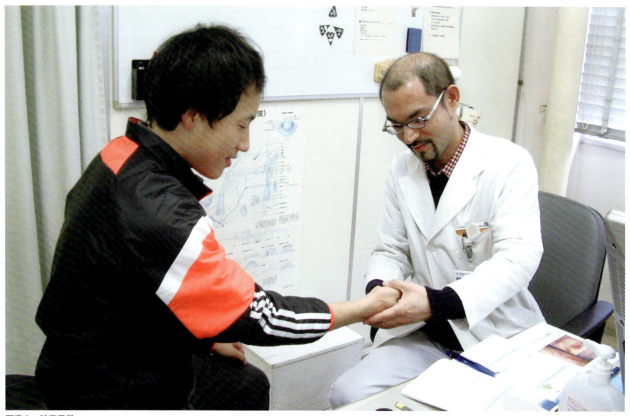

写真2　診察風景

よりも抜群によい場合が多く、多数の患者さんの喜びの声を耳にします。

　ただ、すべての患者さんに効くわけではなく、難点としてやや高額な医療であることが挙げられます（治療費の補助を受けられる場合もあります）。また多くはありませんが、体の抵抗力低下、感染症にかかりやすくなるなどの副作用が起こることがあり、定期的な検査が必要です。今後、より病気の本質をターゲットにした、さらに副作用が少ないと予想される薬も出る予定です。当院では、このような新しい薬の治験（新薬の有効性・安全性を調べるために行う臨床試験）も行っています。新規の治験が2015年春からスタートしており、尋常性乾癬、関節症性乾癬、膿疱性乾癬の患者さんが対象となります。

　日常生活では、食事やたばこなどに注意が必要です。カロリーの取り過ぎや肥満は乾癬が悪化する要因で、バランスの取れた食生活が求められます。

　長年、乾癬でお困りの方、過去に乾癬と言われて治療を諦めている方、よろしければご相談ください。門をたたいてみてください。一緒にあなたに合った、より良い乾癬治療をめざしていきましょう。

a. 頭　　b. へそ　　c. 肘　　d. 太もも、膝、すね　　e. 爪　　f. 関節の腫れ、変形

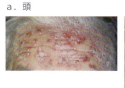
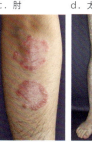
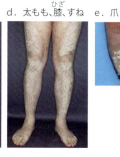
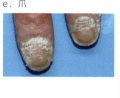
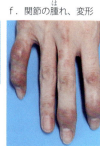

写真1　乾癬ができやすいところ

皮膚科　免疫チェックポイント阻害薬と分子標的薬の新治療

皮膚がん、悪性黒色腫

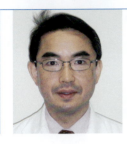

教授
久保 宜明
（くぼ よしあき）

　皮膚がんには、いろんなものがあります。皮膚がんの中で最も悪性度が高く、注意すべきものが悪性黒色腫です。名前の通りほとんどの腫瘍は黒く、進行するとリンパ節や内臓に転移しやすい傾向があります。悪性黒色腫は、一般に「ホクロ」のがんといわれますが、良性のホクロが悪性黒色腫へ変化することはまれで、皮膚の色であるメラニンを作る色素産生細胞に遺伝子の異常が蓄積し、悪性黒色腫になると考えられています。

悪性黒色腫の早期診断と治療

　日本人に多い悪性黒色腫は、手や足の指、足の裏など末端部に発生することが多いです（写真1）。自覚症状はないことが多く、放置されたままになる心配があります。直径が6mmよりも大きい、形が非対称性、境界が不明瞭、色むらがある、盛り上がっている、などが悪性黒色腫の特徴です。

　黒色の病変に対して近年、ダーモスコピーという機器を用いた診察が主流になっています（写

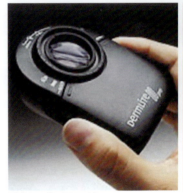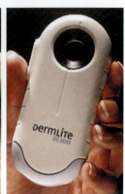

写真2　ダーモスコピー

真2）。ダーモスコピーは、10倍ほどに病変を拡大し、さらに偏光フィルターを通すことによって、病変の場所、色の変化、血管拡張の有無など病変を詳しく観察することができます。悪性黒色腫、鑑別しなければならない良性のホクロ（正式には色素性母斑〈しきそせいぼはん〉）、ほかの腫瘍の特徴も一般的に知られるようになり、以前に比べ、悪性黒色腫かどうかをより高い確率で診断できるようになりました。

　ダーモスコピーによって、悪性黒色腫の可能性が高い、あるいは悪性黒色腫の可能性を否定できない場合には、病理組織検査を行います。病変の辺縁〈へんえん〉から少し離して、病変すべて切除する切除生検を行うのが原則ですが、病変が大きくすべてを切除するのが難しい場合は、一部分だけを切除する部分生検をすることもあります。病理組織検査で悪性黒色腫と診断し、どのくらい広く病変を切除するか、リンパ節生検・郭清〈かくせい〉をするか、などの治療方針を決めます。当院では、形成外科と連携して悪性黒色腫の治療を行って

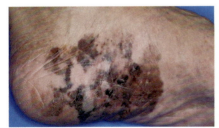

写真1　足底の悪性黒色腫

皮膚科

● T細胞の免疫応答維持

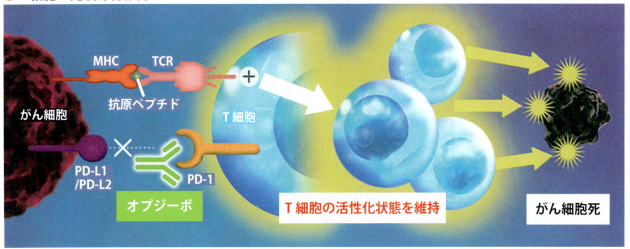

写真3　オプジーボの効果。オプジーボは、PD-L1 および PD-L2 と PD-1 との結合を阻害し、T 細胞への抑制性シグナルを減少させる

います。

悪性黒色腫は、最も悪性度が高い皮膚がんですが、早期に診断し適切に治療をすれば完治可能なので、ほかのがんと同じように早期発見・早期治療が重要です。

進行した悪性黒色腫に対する新しい治療

悪性黒色腫を適切に切除したとしても、しばらくして内臓に転移が見つかることがあります。転移の場所は、肺、肝、脳、骨などさまざまです。内臓の切除ができない転移に対して、最近まではダカルバジンという抗がん剤（1986〈昭和61〉年に発売開始）を中心とした多剤化学療法しかなく、効果は限られていました。しかし今日、進行した悪性黒色腫に対して新しい治療ができるようになりました。それは、大きく分けて免疫チェックポイント阻害薬と分子標的薬の2つがあります。

患者さん自身の免疫能力によって、悪性黒色腫の病変が自然に消失することがあり、以前からその能力を上げる免疫療法が盛んに行われてきましたが、効果は限られていました。近年、PD-1 と CTLA-4 が免疫能力を抑える重要な分子であることが分かってきました。それぞれの働きを抑える抗体を投与することで、患者さん自身の免疫能力を上げることができ、内臓の転移を縮小・消失させる効果がみられています。オプジーボ® という抗 PD-1 抗体は、2014（平成26）年9月から使用可能となり、現在数人の患者さんに投与し経過観察しています（写真3）。抗 CTLA-4 抗体も2015年内に厚生労働省に認可される予定です。

また、日本の悪性黒色腫の約30％には BRAF といわれるがん遺伝子に活性化するような異常がみられます。BRAF 遺伝子に異常のある悪性黒色腫に対して、ゼルボラフ® という BRAF 阻害薬が2014年12月に厚生労働省に認可されました。さらに、BRAF のシグナルの下の MEK という分子も共に阻害する併用療法も2015年内に厚生労働省に認可される予定です。BRAF 遺伝子に異常があれば分子標的薬も使用可能です。

このように進行した悪性黒色腫に対して、ダカルバジンしかなかった時代から、免疫チェックポイント阻害薬や分子標的薬を使用できる時代になりました。進行した悪性黒色腫でも患者さんに十分期待を持っていただけます。私たちも誠心誠意、治療に取り組んでいきたいと考えています。

形成外科・美容外科　小児先天異常の代表的疾患

口唇口蓋裂
（こうしんこうがいれつ）

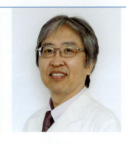

教授
橋本 一郎
（はしもと いちろう）

口唇口蓋裂とは？

　口唇口蓋裂は、うわくちびる（上口唇）やうわあご（上顎）が割れた状態で生まれてくる疾患です。日本人の発生率は約500人に1人といわれ、珍しい病気ではありません。原因はよく分かっていません。口唇が割れたものを口唇裂、口の中の天井部分（口蓋）が割れて鼻とつながっているものを口蓋裂、歯ぐき（歯槽骨）が割れたものを顎裂と言います。口唇口蓋裂には、割れている場所や、割れ目（裂）の程度でさまざまな種類があります（図）。口唇口蓋裂は、個人差はありますが、外見の問題以外に、歯並びやかみ合わせの異常、言葉の発音の異常（構音障害）、中耳炎になりやすいなどの問題があります。

　そのため口唇口蓋裂は、形成外科だけでなく、小児科、矯正歯科、小児歯科、補綴歯科、耳鼻咽喉科、言語聴覚士といったさまざまな専門家が協力し合って治療することが必要です。

口唇口蓋裂の治療の手順と内容

1．初診から口唇裂の手術まで

　口唇口蓋裂の赤ちゃんが形成外科を受診すると、今後の治療の流れについて説明を受けた後、矯正歯科と耳鼻咽喉科を紹介されます。最近は、出生前に超音波検査で口唇口蓋裂が見つかることも増えていて、希望する方には出産前の不安を減らすために、出産前に説明を行っています。上手に哺乳ができない赤ちゃんには、口蓋裂用の乳首や哺乳瓶の指導を行っています。

　また、口蓋床（ホッツ床）という入れ歯のようなプレートを装着して口蓋裂を遮断して哺乳しやすくします。鼻の変形が強いときは、同時にNAM（ナム）という鼻を持ち上げる矯正装置を装着します。

2．口唇裂の形成術

　口唇口蓋裂の赤ちゃんが最初に受ける手術は、通常は生後3〜4か月に行われます。この手術は、単に皮膚同士を縫い合わせるだけでなく、

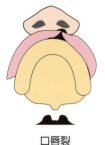
口唇裂

左側口唇口蓋裂

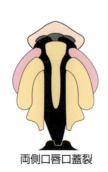
両側口唇口蓋裂

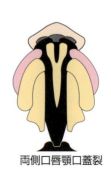
両側口唇顎口蓋裂

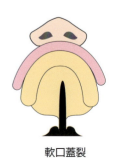
軟口蓋裂

図　口唇口蓋裂の種類

■形成外科・美容外科

片側唇裂　　　　　　　　　　両側唇裂

術前　　　　　　　　　　　　術前

術後　　　　　　　　　　　　術後

写真　口唇裂の形成術

離れている口唇の筋肉を正常に近い位置に移動させてつなぎ合わせることで、口唇や鼻の形態を改善します。形成外科では、傷跡をきれいで目立ちにくくするために、細い糸を使って細かく丁寧に縫合しています（写真）。

3．口蓋裂の形成術

次に発音を覚え始める前の1歳～1歳半頃に口蓋裂の手術を行います。口蓋は、前方の骨があるところを硬口蓋、後方のやわらかい所を軟口蓋と呼びます。軟口蓋には筋肉があり、発音するときに鼻から空気が漏れないようにする機能（鼻咽腔閉鎖機能）があります。口蓋裂の手術は、裂を塞ぐだけでなく、軟口蓋が正常に機能するように筋肉をつなぎ合わせることが重要です。中耳炎がある場合は、同時に鼓膜チュービングを行います。

4．言語管理と咬合管理

口蓋裂形成術の後に、耳鼻咽喉科・言語聴覚士と協力して正常な発音ができるように言語訓練を行います。鼻咽腔閉鎖機能に問題が残る場合は、手術（咽頭弁形成術など）が必要になります。子どもの喉の奥の構造は、成長に伴って変化していくため、言語管理は中高校生くらいまで続けます。

口唇口蓋裂では顎裂や上顎が小さいために、歯並びやかみ合わせの異常がよくみられます。矯正歯科・小児歯科で赤ちゃんのときから、虫歯予防も含めて歯並びの治療を行っていきます。顎裂がある場合は、上顎の骨を安定させるために腰から採取した骨髄を顎裂に移植する手術（腸骨海綿骨移植術）を5～10歳に行います。上下の顎のバランスが悪い場合は、顎の成長が終わってから上顎と下顎の骨を切って移動させる手術をすることもあります。かみ合わせの管理は長い人では20歳くらいまで続きます。

5．口唇、鼻の修正

口唇口蓋裂の患者さんは、成長とともに口唇や鼻の変形が目立ってくることがあります。この場合に修正術を行いますが、その時期や方法は、変形の程度によって異なります。最近、鼻の変形の修正については、成長がある程度落ち着いてくる思春期以降まで待ってから手術を行います。

脳神経外科

原発性脳腫瘍と転移性脳腫瘍の2つのタイプ

脳腫瘍(のうしゅよう)

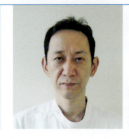

講師
溝渕 佳史(みぞぶち よしふみ)

　脳腫瘍は基本的に脳組織から発生する原発性脳腫瘍と、ほかの臓器（肺や大腸など）から脳に転移してきた転移性脳腫瘍に分けられます。原発性脳腫瘍の中で最も多いのが神経膠腫（グリオーマ）25％、髄膜腫（メニンジオーマ）25％、下垂体腺腫17％、神経鞘腫11％となっています。原発性脳腫瘍は小児期から高齢者まで、すべての年齢で発生します。

神経膠腫(グリオーマ)

　神経膠腫は脳に発生する悪性脳腫瘍の代表例です。一般に、この腫瘍は正常脳組織内に染み込むように発育していきます（「浸潤性」に発育）。このため腫瘍の中心部から離れた部位では、正常組織との境界が不鮮明になり、外科手術ですべてを摘出することは困難です。

　当科では、正常脳組織をできるだけ温存し、腫瘍をできるだけ切除する目的で、ナビゲーションシステムを導入しています（写真1）。車のナビゲーションと同じで、手術中に今、切除している部位が、術前に撮影した画像のどの部位になるかがテレビモニター上で分かるため、運動神経などを温存しながら、腫瘍を最大限に摘出できます。

　また、5-アミノレブリン酸（5-Ara）という脳腫瘍に取り込まれる蛍光色素と専用の手術顕微鏡を使って、腫瘍を光らせて、切除しています（写真2）。手術ナビゲーションと蛍光色素を使うことで、悪性脳腫瘍の摘出率は上昇しています。術後は放射線治療と抗がん剤治療が必要な場合もあります。

髄膜腫(メニンジオーマ)

　髄膜腫は良性脳腫瘍の代表例です。髄膜は脳を覆っている膜の総称、従って髄膜腫はどこでも発生します。通常は、脳実質を圧迫する形で発育し、脳との境界は明瞭で、発育も非常に緩やかです。50～60歳代をピークとした成人に発生しやすく、女性の方が男性より発生率が2倍高いといわれています。90％以上が良性ですが、悪性髄膜腫も少ないながらあります。最近では、CTやMRIが普及したこともあり無症状の

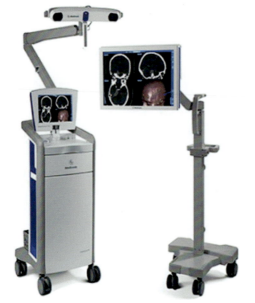

写真1　ナビゲーションシステム

脳神経外科

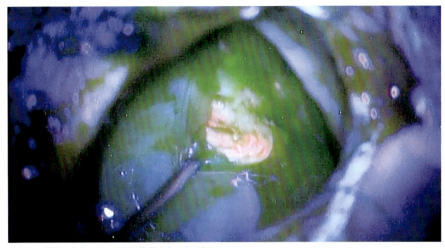

写真2　蛍光色素と専用の手術顕微鏡を使った手術

髄膜腫が発見されることも多くなっています。

無症状で、小さな髄膜腫は手術せずに経過観察しますが、症状がある場合は治療の必要性があります。基本的には全摘出で治癒が期待できます。当科では、手術で腫瘍を摘出するときには、手や足に電極を付けて、脳の運動野を電気刺激することで運動神経を保護できる術中モニタリングを行い、安全に髄膜腫の摘出を行っています。

下垂体腺腫

下垂体腺腫とは脳下垂体にできる脳腫瘍です。脳下垂体は頭蓋骨の底部のトルコ鞍という1cm程度の骨の凹みにある組織で、体のホルモンの調整をしています。下垂体腺腫はそのほとんどが良性で、発育速度は遅く、脳以外への転移は極めて珍しいものです。小児に発生することは極めて少なく、髄膜腫同様に成人に発生する脳腫瘍の代表例です。

下垂体腺腫は、ホルモンを産生する腺腫（ホルモン産生腺腫）とホルモンを産生しない腺腫（ホルモン非産生腺腫）に分類できます。両者の比率は50％対50％です。昔は頭蓋骨を開ける開頭手術で摘出していましたが、現在では特殊な症例を除いて、ほとんどで蝶形骨洞という鼻を経由する方法で手術しています。

この方法はハーディ法といい安全性が高く、トルコ鞍内の腫瘍を確実に摘出でき、侵襲も少ない方法です。最近では、視認性に優れた神経内視鏡を使って腫瘍摘出を行い、さらに安全で摘出度が向上しています。

定位的脳腫瘍生検術

脳腫瘍が発見され、脳組織の深い場所や、切除することによって話すことができなくなったり、手足の麻痺が現れたりするような非常に大事な部分に腫瘍がある場合、当科では、レクセル式定位脳手術装置（写真3）を使って、腫瘍の組織診断を行っています。コンピューターで計算された座標に、正確に針を誘導できるので、大事な部分にダメージを与えず、腫瘍組織の一部を正確に摘出でき、病理診断できます。

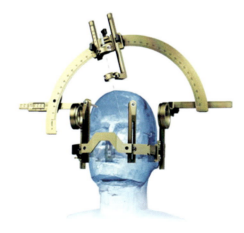

写真3　レクセル式定位脳手術装置

脳神経外科　脳神経の変性で起こる疾患

不随意運動症（パーキンソン病・ジストニア）

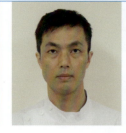

助教
牟礼　英生
（むれ　ひでお）

脳の働きと脳深部刺激療法

「不随意運動症」という言葉をお聞きになったことがありますか？　不随意運動症とは麻痺などがないにもかかわらず、意図した運動がうまくできなくなる（震える、足がすくむ、筋肉が緊張する）状態で、パーキンソン病や本態性振戦（ふるえ）、ジストニアなどの疾患が含まれます。脳では運動や行動をコントロールするため、体の働きに関するたくさんの情報が電気信号によって細胞から細胞へと伝えられています。不随意運動症はこれらのうち、幾つかの情報が正しく伝わっていないために起こります。特に、大脳基底核と呼ばれる脳深部の神経核の異常と関連が深いことが分かっています。

難治性のパーキンソン病や本態性振戦、ジストニアなどの不随意運動症に対する治療法として脳深部刺激療法（Deep Brain Stimulation: DBS）という外科治療が近年注目を浴びています（表）。DBS療法は、この大脳基底核の特定の部位に電極を挿入して、心臓のペースメーカーとよく似た刺激バッテリーを胸部に埋め込み、持続的に脳を刺激することで神経活動を調整する治療法です（図1、2）。DBS療法は体外から刺激条件を調節することで、症状の進行や刺激の副作用に対応して刺激を変えることが可能です（調節性：図3）。また脳を破壊しないため刺激を中止すれば、ほぼ元の状態に戻すことができます（可逆性）。皮膚感染やバッテリー交換を要するなどのデメリットもあり、手術適応の決定には内科と外科の専門家の連携と、慎重な判断が必要です。

適応について

どのような不随意運動症でも、まず初めに薬物治療を行いますが、薬の効果が思うように得られなかったり、副作用が強い場合には外科手術を行うことも治療の選択肢の一つとして挙げられます。手術が最もよく行われるのはパーキンソン病です。パーキンソン病に対するDBS療法は20年以上の歴史があり、これまでに世界中で10万人以上の患者さんがDBS療法を行い、高い評価を受けています。日本では2000（平成12）年から保険適用となり、これまでに8000人以上が治療を受けています。DBSが考慮されるのは①十分な薬物治療を行っても、症状の日

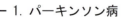

表　脳深部刺激療法の治療対象
1. パーキンソン病
2. ジストニア
3. 本態性振戦（ふるえ）
4. 難治性疼痛

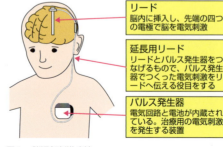

図1　脳深部刺激療法

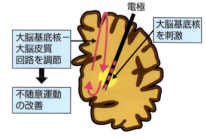

図2　DBS療法の仕組み

脳神経外科

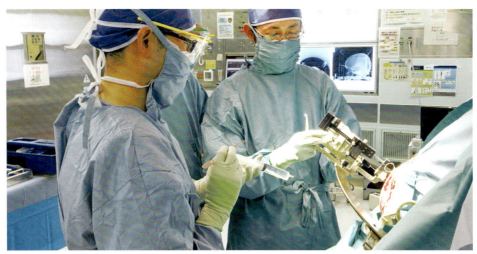

写真　DBSの手術

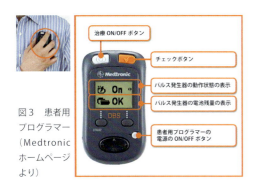

図3　患者用プログラマー（Medtronicホームページより）

内変動（ウェアリング・オフやオン・オフ現象）が大きい場合②薬物誘発性の不随意運動（ジスキネジア）のために、うまく体がコントロールできない場合③薬物でコントロール困難な強い振戦がある場合④薬の副作用（精神症状、消化器症状）が強く薬物治療が困難な場合、などです。一般に若年者で、薬物（L-ドーパ）に対する反応が良好な患者さんほど高い手術効果が期待できます。重度の認知症やそのほかの精神疾患を合併した例では、期待できないため適応外となります。

治療効果
——国内有数の症例数

一般的にパーキンソン病の場合、運動機能が手術前に比べて60〜70％程度改善します。パーキンソン病に対するDBS療法の刺激部位として、現在、最も選択されているのは大脳基底核の一つである視床下核という場所ですが、ここを刺激した場合、術後の抗パーキンソン病薬の減量が可能となります。従って、術前に薬物の副作用があった場合には薬物減量によって、それを軽減することもできます。しかし、その一方で術後の体重増加や情動異常（抑うつ症、躁症状）なども報告されています。DBS療法の効果は5年以上は持続することが明らかになっていますが、無動や姿勢保持障害は次第に悪化していくことが分かっています。

ジストニアに対する治療に関して、当院は国内でも有数の症例数を誇っています。これまでに約70例のジストニア患者さんにDBS治療を行い、平均的な症状改善度は60％と良好な結果を上げています。

ひとつ強調しておかなければならないことは、DBS療法は症状を軽減させるものであり、不随意運動症そのものを治す治療ではないと言うことです。従って、手術後も薬物治療を継続することが必要で、DBS療法との「二人三脚治療」となります。薬物治療を主に行っている神経内科医と私たち脳神経外科医が共同で治療をすることが大切です。

当院は神経内科と当科が協力して治療をする体制を整え、不随意運動症の治療に良い環境です。不随意運動症と診断されて数年が経過し、薬の効果が持続されなくなったため生活に支障がきたされている方は、当科もしくは神経内科の専門医に相談することをお勧めします。

麻酔科　安全に全身麻酔をかけるために

全身麻酔
（ぜんしんますい）

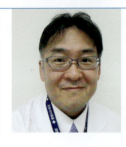

教授
田中 克哉
（たなか かつや）

全身麻酔とは？

　手術を受ける患者さんにとって麻酔は必ず必要です。麻酔の方法には全身麻酔、硬膜外麻酔、脊髄くも膜下麻酔、そのほかに神経ブロックがあります。麻酔科医は手術の内容や患者さんが抱えている病気などを総合的に判断し、どの麻酔方法が適切か判断します。手術の間、鎮静薬を使用して意識をなくさせる麻酔方法を全身麻酔と言います。当院の手術室で行われている手術の約70％が全身麻酔、または全身麻酔と硬膜外麻酔などの組み合わせです。

　全身麻酔は鎮静（眠らせる）だけでは不十分です。鎮静に加えて鎮痛、不動化（動かないようにする）、有害神経反射の防止（手術に伴う反射を抑える）の4つの因子が必要です。麻酔科医は鎮静薬、鎮痛薬、動かなくさせるための筋弛緩薬あるいは痛みを感じる末梢神経を遮断する局所麻酔薬を使いながら、手術中の患者さんの血圧や脈拍、尿量など心臓や血液の流れを保つ循環管理、体の中に十分な酸素を送り込むための呼吸管理、手術中、手術後の痛みを和らげて体の負担をなくす疼痛管理を生体情報モニターと呼ばれる一連のモニターを装着して行っています。

　これらのモニターには血圧計、心電図、体温計、パルスオキシメーター（指にセンサーを貼り、血中の酸素飽和度を測定する器械）、カプノメータ（呼気中の二酸化炭素分圧を測定する器械）は必須で、状況によって追加されます。手術中、患者さんは眠っていますが、麻酔科医、看護師、臨床工学技士がチームで患者さんの状態を観察して、全身管理を行っています（写真1）。

最近の全身麻酔

　麻酔の目的は、患者さんが安全に安心して手術を受けることです。ここ数年間に麻酔薬、デバイス（麻酔に使う道具）および生体情報モニターなどが進歩し、全身麻酔の安全性が増しています（写真2）。鎮静薬、鎮痛薬、筋弛緩薬、局所麻酔薬すべてに新しい薬が出てきました。

　全身麻酔に使用する薬は、副作用が少なく、投与するとすぐに効いてきて中止するとすぐ切れる薬が開発されています。そのため、手術中は麻酔薬を投与し続け、手術が終わり投与を中止すると、すぐ覚めるようになっています。当院では、このような新しく開発された副作用が

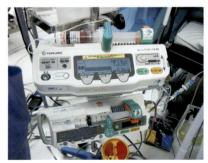

写真2　麻酔薬の投与

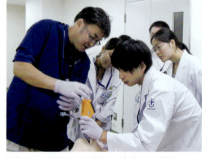

写真3　人形を用いた新しいデバイスの訓練

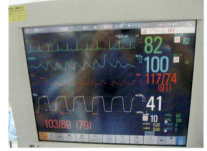

写真4　高性能な生体情報モニター

麻酔科

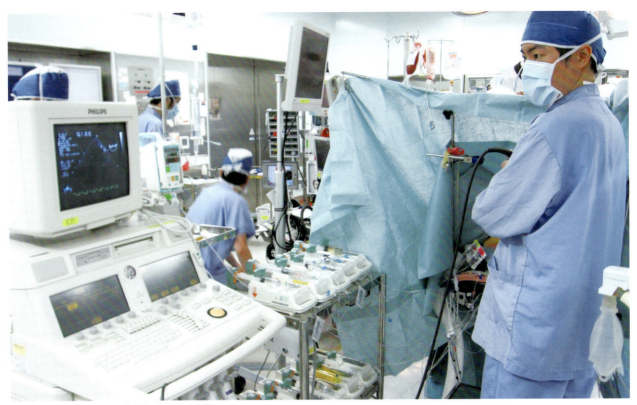

写真1　手術室で患者さんの全身管理を行う麻酔科医

少なく、作用時間の長い局所麻酔薬で鎮痛を行うことで全身麻酔からはっきりと覚醒し、痛くない状態をめざしています。

全身麻酔中は自分で呼吸ができなくなるので、意識がなくなってから人工呼吸を行うチューブを口から気管に挿入する必要があります。チューブの挿入には器具を使いますが、まれに挿入が困難な場合があります。その場合は適切な呼吸ができず非常に危険です。近年、技術の進歩で新しいデバイスが使用できるようになりました。

当院は挿入困難な場合が予想されるときは、積極的に新しいデバイスを使用して安全に努めています。また、練習用の人形を用いて、若手医師らにチューブ挿入の訓練を徹底して行い、全員が安全な手技を行えるように努力しています（写真3）。

生体情報モニターも最近の技術革新で、その性状が大きく進歩しています。当院は高性能の生体情報モニターを使用し、新しく開発されたモニターは積極的に導入するようにしています（写真4）。そうすることで、患者さんの体の変化をいち早く察知し、早めに対処するようにしています。

全身麻酔を受ける方に

当院では手術を受けるすべての患者さんに、麻酔科医が術前診察を行っています。全身麻酔をする場合は、手術の前に血液検査、心電図検査、胸部X線写真などの検査を受けてもらいます。その結果などをチェックした後、患者さんから、既往歴や服用している薬の内容、アレルギーの既往などを聞きます。その後、身体診察を行い、麻酔の説明をします。そのときに、手術の前にいつまで食べたり飲んだりできるか、服用している薬は手術の日に飲むのか飲まないのか、など説明しますので安全のために指示されたようにしてください。

もし、麻酔のことで分からないことや不安なことがあれば、麻酔科医の術前診察のときに遠慮なく聞いてください。

精神科神経科・心身症科　うつ病の適正診断と高度治療

うつ病

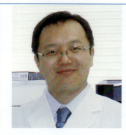

元徳島大学講師・現愛媛大学准教授
伊賀 淳一（いが じゅんいち）

気分が落ち込む、興味がわかない

　近年「気分が落ち込む、興味がわかない」といった症状を伴う、うつ病の受診者が増加傾向にあります。一方で「新型（現代型）うつ病」など多様化したうつ病が、医学的知見の明確な裏付けもなく広まり、混乱を生じています。さらに「抗うつ薬を含む向精神薬の有効性や安全性に関する疑義」が、再三報じられ、向精神薬が処方されている患者さんの適正な診断と評価が求められています。

　このような状況の下、当科では、うつ状態にある患者さんに対するうつ病の適正診断と高度治療に取り組んでいます。

きめ細かな問診、血液検査、画像検査、心理検査などで診断

　初めに、不安症やうつ病など精神疾患の既往や発達歴を含む生活歴、家族歴、病前の性格傾向など、診断に役立つ情報をきめ細かく問診します。血液検査は主に一般的身体状態の把握と身体合併症の鑑別のために行います。

　例えばホルモンバランスの異常など、うつ状態の原因となる身体疾患が見つかれば、まず身体疾患の治療を行います。症状によっては、心電図や脳波検査をする場合もあります。頭部のCTやMRI、脳血流シンチグラフィは脳卒中や認知症の鑑別のために行います。心理検査はうつ病の重症度を評価スケールで数値化したり、認知機能や性格検査を使って患者さんの抱えるストレスの原因把握などに役立ちます。自殺願望や自殺企図、自傷行為や過量服薬があれば専門医の判断の下に適切な対応が求められます。

　うつ病の診断は双極性障害（うつ状態だけでなく、躁状態のある病気）の可能性に配慮する必要があります。気分が高揚する、多弁になるなどの躁状態の既往が問診で明らかになれば、うつ病と診断して抗うつ薬で治療するのではなく、双極性障害と診断して気分安定薬で治療をする必要があります。

　重症例では「大変な罪を犯してしまった」という罪業妄想、「もう治らない病気になってしまった」という心気妄想、「お金がなくなってしまった」という貧困妄想が現れることがあり、抗うつ薬と抗精神病薬を組み合わせて治療を行います。このように同じうつ状態でも、専門医による適正診断と症状に応じた適切な治療が求められます。

精神療法と薬物療法（身体療法）

　治療には精神療法と薬物療法（身体療法）があります。うつ病になると「自分が弱いせいでこんな病気になった」「もう良くなることはない」

精神科神経科・心身症科

などと自責的、悲観的になっています。うつ病は脳機能の変調によって生じる病気であり、精神的休養と治療により回復することを説明します。患者さんの苦悩に耳を傾けて共感するなど、支持的な精神療法を行います。このような疾患教育や支持的精神療法は患者さんの安心、安定につながります。

特別な精神療法として、過度に悲観的になった思考（認知）をバランスの取れた思考（認知）に導く認知療法を行う場合もあります。こうした精神療法と同時に患者さんの症状に応じた薬物療法が行われます。有効性、安全性に優れた新しい抗うつ薬が治療の中心ですが、どんな薬も副作用があるため、患者さんの症状や副作用に応じて専門医が薬の増減や変更を考えます。

自殺思慮や焦燥感が強い、幻覚妄想が現れている、食事が取れず衰弱が進んでいるなど、重症のうつ病患者さんの場合は入院治療をお勧めすることがあります。

重症の場合は、薬物療法よりも安全かつ速やかな効果が期待できる修正型電気けいれん療法をお勧めすることもあります。修正型電気けいれん療法は麻酔科医の協力が必要なので、総合病院でないと受けられない治療です。近年は、修正型電気けいれん療法を必要とする重症者や高齢の患者さんが増加しています。精神療法から修正型電気けいれん療法まで、患者さんの状態に応じたうつ病の高度治療を行うことが当科の特徴です。

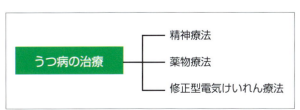

図　うつ病の治療

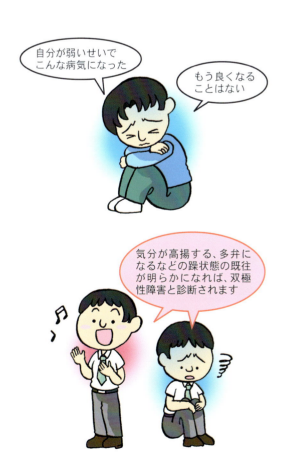

精神科神経科・心身症科　治療抵抗性統合失調症の治療

統合失調症

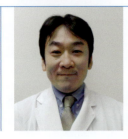

講師
沼田 周助（ぬまた しゅうすけ）

多彩な精神症状が表れる統合失調症

統合失調症は、幻覚や妄想などの症状（陽性反応）が出たり、感情が平板になったり意欲が低下する（陰性反応）、認知機能障害、抑うつや不安などの感情症状など、多彩な症状を認める病気です。

生涯で発症する率は、人口100人に1人よりわずかに少ない程度で、一般的には青年期から成人早期に発症します。

治療の基本は抗精神病薬を使った薬物治療で、それに加えて、病気の回復や程度に応じた精神療法やリハビリテーションが行われます。

抗精神病薬は、大きく分けて定型（従来型）抗精神病薬と非定型抗精神病薬（新規型）に分類され、一般的には非定型抗精神病薬が第一選択で、原則として、単剤（1種類の薬）で治療を行います。

非定型抗精神病薬の長所は、定型抗精神病薬に比べ、日常の動作がスムーズにできなくなる障害である錐体外路症状が少なく、陽性症状には同等の効果を持ち、陰性症状や、抑うつや不安などの感情症状、および認知症状に対しては、より優れた効果を持つとされていることです。

現在、国内で使用できる非定型抗精神病薬はリスペリドン、ペロスピロン、ブロナンサリン、オランザピン、クエチアピン、アリピプラゾール、そしてパリペリドンの7種類（いずれも一般名）があり、当院は、これらすべてを使用しています。

薬の効果が表れない治療抵抗性の症例も

統合失調症のなかには、「統合失調症の診断が確定していて、かつ数種類の抗精神病薬を十分な期間、十分な量を投与したにもかかわらず、十分な反応を示さない症例」である治療抵抗性統合失調症があります。通常、有効な抗精神病薬を投与しても改善がみられない「反応性不良」と、コントロール不良の錐体外路症状などの副作用によって十分な量の抗精神病薬を投与できない「耐用性不良」の2つに分類されます。

治療抵抗性の症例に対する有効な薬・クロザピン

治療抵抗性統合失調症の治療は、特徴が異なる抗精神病薬へ切り替えると、精神症状が改善することがあるため、原則として、性質の異なる幾つかの薬物を単剤で試します。もし、非定型抗精神病薬が未使用であれば使ってみます。非定型抗精神病薬を適量の定型抗精神病薬に切り替えて精神症状が改善することもあります。いずれにも反応しない患者さんに対して有効性が証明されている唯一の抗精神病薬がクロザピン（一般名）です。

クロザピンは、国内では治療抵抗性統合失調症治療薬として、2009年に承認・販売開始となり、クロザリルという製品名で発売されています。

精神科神経科・心身症科

表　治療抵抗性の基準表

忍容性に問題がない限り、2種類以上の十分量の抗精神病 a) b) [クロルプロマジン換算 600mg/日以上で、1種類以上の非定型精神病薬（リスペリドン、ペロスピロン、オランザピン、クエチアピン、アリピプラゾール等）を含む]を十分な期間（4週間以上）投与しても反応がみられなかった c) 患者。なお、服薬コンプライアンスは十分確認すること。

a) 非定型抗精神病薬が併用されている場合は、クロルプロマジン換算で最も投与量が多い薬剤を対象とする。
b) 定型抗精神病薬については、1年以上の治療歴があること。
c) 治療に反応がみられない：GAF (Global Assessment of Functioniong) 評点が 41 点以上に相当する状態になったことがないこと。

日本における反応性不良のクロザピン選択基準

リスペリドン、ペロスピロン、オランザピン、クエチアピン、アリピプラゾール等の非定型精神病薬のうち、2種類以上により単剤治療を試みたが、以下のいずれかの理由により十分に増量できず、十分な治療効果が得られなかった患者。
・中等度以上の遅発性ジスキネジア a)、遅発性ジストニア b)、あるいはその他の遅発性錐体外路症状の出現、または悪化
・コントロール不良のパーキンソン症状 c)、アカシジア d)、あるいは急性ジストニア e) の出現

a) DIEPSS(Drug-Induced Extra-Pyramidal Symptoms Scale) の「ジスキネジア」の評点が3点以上の状態
b) DIEPSS の「ジストニア」の評点が3点以上の遅発性錐体外路症状がみられる状態。
c) 常用量上限の抗パーキンソン薬投与を行ったにもかかわらず、DIEPSS の「歩行」、「動作緩慢」、「筋強剛」、「振戦」の4項目のうち、3点以上が1項目、あるいは2点以上が2項目以上存在する状態。
d) 常用量上限の抗パーキンソン薬投与を含む様々な治療を行ったにもかかわらず、DIEPSS の「アカシジア」が3点以上である状態。
e) 常用量上限の抗パーキンソン薬投与を含む様々な治療を行ったにもかかわらず、DIEPSS の「ジストニア」の評点が3点に相当する急性ジストニアが頻発し、患者自身の苦痛が大きいこと。

日本における耐用性不良のクロザピン選択基準（日本臨床精神神経薬理学会クロザピン適正使用ガイダンスより引用）

　クロザピンには好中球が極端に減少し、感染症を起こしやすくなる無顆粒球症や、痙攣、高血糖などの重篤な副作用が報告されており、国内ではその適応や使用方法に厳しい基準が設けられています。そのため、クロザピンは、国内の適応患者さんの具体的な選択基準があります（表）。

　その基準を満たした患者さんに対して、クロザピン導入の際には、規定の文書を使った説明と文書同意が必要であり、クロザピン使用にあたっては医療機関、医療従事者および保険薬局ならびに患者さんの「クロザリル患者モニタリングサービス（Clozaril Patients Monitoring Service: CPMS）」への登録が必要です。副作用の早期発見・早期対応のため、原則としてクロザピン投与開始後 18 週までは入院治療を行い、初めの 26 週は週 1 回、その後は 2 週に 1 回血液検査を実施します。

　当院は、県内でクロザピンをいち早く導入し、これまでに 10 例以上の治療抵抗性統合失調症患者さんに治療経験があり、血液内科医や内分泌・代謝内科医と連携して安全に治療を行っています。

重症な人には「電気けいれん療法」も

　ほかに、重篤な緊張病症状、自称・自殺・他害の切迫、薬物不耐性などの場合に適応になる「電気けいれん療法」があります。この治療は、薬物治療に反応しない重症の精神病症状にも有効なことがあり、当院では、治療抵抗性統合失調症患者さんに対する治療法の一つに電気けいれん療法を行っています。

精神科神経科・心身症科　強迫性障害の治療

強迫性障害
（きょうはくせいしょうがい）

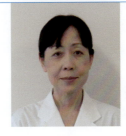

准教授
住谷さつき
（すみたに）

強迫観念と強迫行為

　強迫性障害は、過剰な不安が自分の意志に反して繰り返し浮かび、それを打ち消すための行為を繰り返し行ってしまう疾患です。汚れが付いているのではないかと不安になり、手洗いや拭き掃除を繰り返す、自分の不注意で事故が起きるのではないかと不安になり、ガスの元栓やかぎを何度も確認するというのが典型的な症状です。物の位置が左右対称でないと気になって並べ替えを繰り返す、大切なものを捨ててしまうのが心配で、何も捨てられずに溜め込んでしまうという病型もあります。

　このしつこく浮かぶ嫌な考えを「強迫観念」、不安を打ち消そうとして繰り返す行為を「強迫行為」と呼びます。ほとんどの患者さんは、自分の強迫観念をばかばかしいものと分かっているのに、強迫行為をやめることができないのです。最近の調査によると、強迫性障害の有病率は2〜3％で、10歳代から20歳代の思春期青年期に発症することが多いといわれています。

強迫性障害の原因

　以前は、心理的なストレスや環境の影響が大きく、治りにくい疾患といわれていました。1980年代中頃からセロトニンという脳内伝達物質の再取り込み阻害作用の強い抗うつ薬が、強迫性障害に効果的だということが知られるようになり、また、脳の代謝や血流の研究から、患者さんの脳では特定の部位に異常が起きていることが疑われるようになりました。最近では、強迫性障害の患者さんの脳では、神経伝達物質の働き方に変化が起きていると推定されています。

　そうした変化を起こしやすい遺伝的体質とストレスなどの環境要因が複雑に関与して発症す

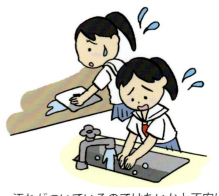

汚れがついているのではないかと不安になり、手洗いや拭き掃除を繰り返す

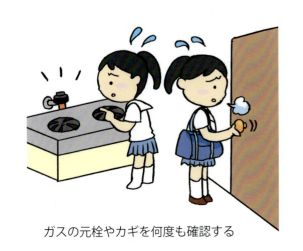

ガスの元栓やカギを何度も確認する

精神科神経科・心身症科

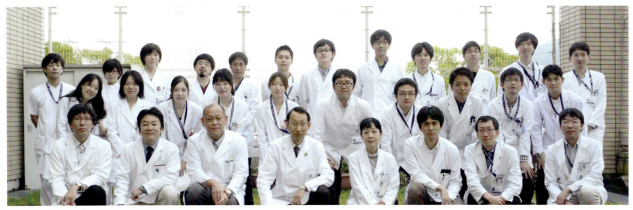

写真　精神科神経科・心身症科スタッフ

るものと考えられ、何が原因なのか特定することはできません。患者さんの中には、親の育て方や学校でのストレスが原因ではないかと思っている方がいますが、それは多々ある要因の一つに過ぎません。原因をあれこれ考えるよりも、脳の機能に起こっている変化を正常に戻すことを第一に考えて、治療をすることを勧めています。

詳しい問診による診断

繰り返し浮かんでくる強迫観念を不快なものと感じて、ばかばかしいと分かっていても強迫行為をやめられない。こうした自我違和感が強迫性障害の特徴です。しかし、子どもの場合は、この自我違和感があいまいなことが多く、症状の本質が何であるかをよく見定めないと、診断を誤ったり、過剰な診断をしてしまったりすることがあります。

例えば、正常な発達過程でも幼児には儀式的なルール、限局したこだわりや収集癖などがみられることがあります。発達障害や統合失調症でも繰り返し行為がみられることがあります。初診時には、時間をかけて詳しい問診を行い慎重に診断を行います。

SSRIと認知行動療法による治療

選択的セロトニン再取り込み阻害薬（SSRI）という副作用の少ない抗うつ薬を適切に使うことで、多くの強迫性障害の患者さんに改善がみられるようになってきました。現在、日本で販売されているSSRIは4種類。そのうちパロキセチンとフルボキサミンは強迫性障害の保険が適用されます。

SSRIを強迫性障害に使用するときは、うつ病に使うときよりも高用量が必要で、効果が現れるまでの時間も、うつ病より長くかかることから、SSRIが強迫性障害を改善する仕組みは、うつ病のときとは違うことが推定されています。

認知行動療法というトレーニングを薬物療法と並行してすることも大切だと考えられています。行動療法では、意図的に不安刺激に触れてみること（曝露）と、その際に生ずる不安や衝動を制御すること（反応妨害）を組み合わせた曝露反応妨害法という手法が使われます。

具体的には、強迫観念を引き起こす刺激を弱いものから強いものまであらかじめ提示してもらい、弱い刺激から順番に触れてみて強迫観念が引き起こされても、強迫行為を行わない練習を行います。

強迫性障害は、神経質や潔癖症など性格の問題とみなされて病気と認識されないこともありますが、きちんと治療すれば改善が期待できます。早めに精神科医に相談することが大切です。

小児科 — 食物アレルギーの治療最前線

食物アレルギー

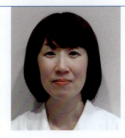

特任助教
杉本 真弓（すぎもと まゆみ）

食べることをめざした食物アレルギー診療

　食物アレルギーとは、体を守るはずの免疫システムが食べ物によって過剰に反応し、体に不利益な症状が起こることです。典型的な食物アレルギーは、原因食物を摂取して2時間以内にじんましんや咳、呼吸困難、腹痛、嘔吐、重症例では血圧低下や意識障害といったアレルギー症状を引き起こします。

　このような症状を起こさないためには、原因となる食物を食べないことが基本ですが、正しい診断に基づいて不必要に除去し過ぎないことが、栄養バランスを保つ上で大切です。

　乳幼児期の食物アレルギーの三大原因は鶏卵、牛乳、小麦で、これらは成長とともに治ることが多いと考えられています。しかし、学童期までこれらの食物アレルギーが続いた場合、自然に治る確率は低くなります。鶏卵や牛乳、小麦は私たちが日頃口にする食事やお菓子にもよく使用されていることから、これらを長期間除去することは生活の質にも大きな影響を与えます。

　しかし、食物アレルギーと診断された場合でも、量の調整や調理の工夫によって食べることが可能な場合があります。不要な食物除去を減らすことは、小児期の成長発達の点からも大切です。

　また、アレルギーの原因食物を、腸がアレルギーを起こす物だと認識しなくなる仕組みは、口から食べることで発達することが知られています。近年、少量の原因食物をアレルギー症状なく食べられる場合には、定期的に食べる方が完全除去を続けるよりも早期に食物アレルギーが治る可能性も報告されています。

　このような観点から、当科では鶏卵、牛乳、小麦で即時型反応を認める小児に対し、食べることをめざした食物アレルギー診療に積極的に取り組んでいます。

経口負荷試験が診断と治療方針決定に必須

　食物アレルギーの診断のためには、何をどのくらい食べたか、食べてから症状が出るまでの時間、どんな症状が出たかなどを詳しく確認して、原因食物を推定します。

　次に、原因と推定された食物の特異的IgE抗体の存在を、血液検査あるいはプリックテストという皮膚テストで調べます。ここで、特異的IgE抗体が陽性となった食物にすべてアレルギーがあるということにはならない、という点に注意が必要です。

　食物アレルギーの確定診断には、原因と疑われた食物を実際に病院で少量ずつ摂取し、アレルギー症状の有無を調べる経口負荷試験が必要です。経口負荷試験は、食物アレルギーの確定診断のほかに、診断後に一定期間の除去を続けた食品の除去解除時期を決めるときにも行います。

小児科

当院では、このほかにもアレルギー症状を起こさずに食べることができる量の確認や、入園・入学の際に園や学校で食物アレルギーに対してどんな管理が必要かを調べる目的にも、経口負荷試験を行います。

経口負荷試験を基に自宅での摂取方法を計画

当院での経口負荷試験は、原則、入院して行っています。経口負荷試験で摂取する食品の量や摂取間隔は、過去のアレルギー症状が現れたときの状況や、特異的IgE抗体値などを参考にして決定します。経口負荷試験で現れたアレルギー症状を点数化して重症度を決め、経口負荷試験で最後に摂取した量と合わせて、自宅での摂取が可能かの判定や、摂取開始量の決定を行います（表）。

自宅では、週に3～7回のペースで決められた量を摂取し、5～10回無症状で食べることができれば、スケジュール表に沿って計画的に増量します。増量のペースや目標量は、患者さんの摂取状況やライフスタイルによって調整し、自宅で無理なく安全に摂取できるようにしています。管理栄養士による栄養指導も取り入れ、摂取可能な加工品や二次製品の紹介、調理法やレシピに関するアドバイスを行っています。

一方、除去の継続が望ましいと判断した重症例は、アレルギー症状が現れたときのアドレナリン自己注射器を含めた対応の指導や確認が大切です。年少の重症例は、定期的に経口負荷試験を行い、アレルギーが自宅で摂取を開始できる状態に改善してきたかを確認します。

学童期以降は、現在の除去レベルが日常生活に大きな支障のある場合などには、経口免疫療法という治療も考慮されます。しかし、経口免疫療法はすべての患者さんに有効ではないこと、治療中にはアレルギー症状をほぼ発症すること、長期予後が不明であることなどから、現時点ではどんな患者さんに行うべきか、慎重な判断が必要です。

最終負荷量 \ 症状の総合スコア(ASCA)	0点	1～9点	10～19点	20～29点	30点以上
20g	20g	10g	5g	2g	1g
10g	10g	5g	2g	1g	
5g	5g	2g	1g		
2g	2g	1g	除去継続		
1g	1g				

表　摂取開始量／ゆで卵白・牛乳・うどん換算

小林貴江 他. 日小ア誌 2013; 27:179-187 を一部改変

小児科　新たな治療展開

ネフローゼ症候群

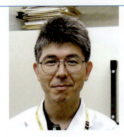

非常勤講師
近藤 秀治(こんどう しゅうじ)

子どものネフローゼ症候群は、どんな病気？

　腎臓は、尿（おしっこ）を作り、体に水が溜まらないように調節し、老廃物（体内のゴミ）を捨てています。このとき、誤って大切なものを捨てないことも重要な仕事です。例えば、タンパク質や血液などは非常に大切ですから、腎臓から捨てない仕組みになっています。腎臓の血管は、細かな網目の篩（ふるい）になっていて、タンパクや血液は篩より大きいため、尿に漏れ出ません（厳密には、小さなタンパクは篩を通った後、体内に再び取り込まれます）。ネフローゼ症候群では、この篩の網目全体が大きくなり、大量のタンパクが尿中へ漏れ出て、体から失われてしまいます（図1）。

　タンパクは、血管に水分を保つ働きがありますが、タンパクがなくなると皮膚に水分が逃げ出して浮腫（むくみ）が生じます。同時に、尿量も減って不要な塩分も捨てられなくなり、喉が渇いて水分を取るため、浮腫に拍車がかかります（図2）。

　なぜ、ネフローゼ症候群が起こるのかは、よく分かっていません。免疫の異常、具体的には、白血球の一種であるリンパ球（Tリンパ球やBリンパ球）が作る物質が悪影響しているとされています。また、腎臓自体に問題があって、遺伝子検査で原因が明らかになる方もまれにいます。

検査と合併症

　診断には①大量のタンパク尿②血中タンパク質の濃度の低下（低アルブミン血症）を尿検査と血液検査で確認します。腎機能の評価、コレステロール、電解質などの異常、感染症の有無

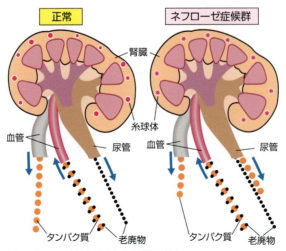

図1　ネフローゼ症候群のときの腎臓の働き

小児科

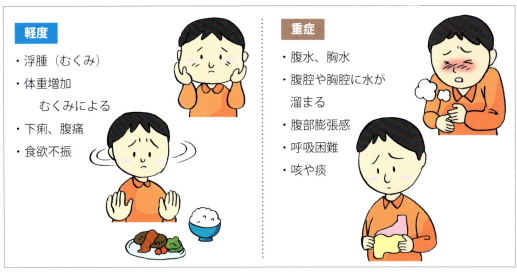

図2　ネフローゼ症候群の症状

などの詳細な検査も行われます。腎生検は、腎臓の一部の組織を採取し顕微鏡で評価する検査法です。子どもの場合、全身麻酔が必要になることも多く、小児の腎臓専門医が担当します。子どものネフローゼ症候群の場合、後述するステロイド薬が有効か無効かによって、発病当初に腎生検を行うかを判断します。腎炎などが強く疑われる場合は、治療前に腎生検を行います。

ネフローゼ症候群の合併症で問題になるのは、感染症と血栓症です。特に、タンパクの中には免疫グロブリンという抵抗力の素が含まれているので、ネフローゼ症候群では、肺炎や胃腸炎が悪化します。重症感染症では、腹膜炎や水痘（みずぼうそう）などで命を落とすこともあります。

また、血液がどろどろの状態になりやすいため血栓症が生じやすく、水分量の調節が大切です。

ネフローゼ症候群
——最新の治療

ステロイド薬を大量に毎日内服することが基本治療です。免疫、特にリンパ球の働きを抑える作用があり良く効きます。効果の差によって①ステロイド感受性②ステロイド抵抗性に分類されます。感受性の人の多くは7〜10日程度でタンパク尿が消失（寛解）します。

注意点は、多くの子どもに非常に良く効く感受性の型ですが、残念なことに、ほとんどの人が再発（タンパク尿が再出現）します。特に、頻回再発といって、最初の半年に2回、または1年に4回以上の再発が多くみられます。ステロイド薬は、肥満、高血圧、糖尿病、白内障、感染症など多くの副作用があるため、再発が多い場合、副作用が課題となります。

ステロイド薬の長期使用による副作用を回避するため、免疫抑制剤が使用されます。特に、Tリンパ球の働きを抑えるシクロスポリンは、ステロイド薬による低身長の改善に効果的です。ただ、免疫抑制剤にも感染症の悪化などの問題があり、シクロスポリンは腎障害がみられるため、長期使用ができません。

そこで、新たな治療戦略として登場したのが、リツキシマブ（商品名：リツキサン）です。リツキシマブはBリンパ球だけを体から消失させる薬です。これは、日本から世界に先駆けて確立した最新の治療法で、2014（平成26）年に保険適用になりました。Bリンパ球がなくなるので、感染症が重篤になる可能性があります。当院では、ステロイド薬を長期に使用する子どもの患者さんにリツキシマブを使用し効果を上げています。副作用の管理が重要なため、小児の腎臓専門医が慎重に経過をみます。

産科婦人科　機能温存子宮頸がん手術を安全に実施

子宮頸(しきゅうけい)がん

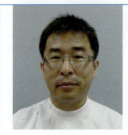

講師
西村 正人(にしむら まさと)

子宮頸がんの若年化

　子宮頸がんは、国立がん研究センターの集計によると2010（平成22）年には約1万700人が発症し、約2500人の患者さんが亡くなっています。そのピークは30〜40歳代と若年化しています。一方、昨今の晩婚化の影響で、30歳代での妊娠、分娩例が増加していて、これは子宮頸がんの好発年齢と一致しています。

　当院でも、ここ12年の間に発生した40歳以下の浸潤がんは78例あり、今後、出産を望む女性に子宮頸がんが見つかることが、まれでなくなる時代になっています。

子宮頸がんの治療方法

　子宮頸がんは前がん状態である異形成を経て発生します（図1）。子宮頸部の表面の皮（上皮）にがんが発生します。上皮内にとどまっている場合（上皮内がん）は転移することはなく、その部位を切除すれば治癒します。当院では、妊娠を希望する方には、病変部を薄く削る処置（LEEP切除）とレーザーを使って、周辺の上皮細胞を焼く処置（レーザー蒸散）を組み合わせた治療で、できる限り子宮頸部を温存する工夫をしています。

　上皮内がんはしばらくすると、上皮の下にある筋肉に浸潤していきます。筋肉の中には血管やリンパ管があります。がん細胞が血管やリンパ管に入ると、子宮外に広がる（転移する）可能性が出てきます。転移の部位や頻度は浸潤の深さによって変わるので、それに対応する術式になります。

　浸潤の深さが3mm以内のがん（Ia1期）は早期のがんで、ほとんど転移することがないので、子宮頸部を円錐(えんすいけい)形に切除する子宮頸部円錐切除術での治療が可能で子宮は温存できます。浸潤の深さが3.1〜5mmになると、約7％の症例で、子宮周囲のリンパ節（骨盤リンパ節）へ転移を認めるためリンパ節の摘出が必要になります。

　また、5.1mmを超えると子宮頸部の横の組織（基靱帯(きじんたい)）へ広がる可能性が出てきます。このため、このような症例には基靱帯を含めて切除する広汎(こうはん)子宮全摘術(しきゅうぜんてきじゅつ)という手術が行われます。しかし、この方法では子宮全体を摘出することになるので、妊娠できなくなります。

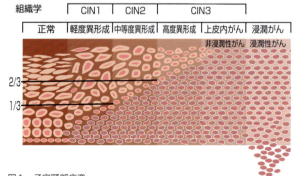

図1　子宮頸部病変

産科婦人科

子宮体部を温存する子宮頸部切除

　最近、今後妊娠を望む若年の患者さんに対して子宮頸部だけを摘出し、子宮体部を温存する手術（広汎子宮頸部切除）が試みられていて、当院でもこの術式を行っています（図2）。この手術は、安全に行うためのさまざまな条件があり、それをすべて満たす症例に対して行われます。

　術前にMRI検査やCT検査などで腫瘍の状態を十分確認した上で①腫瘍の大きさが2cmより小さいこと②リンパ節に転移がないこと③子宮頸部と体部の切断面に腫瘍がないこと、などです。②③に関しては、手術中に病理検査を行って確認します。実際の手術では始めに骨盤リンパ節を切除します。大きくなっているリンパ節を含め、幾つかのリンパ節の組織検査を手術中に行います。リンパ節に転移が見つかった場合は、通常の広汎子宮全摘術に変更となり子宮の温存は不可能となります。リンパ節転移がない場合は、子宮頸部を摘出し、子宮体部の切断部位にがん細胞がないことを組織の検査で確認した後に子宮体部と膣を縫合します。また、その後の妊娠時に流産・早産が起こりやすくなるため、その予防を目的に子宮の筋肉に溶けない糸をかけて補強した後に、手術を終了します。

　当院でこの手術を受けた後、妊娠を試みた患者さんはいませんので、術後の妊娠についてはデータがありません。2013年の慶応義塾大学の報告では妊娠率は36.2％（25／69）でした。25人の患者さんに31回の妊娠が成立し、そのうち5例が流産に終わっています。分娩に至った21例のうち4例が妊娠28週未満、2例が妊娠32週未満、11例が妊娠37週未満、4例が妊娠37週以降に分娩しています。約70％の方が早産になるようです。またすべてが帝王切開での分娩となっています。

神経温存で排尿機能を温存

　妊娠を希望しない患者さんには通常の広汎子宮全摘術を行いますが、この術式の問題点は、膀胱を支配する神経が切断されてしまい、排尿困難が発生することでした。当院では、可能な限り神経温存手術を行っています。この方法を導入してから、術後に排尿機能が回復するまでの日数が短くなり、それに伴い入院日数も短くなっています。

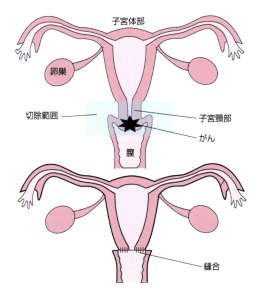

図2　広汎子宮頸部切除術

産科婦人科　国内外で最高水準の治療成績

不妊症治療

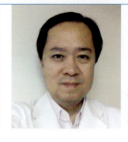

准教授
松崎 利也

当院における体外受精の臨床応用の歩み

　不妊症とは、特に病気のない健康な男女が妊娠を希望しながら、1年を過ぎても妊娠しない場合を言います。少なくとも10組に1組のカップルは不妊症だといわれています。2010（平成22）年のノーベル医学生理学賞は、体外受精-胚移植を開発した英国の生物学者ロバート・エドワーズ博士に贈られました。エドワーズ博士たちによって世界で初めて体外受精の赤ちゃんが生まれたのは1978年ですが、それから1980年代前半には日本でも徳島大学を含む幾つかの医療施設が研究開発にしのぎを削っていました。

　そのさなか、徳島大学は体外受精実施の是非を審議するために、1982年に全国初の倫理委員会を開設しました。その過程を経て、日本で3例目となる体外受精胚移植による赤ちゃんが、1983年に徳島大学で誕生しました。

　現在、日本には600近くの体外受精実施施設があります。日本産科婦人科学会が集計した2012年の実施成績では、体外受精などの生殖補助医療は年間326,426周期行われ、その結果37万953人の赤ちゃんが生まれています。つまり、赤ちゃんの27人に1人が、この技術によって生まれた計算になります。一方、徳島大学が初めて導入した倫理委員会も、今では全国どこの施設でも新しい医療技術を行う際には不可欠のものとなっています。当院産科婦人科は、不妊治療を主な専門分野として研究開発、臨床応用を続けています。

一般不妊治療における安全性の高い排卵誘発法の開発

　排卵障害・月経不順は不妊原因の約3割を占めています。排卵誘発治療では、しばしば多胎妊娠（双子や三つ子）が発生し、流産や早産、赤ちゃんの長期のNICU入室、脳や眼への後遺症が問題となります。多胎発生の危険が高いのは注射薬を使った最も強力な治療法のゴナドトロピン療法です。従って、ゴナドトロピン療法の改善、それ以外の治療法の開発の2つの面から研究開発を行いました。

　ゴナドトロピン療法では、個人に適した投与量を設定するため低用量で始め、卵巣の反応を見ながら必要に応じて漸増する低用量漸増法を導入しました。その結果、多胎の発生は半減しました。しかし、治療日数が長くなったため、FSH製剤の自己注射を検討し、関係各所へ要望しました。現在では自己注射が認可され国内で広く実施されています。最近では投与量のより細かい設定を検討中で、単一排卵が約90％と極めて高率に得られており、安全性のさらなる向上に期待が持てそうです。

　一方、ゴナドトロピン療法以外の方法では、やせ、肥満を伴う患者には体重の適正化による月経不順の解消、多嚢胞性卵巣症候群という体質的な月経不順には、ある種の糖尿病治療薬の

産科婦人科

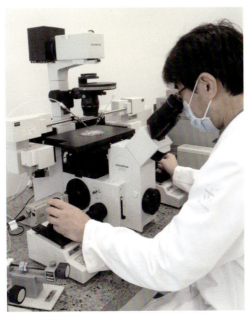

写真1　顕微授精

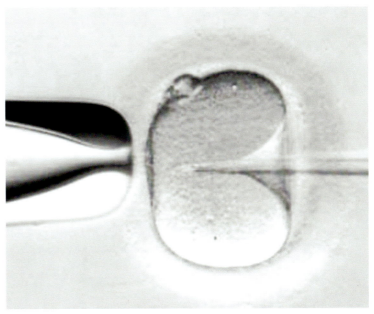

写真2　顕微鏡下で卵子の中へ精子を入れているところ（顕微授精）

使用や卵巣へのレーザー治療を行っています。いずれも単一排卵の確立が高く、ゴナドトロピン療法への移行率が低下しました。

単一排卵をめざした結果、2012年に当科の一般不妊治療で妊娠した症例のすべてが単胎妊娠で、排卵誘発の副作用である多胎妊娠や卵巣過剰刺激症候群は発生していません。

体外受精、生殖補助医療の治療成績と単一胚移植の推進

体外受精は、当初は卵管（精子と卵子が出合うための通り道）が詰まったり、手術で摘出した女性のための治療法でした。その後、精子が少ない場合や長期の不妊などにも使われ、今や究極の不妊治療となっています（写真1、2）。

当科の2014年の治療成績では、移植周期数は278周期（新鮮胚移植が137周期、凍結融解胚移植は141周期）、単一胚移植が256周期、2個胚移植が22周期で、平均移植胚数は1.08個でした。胚移植あたりの妊娠率は、40.6％にのぼり、多胎率はわずか2.7％でした。過去10年間の傾向として、実施件数の増加と凍結周期の増加、移植胚数の減少と多胎発生数の減少、結果の安定化などがみられます。

最近の体外受精の進歩は、胚（受精卵）の凍結技術の進歩が大きいと思われます。凍結技術の向上で、余剰胚を安心して凍結することができるようになり、複数の胚を移植する必要がなくなりました。当院では、ほとんどの周期で単一胚を移植しています。治療効果が明確でない方法は一切排除し、その上で妊娠率の高さ、多胎率の低さ共に、国内外で最高水準の治療成績を上げています。今後は、凍結技術を応用して、がん治療の前に受精卵または卵子を凍結保存しておくことも計画中です。

〈参考〉

不妊治療について、「徳島大学病院産科婦人科」のホームページをご参照ください。

http://www.tokudai-sanfujinka.jp/Patient/pamphlet_contents.html

産科婦人科
四国で唯一の代表的胎児心臓超音波検査施設

出生前検査
しゅっしょうまえけんさ

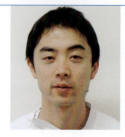

講師
加地 剛
かじ たかし

出生前検査とは？

　出生前検査とは赤ちゃんが生まれてくる前、妊婦のお腹の中にいる胎児の病気を調べる検査です。赤ちゃんの3～5％は生まれつきの病気を持って生まれてきます。さまざまな病気の中には生まれて直ぐに治療しなければ救えないようなものもあります。そのような病気も赤ちゃんがお腹の中にいるうちに見つかっていれば、生まれた後の治療・サポート体制を十分に整えた上でお産することができます。病気によっては生まれる前から治療可能なこともあります。また何より両親・家族が心の準備をしておくことができます。

　出生前検査は主に超音波検査が行われます。胎児の染色体を調べる羊水検査や母体血胎児染色体検査（NIPT）も出生前検査に含まれます。当院では超音波検査も妊婦健診で行う通常の超音波検査とは別に、より精密に検査する胎児超音波精密スクリーニングと胎児心臓超音波検査を行っています（写真1）。

　胎児超音波精密スクリーニングは、胎児の全身を時間をかけて調べる検査です。一方、胎児心臓超音波検査は、心臓の病気が疑われる胎児に行う心臓に特化した精密検査になります。

胎児超音波精密スクリーニング

　2012（平成24）年12月から毎週金曜に胎児超音波精密スクリーニングを行っています。通常の超音波検査は5分程度ですが、この検査は約30分をかけ、胎児を超音波で詳しく調べます。これによって、多くの心臓病や肺の病気などが生まれる前に見つかります。

　妊娠24～28週頃に行うのは、この頃が最も確認しやすい時期に当たるためです。病気が確認できた場合は、必要なら当院で妊娠中から分娩まで管理します。生まれた後は、小児科の医師が速やかに適切な治療を行います。

　病気の可能性が低いことが分かれば、安心してかかりつけの産婦人科の元で分娩することができます。当院で妊婦健診を受けていない方を中心に行っており、かかりつけの産婦人科からFAXで予約を取っていただいています。

胎児心臓超音波検査

　心臓の病気は生まれつきの病気の中で最も多い

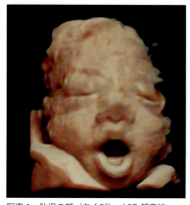

写真1　胎児の顔（あくび）／3D超音波

産科婦人科

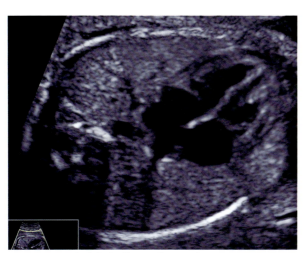

写真2　胎児心臓超音波（正常）／心臓の部屋が4つあります

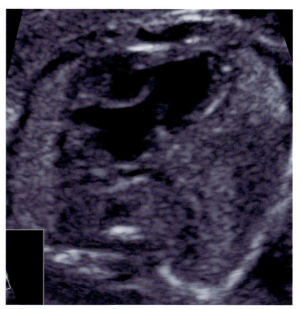

写真3　胎児心臓超音波（単心室）／心臓の部屋が2つしかないため、生まれるとすぐに検査や治療が必要です

ものの一つです。ただ、その多くは軽症ですが、中には生まれた後に急激に状態が悪化し、亡くなってしまう場合もあります。このような場合の治療は、手術が必要なことが多く、状態が悪くなってからの緊急手術では救命率も下がってしまいます。一方で、胎児心臓の超音波は非常に難度が高く、心臓の精密検査は胎児心臓超音波検査として限られた施設だけで行われています（写真2、3）。

当院は四国で唯一の代表的胎児心臓超音波検査施設として登録されています（2015年6月現在、日本胎児心臓病学会）。生まれた後の赤ちゃんの心臓を診る小児循環器科医師と連携して行っています。

羊水検査・母体血胎児染色体検査（NIPT）

羊水検査と母体血胎児染色体検査（NIPT）は、ともに胎児の染色体を調べる検査です。羊水検査は病気を確定診断する検査、NIPTは病気の確率を判断する検査で、この二つの検査には大きな違いがあります。

羊水検査は妊娠16～18週に超音波で見ながら、お腹から子宮内に針を刺して羊水を取ります。羊水検査では染色体の全体像をみて確定診断に至ります。一般的に羊水検査によって0.4％程度の割合で流産が起こるとされています。

一方、NIPTは妊娠10～14週に通常の採血を行い、血液中のDNA断片濃度を調べることで21トリソミー（ダウン症候群）、18トリソミー、13トリソミーの3疾病の確率が高いか低いかを判定する検査です。NIPTは採血による検査で流産などの危険性はないものの、検査の限界や結果の解釈に注意が必要で、遺伝カウンセリングが欠かせません。

羊水検査、NIPTともに高齢妊娠（35歳以上）など比較的、高いリスクが伴う恐れのある方に行っています。いずれの検査も、受けられる前に夫婦で十分に相談することが大切です。

出生前検査の進歩はめざましく、生まれてくる赤ちゃんの命を救うために不可欠な検査と言えます。ただ、出生前検査には倫理的な側面もあり、特に羊水検査やNIPTについては、事前に夫婦で慎重に検討することをお勧めします。

放射線診断科　IT技術を用いた画像診断

画像診断

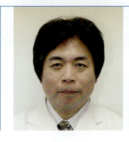

教授
原田 雅史
(はらだ まさふみ)

当科では、従来のX線単純画像のほかマルチ検出器CTや、高磁場MRI装置を使った形態および機能画像検査に加えてアイソトープや造影剤を利用した多種類の機能検査を行っています。

これらの多くは最新の情報技術（IT）や数理学的あるいは統計学的な解析技術を駆使したデジタル処理画像であり、従来の画像検査では評価が難しかった生体の複雑な情報を分かりやすく可視化することができるようになりました。皆さんにも関心の高い、代表的な疾患における利用の現状と治療への応用について簡単にご紹介します。

認知症での機能的画像診断

これまでのCTやMRIにおける脳萎縮の評価をさらに進めて、アルツハイマー病や正常圧水頭症などの認知症をきたす疾患に特徴的な萎縮パターンをコンピューターで解析することで、疾患の可能性を数値で表示することができるようになりました。さらにアイソトープを使った核医学の手法や高磁場MRIを使って、脳血流をはじめ各種代謝検査が可能となり、認知症に関連する機能的異常を検出できるようになっています。

これらの結果を参考に、神経学的診断と併せて早期に認知症を診断して、適切な対応をとることによって、症状のコントロールが可能となっています。近い将来、アルツハイマー病に対する治療薬が開発されると予想されていて、その際には投薬を行うための基準として、これらの機能的画像診断を使うことが想定されています。

脳梗塞での機能的画像診断

脳梗塞急性期治療は閉塞血管の再開通が重要となりますが、場合によっては出血をきたして予後（回復経過）の悪化を招くことがあります。これらの再開通治療法の適応判断や再開通手技の選択についても機能的画像診断が有効であり、特に造影剤やアイソトープを使った脳血流検査と高磁場MRIによる拡散や酸素代謝評価が役に立つと考えられます。

さらに、当科では高磁場MRIによるエネルギー代謝評価や神経細胞の機能評価が可能であり、これらの情報と併せて最適な治療法を選択しています。こうした機能的画像評価は、数値による定量的な解析結果も算出することができ、客観的で再現性の高い情報を供給しています（写真1）。

がんでの機能的画像診断

通常のCTやMRIでもがんの存在診断は可能ですが、これらの形態画像に、各種代謝物や拡散・血流などの機能情報を加えることで、より詳細な臨床評価と予後予測などに利用することができます。例えば、フッ素を標識したグルコース

放射線診断科

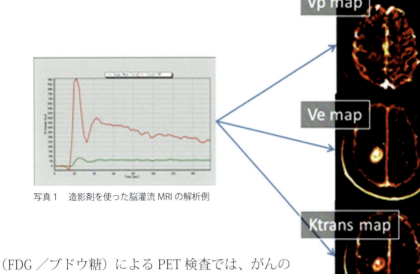

写真1　造影剤を使った脳灌流MRIの解析例

写真2　FDG-PETによる全身検索

（FDG／ブドウ糖）によるPET検査では、がんのブドウ糖の取り込みを定量的に評価することで、がんの活動性や浸潤範囲などについての評価が可能となっています（写真2）。またFDGの取り込みが少ないがんには、高度先進医療としてアミノ酸であるメチオニンを標識した薬剤を作成して、がんの活動性や浸潤範囲を診断できるようにしています。

さらに、がん細胞内部では水拡散能が低下するという特徴と高磁場MRI装置の利点を利用して、造影剤やアイソトープを使用せずにがん細胞の広がりやリンパ節転移の状態を検出できるようになっています。また、肝がんは肝機能に特異的な造影剤やアイソトープを利用して、がんの浸潤や残存肝機能の評価も可能であり、適切な治療選択の判断材料として使われています。

循環器における体に負担の少ない機能的画像診断

カテーテルを利用した心疾患や血管の診断・治療は大変有効な技術ですが、身体の束縛時間が長く体の負担も高いことから、外来でも可能な負担の少ない機能的画像診断の有用性や必要性も高まっています。これを可能とするために、当院では最大の多検出器を備える高速CTと高性能で多機能なワークステーションを導入し、専門の医師と技師が対応することで、カテーテル検査とほぼ同様の心血管の評価や機能検査を可能にしています。治療前に外来で施行することで、カテーテルによる治療手技を最適化でき、治療時間の短縮と精度向上に寄与しています。

また心機能検査として、造影剤を含めたMRI検査やアイソトープによる核医学的検査によって、心筋症や心不全などの診断や機能評価が可能であり、治療法の選択や患者さんの全身管理にも利用されています。

ITを利用した画像情報の配信と共有

糖尿病などの生活習慣病でも画像による形態・機能情報は重要であり、日常の生活管理に対して大切な情報を提供してくれます。患者さんの大切な診療情報の重要な部分として画像検査の内容を保存し、患者さんと各医療機関で共有できるシステムづくりを当院では進めています。一部は徳島県の事業に協力する形で、全県下での共通したシステムとなるように検討中であり、近い将来、患者さんの画像情報が安全に管理され、広く患者さん自身と医療機関で共有化できるシステムをめざしています。

放射線治療科・口腔外科　最新テクノロジーを駆使した外部放射線治療法

強度変調放射線治療

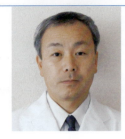

放射線治療科 教授
生島 仁史
(いくしま ひとし)

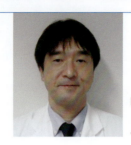

口腔外科 助教
工藤 隆治
(くどう たかはる)

■治療成績の向上と副作用の減少

　1990（平成2）年代以降、次々と登場したハイテク装置によって、放射線でがんを治す能力は格段に向上し、放射線治療は切らずに治すがん治療として注目されるようになってきました。放射線治療の方法の一つは、体外からエネルギーの高い放射線をがんに照射する外部放射線治療で、「リニアック」と呼ばれる装置を使って行います。

　当院は最新のリニアックを3台設置し、年間に700人以上の外部放射線治療を行っています。リニアックを使った最新の外部放射線治療法に強度変調放射線治療（IMRT）があり、2008年から保険が適用されています。IMRTではコンピュータの計算に基づき空間的、時間的に不均一な放射線強度を持つビームを多方向から照射することによって（写真1）、病巣部に最適な線量分布をつくることが可能で、従来の治療と比べて腫瘍の線量を増加させ正常組織の線量を低減できることから、治療成績が向上し副作用も減っています。現在、IMRTが多く適用されている疾患は脳腫瘍、耳鼻咽喉科領域・口腔領域のがん、前立腺がんです。

■多発するがんの脳転移にも有効

　がんが脳に転移した場合、3～4か所までで3cm以下のサイズであれば、後出の定位放射線治療が有効ですが、転移の数が増えると対応できません。IMRTでは転移が多数ある場合でも「写真2」のように、がんの部分だけに線量を集中して照射することによって高い確率でがんを消すことが可能です。

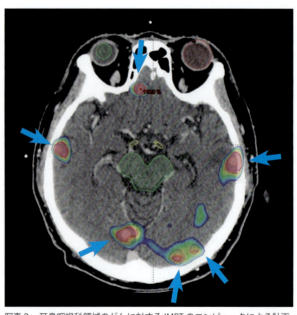

写真1　脳転移に対するIMRTの線量分布図。多発する脳転移に対しピンポイントで高い線量（赤色）が照射されている

写真2　耳鼻咽喉科領域のがんに対するIMRTのコンピュータによる計画

放射線治療科・口腔外科

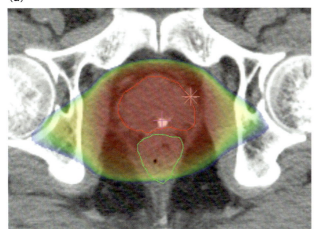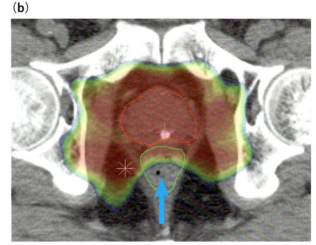

写真3　前立腺がんに対する線量分布図。従来の放射線治療（a）と比べ、IMRT（b）では背側にある直腸の線量が低減されている

治療は1日1回、10回／2週間までの回数で終了します。1回の治療時間は15分程度で、苦痛は全く感じませんので、高齢者や体調の悪い患者さんでも受けることが可能です。治療後は新たながんの出現や、治療部位にまれに生じる脳のダメージをチェックするため、定期的な検査が必要です。

耳鼻咽喉科領域・口腔領域のがんでは、機能温存のメリット

耳鼻咽喉科領域・口腔領域のがんの場合、がんの近くにある正常臓器の機能を損なうことなく治療することがとても重要になります。がんを治療した後でも、治療前と同じようにおしゃべりしたり食事をしたりできることが放射線治療の最大のメリットです。IMRTは、がんの近くにある唾液腺への影響を軽減させることで、従来の放射線治療では不可能だった唾液分泌機能の温存も可能となり、つらい口の渇きや味覚障害などの後遺症を減らすことができるようになりました。治療は1日1回で30～35回の治療を6～7週間かけて行います。

当院では専門の歯科医によって、放射線治療で生じる口腔内の炎症などのトラブルをきちんと管理することで、さらに副作用の少ない放射線治療をめざしています。

前立腺がんでは、早期から進行がんまで適応

IMRTは、早期から局所的に進行した前立腺がんまで治療することができます。従来の外部放射線治療では、治療後に排便時の出血を生じることが20％くらいありましたが、IMRTは近くにある直腸の線量を低く抑える（写真3）ことで、出血の頻度を5％以下に抑えることが可能となりました。副作用を抑えることができるようになると、照射線量を増やせることで、がんを治せる確率も向上します。

外来通院での治療が可能ですが、約2か月の治療期間が必要となります。治療中は排尿の回数が増える頻尿という副作用が高頻度で現れますが、治療が終了すれば徐々に改善します。

放射線治療科　がんに対するピンポイント治療

定位放射線治療

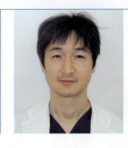

講師
古谷 俊介（ふるたに しゅんすけ）

小さながんを狙い撃ち

　がんの放射線治療で最も理想的な照射方法とは、がんの病巣にだけ放射線を照射して、周りの正常な組織に当たる放射線をゼロにすることですが、実際に放射線治療で使われるX線は体の中を通り抜けていきますので、X線の通り道となる病巣の手前や反対側の放射線をゼロにすることはできません。

　そこで、X線をいろいろな方向から照射して病巣に放射線を集中し、周囲の正常組織に対しては放射線を分散させることによって影響をできるだけ少なくする方法を定位放射線治療と言います。この治療を実現するには①体の中の病巣の位置を正確に把握する技術と②その病巣に対し、正確に照射する技術が必要になります。

　近年、放射線治療の技術が進歩し、定位放射線治療を可能にするさまざまな技術が開発され、より正確に、より簡便に行えるようになってきました。ここでは当院で行っている定位放射線治療について紹介します。

治療の対象となるがん

　定位放射線治療の対象となる主ながんとしては脳転移、肺がん、肝臓がんなどが挙げられます。いずれの場合もサイズの小さいがんに良い適応です。例えば、脳転移であれば病巣の大きさが2cm程度まで、肺がんであれば肺の末梢（外側寄り）にある3cm程度までの病巣がこの治療に適しています。

　それ以上に病巣が大きい場合でも、治療の回数を増やして対応することがありますが、症状が強く現れているような大きな脳転移や、間質性肺炎を併発している肺がんなど、定位放射線治療を行うべきではない場合もあります。担当医とよく相談をして方針を決める必要があります。

治療の実際

　当院で実際に行っている定位放射線治療の方法について紹介します。治療を行う際は、治療の約1週前に一度外来を受診して、放射線治療の準備を行います。治療計画用のCTの撮像、頭や胸を固定するための器具を作成します。

　治療自体は外来での治療も可能で、脳転移の場合は1個の病巣につき約20分の1回治療、肺がんの場合は約50分の照射を4回（4日間）行います。治療中じっとしている必要がありますが、照射中に痛みなど感じることはありません。

　脳転移の治療は、以前は頭部を金属のフレームに固定するため、局所麻酔をして頭部をピンで固定する必要がありましたが、2011（平成23）年から、当院に最新の外部放射線治療装置（リニアック）が導入され、ピン固定の不要なマスク固定となりました（写真1～3）。これによって局所麻

放射線治療科

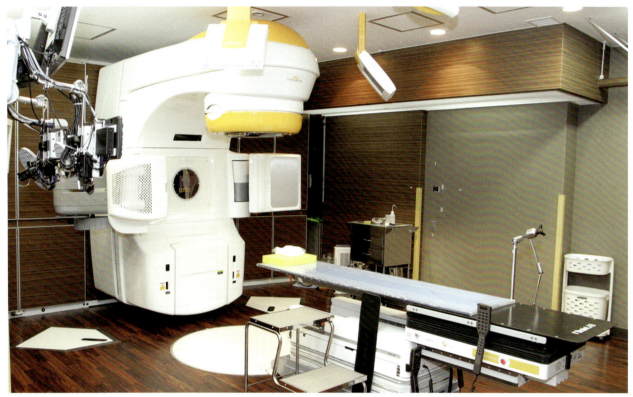

写真1　最新の外部放射線治療装置（リニアック）ノバリスTX

酔が不要となり、患者さんにとって痛みのないマスク固定だけの非常に楽な治療となりました。

効果と合併症

期待される治療効果は、病巣の大きさにもよりますが、脳転移であれば60〜90％、肺がんであれば80〜90％程度の治療効果が得られます。一方、この治療に伴う合併症としては、脳であれば治療後しばらくして脱毛や吐気などがみられることがあり、まれですが遅発性に脳壊死が発生することがあります。一方、肺の場合は病巣の周囲に肺炎を起こすことがありますので、治療後も定期的な経過観察が必要です。

この治療の最大のメリットは、治療中の患者さんへの体の負担が非常に少ないということです。高齢や併存疾患などの理由で手術が受けられないような患者さんでも、放射線治療の台の上で仰向きにじっとしていることができる方なら基本的に治療を受けることは可能です。

高齢者やほかに病気を持っているなどの理由で手術ができない場合でも、定位放射線治療は可能なことがありますので、一度、担当医にご相談ください。

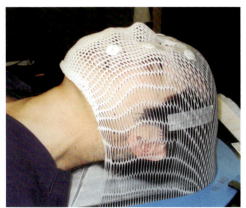

写真2　マスクによる頭部の固定で痛みのない治療が可能

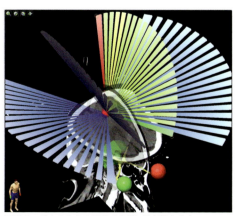

写真3　多方向からの照射で病巣に放射線を集中

放射線治療科 前立腺がん・子宮がんに対する低侵襲治療

小線源治療(しょうせんげんちりょう)

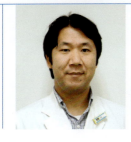
助教
川中 崇(かわなか たかし)

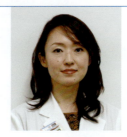
助教
久保 亜貴子(くぼ あきこ)

体に負担の少ない治療

　小線源治療とは小線源と呼ばれる放射性物質を密封した小さな金属カプセルを病変に可能な限り近接させることによって、放射線照射を行う方法です。小線源治療の利点は①病変に放射線を集中させ、周囲の正常組織に当たる放射線量を減らすことができる②小線源を病変内部や病変の近くに固定できるので、臓器の動きによる影響を受けにくいことです。

　小線源治療の治療部位は、子宮・膣(ちつ)・口腔(こうくう)・皮膚・咽頭(いんとう)・乳腺(にゅうせん)・前立腺(ぜんりつせん)・気管・食道・胆管などがありますが、その中でも当院では子宮と前立腺に対する治療を多く行っています。

　小線源治療の歴史は古く、1898（明治31）年のキュリー夫妻によるラジウムの発見に端を発し、1902年には初めてのラジウムを用いた小線源治療が行われた記録が残っています。その後、技術の進歩とともに改良を重ね、近年は画像誘導を使った高精度な線源配置や線量評価が可能となりました。この画像誘導小線源治療はCTやMRI、超音波画像などを使って小線源治療を行う方法で、標的となる腫瘍(しゅよう)と周囲の正常臓器を判別して必要な部分にしっかりと放射線を照射しつつ、正常臓器への照射を最小限に抑えて副作用を抑制する理想的な線量分布を実現します。

　小線源治療は線源の挿入方法や線量率によって分類されます。アプローチの方法には組織内に直接小線源を刺入する組織内照射（舌がんや前立腺がん）と、体腔内に線源を挿入する腔内照射(きゅうけい)（子宮頸がんなど）、皮膚や粘膜の上に線源を配列する貼付照射があります。また、用いる放射性物質の種類によって短時間で強い放射線を当てる高線量率小線源治療と比較的長い時間をかけてゆっくり放射線を当てる低線量率小線源治療に分かれます。

子宮頸がんに対する小線源治療

　子宮頸がんの治療には、外部照射（所属リンパ領域を含めた全骨盤照射）と小線源を使った腔内照射を併用します。小線源治療時には子宮内に1本のタンデム、膣内に2本のオボイドと呼ばれる細い管状のアプリケーターを挿入し、X線撮影で位置を確認します。治療計画用コンピューターで計算し、遠隔操作で小線源を幾つかのポイントに数秒〜数分停止することによって、腫瘍に体内から集中的に効率よく放射線を当てることができます。治療時間は1時間半から2時間程度です。当院ではリモートアフターローディングシステムによって、イリジウム（Ir-192）を使った高線量率小線源治療を行っています。

　従来、2次元治療計画で良好な局所制御率が得られてきましたが、2013年から画像誘導小線源治療を開始しました。画像誘導小線源治療では、アプリケーターを留置した状態でMRIやCT

放射線治療科

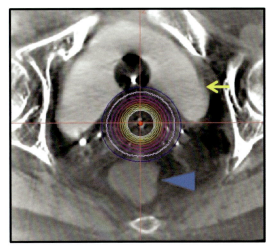

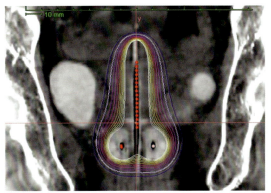

写真1　子宮頸がんの画像誘導小線源治療の線量分布図
子宮頸がんに対する画像誘導小線源治療の治療計画画像です。膀胱（黄色矢印）や直腸（青色矢頭）にあたる実際の放射線の量を評価することができます

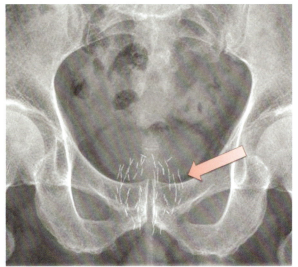

写真2　前立腺への小線源治療後のX線写真
前立腺に対して小線源（矢印）挿入後に撮影したもの。I-125のチタンカプセルが、X線写真では前立腺内に整然と並ぶ白い粒として認められます

を撮像し、それを基に3次元画像データを応用した治療を行います（写真1）。CTやMRIを利用すると子宮の近くにある臓器（膀胱・直腸・S状結腸・小腸）が判別できるので、これらの臓器に対する不必要な線量を減らすことによって副作用の軽減を図ることができます。

前立腺がんに対する小線源治療

前立腺がんに対する根治治療の選択肢として手術と放射線療法があり、放射線療法には前出の強度変調放射線治療（IMRT）などの外部照射と小線源治療があります。小線源治療は、前立腺にアプリケーターを一時的に留置して行う高線量率小線源治療と小線源を前立腺内に永久留置する低線量率小線源治療の二つの方法がありますが、当院では低線量率小線源治療を行っています（写真2）。

低線量率小線源治療は、泌尿器科と協力して放射性ヨウ素（I-125）が密封された5㎜くらいの小さなチタンカプセルの小線源を前立腺の大きさによって50〜100個程度挿入します。このカプセルは永久に前立腺内に残りますが、1年後にはカプセルから出る放射線の量はほとんどゼロになり、体外に出る放射線の量も非常に弱いので周囲の人への影響はありません。

低線量率小線源治療は低リスク群に分類される前立腺がんに推奨されていますが、中リスク群の症例に対しても有効な治療法です。また、IMRTやホルモン療法を併用することで高リスク群の症例にも適応できます。この治療の利点として、手術をしないで十分に根治を望めることですが、頻度は低いものの頻尿などの副作用を生じることがありますので、どの治療法を選択するかは、担当医や放射線治療医と十分に相談してください。

むし歯科　高周波・電磁波治療の臨床試験

歯根尖の炎症（根尖性歯周炎）

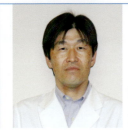

講師
湯本 浩通（ゆもと ひろみち）

歯根尖の炎症病変とは？

歯に穴が開いた虫歯から端を発し、口の中の病原細菌が歯の中へ深く侵入していくと、歯髄（歯の中の神経や血管を主体とした組織）や歯の根の先とその周囲に細菌感染による炎症が波及し、さらに進行すると、歯を支える骨が溶け、膿が溜まり、歯肉が腫れてきます（図1）。

このように、細菌による感染した状態を放置すると、炎症が広がり、歯を支える骨が溶け、歯が動いたり、歯の噛み合わせの状態が不安定になり、歯の寿命も短くなり、口の中の機能や審美性に大きな影響が出てきます。

歯の根の治療（歯内療法）とは？

このような細菌感染による歯根の中や先端とその周囲の炎症病変（歯根尖の炎症病変、根尖性歯周炎）に対する治療として、歯内療法（根の治療）が必要となります。この歯内療法の二つの大きな目的として「根の中の感染源（病原因子）の除去」と「再感染を防止するための緊密な充填・封鎖」が挙げられます。

しかし、根の中の構造は、木の幹から多くの枝が分かれているように非常に複雑で、さらに肉眼では根の中を直視できないことや根の先端周囲にも細菌が塊を形成していることなどから、治療困難または痛み・腫れや膿が止まらないなどの症状が持続する難治性病変となる場合も少なくありません（図2）。

そこで、2014（平成26）年4月から難治性の病変に対して、一般的なX線撮影による平面的な画像に加えて、立体的に歯や根とその周囲の病変部の構造を把握できる歯科用コーンビームCT撮影が保険適用となりました。また、歯科用顕微鏡（マイクロスコープ）を使うことによって、これまで観察が困難であった根の中のより深い部分までも観察することが可能となりました。

さらに根の中を充填・封鎖する材料にも改良が加えられ、より歯質と接着するものも応用されています。殺菌効果などを目的とした根の中へのレーザー照射法や超音波を利用した洗浄方法なども開発されて既に応用されています。

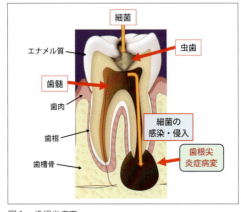

図1　歯根尖病変

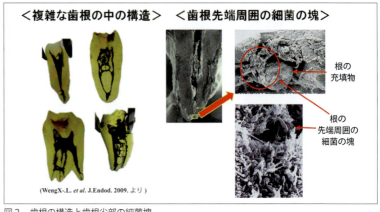

図2　歯根の構造と歯根尖部の細菌塊

むし歯科

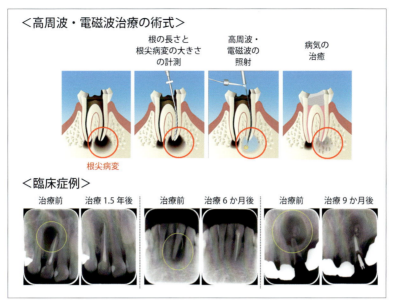

図3　高周波・電磁波照射術式と症例

しかし残念ながら、歯の根の中の構造の複雑性や根の彎曲、根の中だけでなく根の周囲への長期に及ぶ細菌感染状態などの理由と、器具や薬剤の到達性やレーザー光の直進性などの制限から、現在の歯内療法にも限界があります。

このような難治性の病変には、外科的な治療法が選択されてきました。この外科的処置は、局所麻酔下で歯肉を切開して骨と根の先端を露出させ、根の先端を3mmほど切除し、その切断面を詰め物で封鎖するという方法です。

しかしこの方法は歯肉を切り、一部骨を削る外科的な処置に加え、根の長さが短くなるという欠点があります。特に超高齢社会を迎えた現在、患者さんにとって体に負担の少ない治療が医療分野でも望まれています。

歯根尖の病変に対する高周波・電磁波治療

当科は、これまでに電気メスなどで医療分野でも長く使用されている高周波・電磁波照射に着目して、培養した細菌や細胞を使った基礎的な研究を行い、その殺菌効果と骨芽細胞の活性化効果を明らかにしました。

現在、当科では、このような難治性の歯根尖の病変に対する新しい非外科的治療法の開発をめざして、当院臨床研究倫理審査委員会の承認を得て、2010年1月から「歯根尖病変部の殺菌による抗炎症効果と歯周組織の治癒促進を目的とした高周波・電磁波治療に関する臨床試験」と題した治療を行っています（図3）。

その治療方法は、歯の根の先あるいはその周りにX線で比較的広範に及ぶ炎症あるいは歯を支える骨の吸収像の見られる歯に対して、通法による器具と薬剤を使った清掃・消毒を行った後、根の中を詰める直前の最終段階に、局所麻酔下で根の先の周り、ならびに根の管の中に高周波・電磁波を照射します。

その後、直ちに通法により根の中を詰めます。よって、高周波・電磁波照射の処置は、根を詰める直前1回だけで、歯肉・骨や根を削るといった外科処置は必要としません。

ただし、この臨床試験をするためには幾つかの基準があり、ペースメーカーなどの体内植え込み型医用電気機器を使用していたり、重度の全身疾患を持つ患者さんや重度の虫歯や歯周病がある歯は除外されます。このように、すべての症例に対して適応・有効であるとは限りませんので、診査や治療の可否と臨床試験については担当医に相談してください。

歯周病科　歯周病に対する再生治療

歯周病（ししゅうびょう）

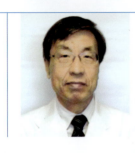

教授
永田　俊彦（ながた　としひこ）

歯周病は組織が破壊され骨が溶ける病気

　歯周病は、口腔内（こうくうない）にいる歯周病細菌の感染によって引き起こされる慢性炎症性疾患です。歯周病細菌にはジンジバーリス菌など十数種類あり、歯垢（しこう）の塊の中にバイオフィルムという集団をつくって増殖します。これらの細菌が歯と歯ぐきの境界部から歯肉組織に侵入すると、歯肉組織では、白血球などの防御因子が集積し炎症反応が起こります。口腔ケアが不十分な場合には、歯垢中の細菌はどんどん増殖し、炎症反応が拡大して組織破壊が起こった結果、歯周ポケットが形成されます。

　「写真1」に歯周病の病態を示しています。歯周組織の炎症が歯ぐきに限局している場合を「歯肉炎」、歯周ポケットができ組織の破壊がみられる場合を「歯周炎」と呼んでいます。歯周炎の特徴は歯の周りの骨（歯槽骨）が炎症の結果、溶けてしまうことです。歯槽骨量が減少すると歯は周りの支持を失って、ぐらぐらと動揺し、最終的には歯が移動したり抜け落ちたりします。

その過程で、歯ぐきが繰り返し腫（は）れたり、ものが噛（か）めなくなったりして苦痛を味わうことになります。何より健やかな食生活を営めなくなることで、人生の楽しみも奪われてしまいます。このように、歯周病は骨が溶ける病気なのです。「写真1」のX線写真からも骨が大きく減っているのが分かります。

歯周病の一般的な治療法

　皆さん、歯科医院で歯科衛生士に歯みがき指導を受けた経験があるかと思います。歯周病治療の第一歩は、歯垢を取り除くプラークコントロールから始まります。完璧に歯垢を除去できれば歯周病の原因を駆逐できますが、歯と歯の間や歯ぐきとの境界部、奥歯の届きにくい部分などを含めて100％歯垢を除去できる人はまずいません。しかし、歯科衛生士の適切な指導を受ければ80％程度の歯垢除去は可能になります。

　また、歯周ポケット内に潜む歯周病細菌を自ら除去することも困難ですので、ポケット内の治療は歯科医や歯科衛生士に委ねることになります（写真2）。

　歯周ポケットをなくすためには、歯石など歯の付着物を除去し歯の表面を滑らかにすること（スケーリング・ルートプレーニング）、歯ぐきの内側に存在する炎症軟組織を除去すること（キュレタージ）、歯周ポケットに薬剤を注入することなどが一般的に行われています。これを

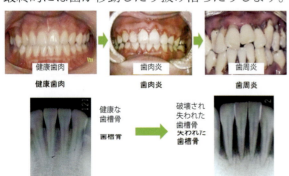

写真1　歯周病の種類と病態

歯周病科

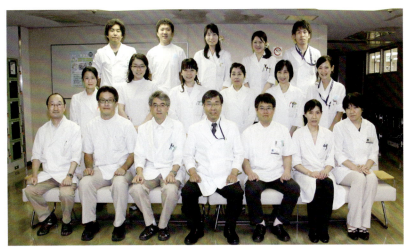

写真2　歯周病科スタッフ

歯周基本治療と呼んでいて、一般の歯科医院で最も頻繁に行われている治療です。以上の治療でよくならない場合には、歯周外科手術を行うことになります。歯周外科手術は、一定のトレーニングを受けた歯科医（とくに歯周病専門医）によって行われます。「写真3」に歯周病治療によって改善した臨床例を示しています。赤い歯ぐきがピンク色に変わり、締まった感じになっているのが分かります。

線維芽細胞成長因子による歯周組織再生療法

重度の歯周炎は、通常の歯周外科治療を行っても、失われた歯周組織、特に歯槽骨が元通りに回復することは期待できません。現状では、残っている歯周組織を健康な状態に戻し、その状態で口腔内の機能回復を図るのが一般的な治療です。そこで、失われた歯周組織を何とか元通りに回復させようとするのが歯周組織再生療法です。歯周組織再生療法には数種類の方法がありますが、ここでは私たちが10年以上取り組んできた線維芽細胞成長因子（FGF-2）による再生療法を紹介します。

FGF-2は細胞成長因子の一つで、血管新生作用、コラーゲン合成促進作用、骨形成促進作用などがあり、皮膚科領域では床ずれ防止のためのスプレー薬としてすでに実用化されています。

歯周病領域では、歯周外科手術の際に、欠損した組織の周囲にFGF-2を局所塗布し、術後に失われた組織が回復することを期待します。私たちは、歯周炎患者さんに対するFGF-2の臨床治験を繰り返し行い、データを積み重ねてきました。この臨床治験は全国20施設で行われた結果、FGF-2の再生力が証明されました。特に歯槽骨の再生に優れた効能があったことから、現在、実用化に向けて厚生労働省に医薬品申請が行われている最中です。「写真4」に、その臨床例を示しています。手術後9か月目に歯の周りの骨が劇的に再生しているのが分かります。今後は、このような薬剤が、歯科の臨床現場で早期に応用されることが、おおいに期待されているところです。

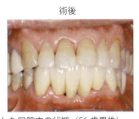

写真3　歯周病治療によって改善した口腔内の状態（56歳男性）

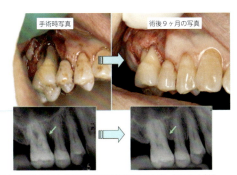

写真4　FGF-2による歯周組織再生療法の1例（52歳女性）
手術後9か月目に大臼歯部の周辺に著しい骨の増加が認められます

そしゃく科 — コンピューター支援による治療（デジタルデンティストリー）

補綴歯科
（ほてつしか）

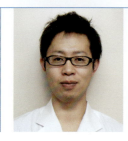

助教
石田 雄一
（いしだ ゆういち）

歯科補綴治療とCAD/CAM（キャド キャム）

虫歯などで歯の一部がなくなってしまった場合、あるいは歯周病などで歯が抜けてしまった場合に、人工の材料を使って元の歯の形態や機能を取り戻す治療方法を「補綴歯科治療」と言います。一般的に「詰め物（専門用語ではインレー）」や「被せ物（専門用語ではクラウン）」と呼ばれている治療方法は、少なくても歯根（歯の歯ぐきに埋まっている部分）が残っているときに適応される方法です。

歯が歯根から抜けてしまった場合でも、抜けた歯の本数に対して十分な歯がその両隣にあれば、「橋渡し（専門用語ではブリッジ）」と呼ばれる治療方法が適応できます（図1）。これらは歯科技工士によってオーダーメードの手作りで製作され、「図2」のように、さまざまなステップを経て完成します。

CAD/CAMとは、Computer Aided Design / Computer Aided Manufacturing の頭文字を取った略語であり、「コンピューター支援による設計・製作システム」と訳されます。これは、コンピューター上で設計したデザインを実体化させることができる技術であり、さまざまな一般産業界で広く使われています。皆さんもCAD/CAMシステムの一部である3次元スキャナーや3次元プリンターなどをテレビや雑誌などで見聞きしたことがあるかもしれません。

このCAD/CAM技術は、近年、歯科治療にも盛んに応用されるようになり、補綴装置（クラウン、ブリッジ、義歯など）の製作過程で、「図2」のように歯科技工士や歯科医の仕事の一部をCAD/CAMで代替することで、コンピューターを用いた補綴装置の製作が可能になりました。

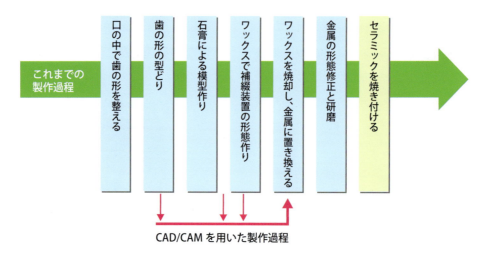

図2　CAD/CAMを用いた補綴治療の製作過程

■ そしゃく科

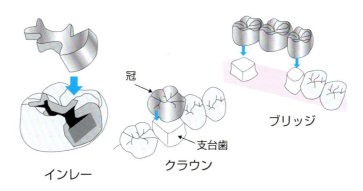

図1　補綴治療の種類

CAD/CAMによる補綴治療の特徴

CAD/CAMを取り入れたことによって、補綴装置に新しい材料が使えるようになりました。その一つが、「ジルコニア」です。

ジルコニアとは、ジルコニウム（原子番号40）の酸化物のことで、正式名称を二酸化ジルコニウムと言います。ジルコニアは、通常の状態では非常に高強度の白色の固体で、「白い金属」とも呼ばれています。また、生体との親和性にも優れ、整形外科領域では人工関節にも使われています。

「白い・硬い・生体親和性が高い」と、ジルコニアは補綴歯科治療に有利な特性を備えているのですが、一方で融点（個体が液体になる温度）が約2700℃と非常に高いため、一般的な歯科技工所で加工することが難しいことから、補綴歯科治療には使われることはありませんでした。

しかし、CAD/CAM技術によってジルコニアの塊から補綴装置を「削り出して製作する」という方法が可能になり、歯科用貴金属の高騰という社会背景も相まって近年では盛んに使われるようになりました（写真）。

CAD/CAMによる歯科治療の現状と将来性

前述したジルコニアを使った治療は自費診療ですが、2012（平成24）年4月からの小臼歯部に限り白色の複合材料を使ったCAD/CAM治療が保険治療に導入されました。将来的に、この適用範囲は拡大され、いずれは保険治療の範囲内でも金属を全く使用しない「メタルフリー」治療を行えるようになるかもしれません。

また、補綴歯科治療の一つである「入れ歯（専門用語では義歯）」の一部もCAD/CAMによって製作することができ、現在、私たちの教室では、その適応範囲を広げるための研究を行っています。口腔外科領域では、手術の補助装置や術前資料の製作などにもCAD/CAMが使われて、CAD/CAMは歯科治療のさまざまな分野で活用されています。

このように、CAD/CAMは歯科治療に関する製作物全般に応用できる可能性のある、非常に将来性の高い技術であり、今後も患者さんや医療従事者が受ける恩恵は、さらに拡大していくでしょう。

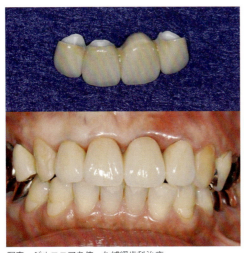

写真　ジルコニアを使った補綴歯科治療
ジルコニアにセラミックを焼き付けた補綴装置を使うことで、自分の歯のような非常に美しく、かつプラークの付着しにくい清潔な治療を行うことができます

インプラント

口腔インプラントセンター　インプラント治療の実際

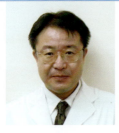

准教授
友竹 偉則
(ともたけ よりとき)

歯を失うと・・・

年齢を重ねると、歯周病や歯根が破折して歯を失うことが多くなります。歯を失ってそのままにしておくと、隣の歯が倒れてきたり、噛み合う対の歯が伸びて、歯並びや噛み合わせが崩れてきます（図1）。

そうならないためには、なくした歯の形と機能を回復させる治療が必要になります。これを補綴歯科治療と言い、ブリッジや入れ歯、インプラントなどの方法があります。

ブリッジは失くした歯の両隣の歯を削って連結した歯冠（口腔でみえる歯の部分）を被せる方法で元の歯並びに近い状態になりますが、歯を傷めることにもなり、片方の支台となる歯がない場合はできません。入れ歯は顎にきちんと合っていないと痛みが出やすく、噛む力は元々の歯より弱くなります。

インプラント治療とは？

インプラント implant は、しっかり埋め込む、移植するという意味で、歯科では人工歯根をインプラント体と呼びます。インプラント体の標準的な大きさは直径約4mm、長さ10～13mmで、金属のチタンが使用されます。チタンは骨と結合（オッセオインテグレーション）する性質があり、体内に取り入れてもアレルギーを起こしにくい、生体親和性の高い安全な材料です。

インプラント治療とは、このインプラント体を歯が抜けた部位の顎の骨に埋め込み、歯冠を取り付ける治療方法で、「ほかの歯に負担がかからない」「しっかりした噛み心地の良さ」と「自然な見た目」が利点です。

一方で、手術が必要で、治療期間も長くかかり、自由診療（保険適用外）であることから治療の負担は大きくなるので、治療内容について十分な説明を受けて、理解した上で治療を受けることが重要です。

インプラント治療をする前の準備

インプラント体を埋め込む部位には相応の骨の量が必要になります。治療の前には、口腔内の診査とともにX線検査を行います。CT検査では顎の骨の形が詳しく分かります。骨の量が少ない場合には、骨移植や人工の骨補填材を使って増やす方法も計画します。

また、一般の手術と同様に血液検査をします。安全に治療を進めるために、高血圧や糖尿病、骨粗しょう症などがある場合は、かかりつけの内科医に照会して健康状態を把握します。

そして、歯を失った部分だけではなく、残っている歯のう蝕や歯周病の治療、歯磨き指導によって、口全体の状態を整えておく必要があります。

口腔インプラントセンター

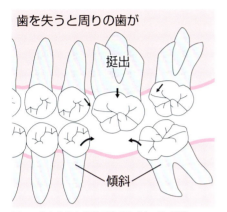

図1　歯を失うと歯並びや噛み合わせに影響

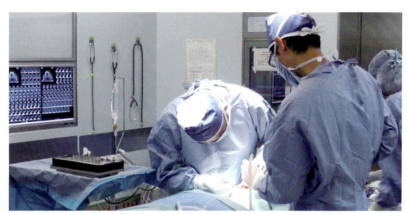

写真　インプラント埋入手術

インプラント治療の流れ

　インプラント体を埋入する手術は、手術室で血圧などをモニターで管理しながら行います。手術に対する不安や緊張感を抑えて円滑に行うために、希望に応じて鎮静麻酔法を利用しています。

　基本的な手術は2回行います。1回目は、口腔内への麻酔によって痛みを感じない状態で歯肉を切開し、顎の骨に穴を開けてインプラント体を埋め込み、歯肉を元通りに縫合して終わります（図2）。

　埋入後の2～4か月間は、インプラント体と周囲の骨が強固に結合するための治癒の期間で、そのままの状態で過ごします。2回目は、再び麻酔をして歯肉を切開し、インプラント体のねじ穴に支台（アバットメント）を連結して、歯冠（上部構造）を取り付けていきます（図3、4）。

　インプラントは元々の歯と噛む感覚が異なるので、まずはプラスチック製の仮歯を装着して数か月ほど慣らした後で、しっかりとした耐久性のある陶材製や金属製の歯冠を作り、装着しなおします。

　治療が終わってからも定期的なメインテナンスが大切です。インプラントの周囲が不潔なままだと周囲炎になる恐れもあるので、担当医によるチェックとクリーニングを受けるとともに、自身でも丁寧な歯磨きを心掛けて良好な口腔衛生を保つことがインプラントを長持ちさせることにつながります。

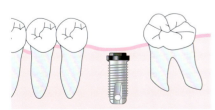

図2　インプラント体の埋入（一次手術）

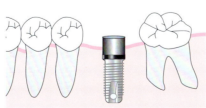

図3　支台（アバットメント）の連結（二次手術）

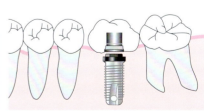

図4　歯冠（上部構造）の装着

かみあわせ補綴科　さまざまな保存的治療に取り組む

顎関節症・非歯原性歯痛

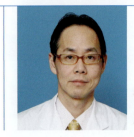

教授
松香　芳三
（まつか　よしぞう）

■ 口を開けると顎が痛い（顎関節症）、問題のない歯が痛い（非歯原性歯痛）

　顎関節症は口を開けると顎の関節や筋肉が痛い、口を大きく開けにくい、顎を動かすと耳の前でカクカク、ジャリジャリなどの音がするという症状があります。患者さんの大半は女性ですが、男性にも発症する病気です。顎関節は、頭の骨のくぼみに下顎の骨の突き出た部分がはまる構造になっていて、その間に関節円板（軟骨）があります（図1）。関節円板がずれると口を開閉するときに音がしたり、口が開けにくくなったりします（図2）。下顎には口を開け閉めする筋肉が付いていて、それらが筋肉痛を起こすことも多くあります（図3）。さらに、顎の痛みに加えて、頭痛、肩こり、耳の痛みなどが同時に起きることもあります。

　顎関節症の原因はさまざまですが、日常的に上下の歯が当たっている、仕事などに集中しているときに歯を噛みしめている、寝ているときに歯ぎしりをしている、などが主な原因として考えられます（図4）。昼間、無意識に上下の歯を噛みしめている人は夕方になると顎が痛くなり、夜中に歯ぎしりをしている人は起床時に痛くなることが多いようです。

　歯ぎしりは精神的なストレスの多い日常生活、寝るときの姿勢、上下の噛み合わせが悪いことなどで発症する可能性があります。

　非歯原性歯痛は、むし歯や歯周病などの問題がない歯が痛くなる病気です。顔の筋肉や神経の問題、頭痛、副鼻腔の問題、心臓疾患などによって発症する可能性があります。症状はいろいろで、原因の病気によって異なります。

■ 問診、触診、画像検査などで診断

　顎関節症や非歯原性歯痛の検査は、医師・歯科医師などによる聞き取り検査が最も重要です。ほかの病気と同じですが、現在の症状、発症の時期・きっかけ、時間的な経過などの情報が診断には有効です。加えて、顎関節や顔面の筋肉を触って、痛みや顎関節音があるのかの確認を行います。X線検査やMRI検査（磁気検査）などで、詳しい検査を行うこともあります。

　顎関節症の原因を明らかにするために、目を閉じてボーっと口を閉じたとき、上の歯と下の

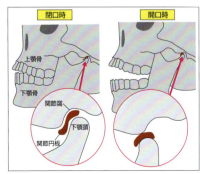

図1　顎の関節の解剖図

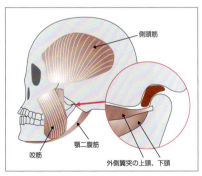

図2　顎関節や咀嚼筋の疼痛

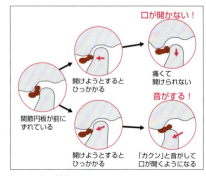

図3　開口障害

■ かみあわせ補綴科

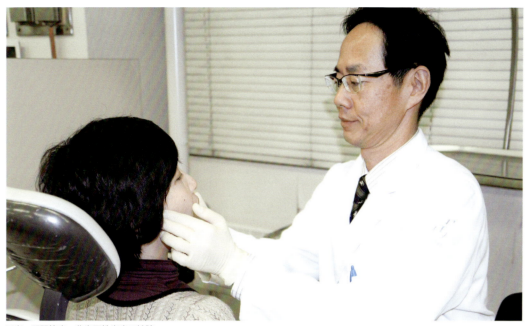

写真　顎関節症・非歯原性歯痛の触診

歯が当たっているのかを確認したり、日常生活の様子なども尋ねたりします。

　顎や顔の筋肉が痛い場合、顎関節症や非歯原性歯痛ではなく、顎関節脱臼、腫瘍（しゅよう）、骨折、骨の過形成などということもあり、検査も必要となります。

保存的治療とは？

　顎を動かす筋肉（顔面部の筋肉）が痛い人は、筋肉を温めたり冷やしたりすることで、血流の回復を図ります。食事中に痛みのある人は、堅い物を食べないことや長時間の食事をしないことを実践してもらいます。筋肉に痛みのある人や、口が開けにくくなって長期間経過した人は、口を開けるストレッチを行います。

　このストレッチは親指で上の前歯を押し上げ、人差指で下の前歯を押し下げて6秒間キープします。あるいは片手を上の歯に当て、もう一方の手を下の歯に当てて、開口ストレッチをします。この運動を6回1セットとして、1日に3〜6セットを行います。できるだけ精神的なストレスの少ない生活をめざすことも大切です。

　食事以外では、上下の歯を接触させないようにするために「歯を離す」「顎を楽にする」などのメモを目につく所に多く貼り、そのメモを見たら、腹式呼吸をすることで、歯の接触を離すようにすることも良いようです。

　顎関節の痛みが強い人には、鎮痛薬を処方することもあります。睡眠時に歯ぎしりをしていると考えられる人にはマウスピースを処方して、寝るときにつけてもらいます。強い痛みが長期間続く人には、顎関節への注射、そのほかの薬の処方、ボツリヌス毒素注射なども当院では行っています。

　非歯原性歯痛に対しては発症原因を明らかにして、それらに対する治療を行う必要があります。

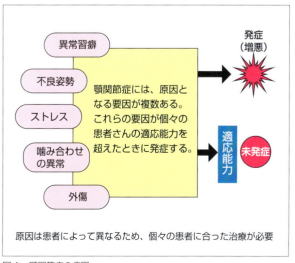

図4　顎関節症の病因

かみあわせ補綴科　世界唯一の睡眠中の顎運動測定器

歯ぎしり

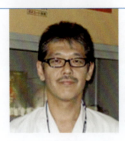

講師
大倉 一夫（おおくら かずお）

無意識下での強い噛みしめ

　歯ぎしり（ブラキシズム）は①ギリギリと音がするグラインディング②カチカチと噛むタッピング③音がしない、ぐっと噛みしめるクレンチングの3種類に分類され、それぞれが混在することもあります。

　歯ぎしりのときには、上下の歯が接触して不快な雑音が生じることが多く、これが歯ぎしり発見の糸口になります。厄介なのはクレンチングで、雑音が出ないので発見が遅れがちになり、ぐっと噛みしめるために噛む力が強いのです。

　一般に、歯ぎしりは寝ているときに起きると考えられていますが、実は、睡眠中に起きるものと、日中に起きるものの2種類あります。両方とも自覚がないにもかかわらず、持続的に筋肉が緊張し、強い力が顎や歯などに作用し、歯ぎしりの回数が多いと次のような問題点を引き起こします。

・起床時に顎や肩の筋肉に痛みや疲労を感じる
・筋肉の肥大、顎のこわばり、口が開けにくいなど顎関節症を引き起こす
・上下の歯をすり合わせることによって、歯が削れてすり減ったり、歯が折れたり、被せもの（補綴装置）が壊れたり、外れたりする
・歯周病に罹患している人では歯の動揺がさらに大きくなってしまう
・口の中の骨がごつごつと膨らんでくる（写真2）

　睡眠中は意識がないので、家族の気付きによって歯ぎしりを自覚することが多いようです。睡眠中の歯ぎしりは乳歯が生えてくる頃から始まり、成人で約10％の有病率といわれています。これは年齢とともに減少しますが、歯のない方でも歯ぎしりは起こります。性別による差はありません。

　日中の歯ぎしりは、噛みしめている意識がなく、友人や歯科医に指摘されて自覚することが多いようです。噛みしめに至らなくても持続的に上下の歯を接触させていることがあり、この不必要な上下の歯の接触が顎関節症や肩こりの原因になることもあります。

　日中の歯ぎしりの問題点は噛む力は弱くても長時間にわたって筋肉が緊張し続けることです。

問診やアンケート、口腔内診査などで診断

　日中の歯ぎしりの診断は自分自身でできますが、睡眠中の歯ぎしりの診断は難しく、問診やアンケート、口腔内診査によって診断します。

　診断には、睡眠中の歯ぎしり音や噛みしめを自覚していて、これがほかの医学的な要因（精神心理的疾患、薬品の影響など）によるものではなく、次の項目が1つ以上あてはまる場合に、睡眠中の歯ぎしりと診断できます。

①異常な歯のすり減り②起床時の顎の不快感、疲労、痛み、口が開けにくい③強い噛みしめによる筋肉の肥大。

かみあわせ補綴科

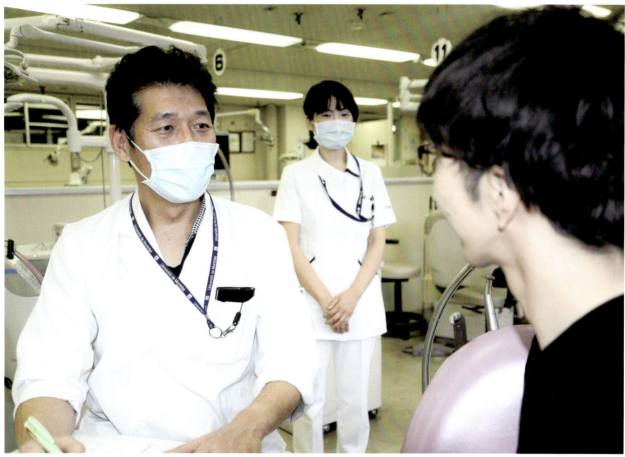

写真1　診療風景

　詳しい診断は、ポリソムノグラフを使った睡眠測定が必要ですが、日本では、現在まで、研究レベルにとどまっています。当院には世界で唯一の睡眠中の顎の動きが測定できる装置があります。

認知行動療法や歯科用スプリント、薬物治療

　歯ぎしりの治療法として、認知行動療法があります。利点は副作用がないことで、暗示療法やリラクゼーション、ストレス管理などがあり、リラックス法や睡眠衛生の教育を行うことで歯ぎしりを減らすことが可能です。

　歯科用スプリント（写真3）を製作することで、歯ぎしりを減らせるだけでなく、直接上下の歯が接触することを防ぐことができるため、すり減ってしまった歯の保護や歯ぎしり音を減らすことが可能です。関節症などの痛みをコントロールすることもできます。

　ただし、いびきや睡眠時無呼吸を悪化させる可能性もあるため、いびきがある人には慎重に適応しないといけません。

　薬物療法として、筋弛緩薬、鎮静剤、自律神経抑制剤などがあります。また、逆流性胃食道炎があると歯ぎしりが起こりやすいため、胸焼けなどの症状がある場合には胃酸抑制剤も有効です。

　さらに、研究レベルでは、ボツリヌス毒素を筋肉に注射することで歯ぎしりが減少することが明らかになりつつあります。

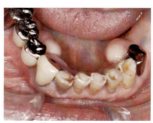

写真2　外骨症

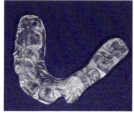

写真3　スプリント

矯正歯科

歯科矯正用アンカースクリューによる治療

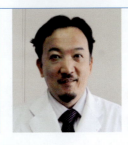

教授
田中 栄二
たなか えいじ

歯並び、噛み合わせ、スマイル

　はじけるような笑顔からこぼれる、健康できれいな歯。それは、その人の魅力を高め、表情を明るくするばかりでなく、体の健康にもかかわってきます。歯並び、噛み合わせの悪さは、むし歯や歯槽膿漏の原因となるばかりでなく、肩こりや頭痛、体調不良の原因にもなります。歯並び、噛み合わせが悪いからといって、それは致命的な問題とはなりませんが、健康長寿のためには必要不可欠です。

　口は食物の入り口で、生きていくための基本的行動の出発点であるとともに、食生活が心の安らぎをもたらし、ストレスを解消する上でもきわめて大切な要素ですから、よく噛めることは身体発達、精神発達の基盤と考えられています。80歳で20本以上の残存歯数を認める、いわゆる「8020」達成者の噛み合わせを調査すると、受け口などの異常な噛み合わせは存在せず、自身の歯でよく噛み、よく食べ、自身の足でよく歩く、かくしゃくとした方ばかりです。

　矯正歯科治療のめざしているのは、こうした健康を害する要因を軽減して、健康的で若々しい口の環境をつくり、維持することです。そして、美しい笑顔は人を明るく、活動的にするばかりでなく、生活の質（QOL）の向上にもつながります。

　米国では、小学生の約70％は矯正歯科治療を受けていて、大人になってからの矯正歯科治療は非常に恥ずかしいものでした。一方、日本は矯正歯科治療を受ける小学生の割合はやっと10％に届く程度です。その結果、最近、日本では大人になってから矯正歯科治療を受ける方が増えています。矯正歯科治療といえば、成長期の子どものための治療と考えられがちですが、実際はそんなことはなく、矯正歯科治療に年齢制限はありません。

最新の矯正歯科治療

　従来、矯正歯科治療は「痛そう、見た目が怖い、

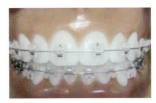

写真1　歯と同じ色で、外から見えにくいタイプの審美ブラケット装置

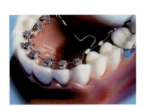

写真3　歯の裏に付ける、全く見えないタイプの舌側ブラケット装置

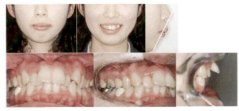 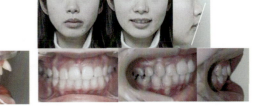

写真2　審美ブラケット装置を使って治療した一例
治療期間2年、治療前に見られた前歯部の叢生と口元の突出感は改善され、すっきりとした口元とバランスのとれた横顔、緊密な噛み合わせが獲得されている

矯正歯科

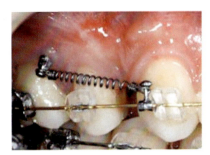

写真4　歯科矯正用アンカースクリューの使用例

時間がかかる」などのマイナスイメージが強く、特に成人の女性の多くにとって、矯正装置が口に入ることには抵抗感がありました。このような意見を反映し、矯正歯科治療の技術も格段の進歩を遂げ、従来のマイナスイメージを大幅に軽減させました。

現在の矯正歯科治療で使われている装置は歯への負担が軽く、シンプルで外から見えにくいタイプ（審美ブラケット装置／写真1、2）や、歯の裏に付けるので全く見えないタイプ（舌側ブラケット装置／写真3）などもあり、いずれも効率的に歯が移動できます。矯正装置とワイヤーとの間に生じる摩擦を減らすことで、歯の移動時の痛みを軽減し、歯の動きも早くなり、治療期間も短縮できます。

歯の移動に対する絶対的固定源として開発された歯科矯正用アンカースクリューは、2013（平成25）年に厚生労働省の薬事承認を受け、2014年4月から保険適用されました（写4）。このアンカースクリューを使うようになって、患者さんの協力なしに、絶対的な固定が得られ、従来、不可能と考えられてきた臼歯の圧下や歯列全体の遠心移動が簡単にできるようになりました。

具体的に言いますと、前歯のガタガタや突出感があり、以前は中間歯（小臼歯）を抜く必要があった症例に対し、すべての歯を後方に移動させ、それを回避できるようになりました。また、笑ったときに歯ぐきが見えてしまうガミースマイル（写真5）になる患者さんに対し、以前は外科手術を適応していましたが、このアンカースクリューを前歯部に植立することで、上顎の前歯をすべて上方に移動させ、効率的にガミースマイルを改善することが可能となりました（写真6）。

歯周病や残存歯の少ない患者さんにも挑む

歯科矯正用アンカースクリューを治療計画に組み込むことで、矯正歯科治療における診断が大きく変わり、歯科矯正学のパラダイムシフトが生じています。患者さんの協力に依存しなくても、確実な固定（歯の移動に対する抵抗源）が得られるため、予測性の高い治療ができます。

重篤な歯周組織疾患を伴う患者さんや、既に多くの歯を喪失してしまった患者さんなど、歯の移動に対する抵抗源が確保できず、矯正歯科治療の適応外と考えられてきた症例でも、対応できるようになりました。

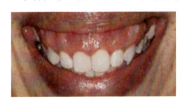

写真5　ガミースマイル。笑ったとき、上顎前歯の露出が大きく、歯ぐきが見える

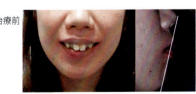

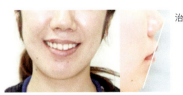

写真6　歯科矯正用アンカースクリューを使った上顎前歯の圧下（上方移動）で、ガミースマイルが改善し、スーパースマイルが獲得できました

小児歯科

生涯を健康な歯で過ごすために——小児期の大切さ

小児歯科
しょうにしか

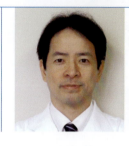

教授
岩本 勉
いわもと つとむ

健康を考えるとき、最後まで残ってほしい体の機能はなんでしょうか。おいしく食事ができること、楽しく会話ができること……やはり、お口の健康の位置づけは、かなり高いものだと思います。お口の健康が全身の健康へ与える影響は大きく、ずっと健康であってほしいと願うものです。生涯にわたってお口が健康で過ごせるかどうかは小児期にかかっていると言っても過言ではありません。ここでは小児歯科が担う役割について知っていただければと思います。

むし歯と歯周病の予防は、小児期から

歯科の2大疾患はむし歯と歯周病です。むし歯を予防する方法として、歯磨きをすること、甘い物の取り方に注意することは広く理解されるようになってきました。しかし、強い歯を育成する上で特に注意を要する期間があることをご存知でしょうか。

まず、大人の歯（永久歯）のむし歯について少し思い出してみてください。永久歯にむし歯ができて、歯科医院によく通った時期はいつ頃だったでしょうか。多くの方は小学生時代ではないでしょうか。歯は顎の中で完成して出てくるのではなく、口の中に出てきた後、外からフッ素をはじめとしたミネラルを取り込んで成熟し、ようやく完成します。人間の歯は、立派な歯になるまでに、口の中に出現してから2〜3年かかると考えられています。つまり、歯の生え始めから3年間は歯がとても弱く、むし歯になりやすい時期ということです。

従って、永久歯が生えそろう小学生から中学生の時期にしっかりとしたむし歯予防を行うことが、一生を強い歯で過ごせるかどうかの鍵とも言えるわけです。小児期は成長発育の盛んな時期で、学習能力も非常に高い時期です。この時期に、しっかりとした歯磨きの仕方と習慣を身に付けさせることが大切になります（写真1）。

子どもの歯（乳歯）についてはどうでしょう。乳歯も同様に口に出現してきてからの2〜3年がむし歯予防に大切な期間になります。保護者の食生活習慣がそのまま子どもの食生活習慣の基礎となりますので、特に、子どもの時期は注意が必要です（写真2）。さらに、乳歯の下では既に永久歯が育ち始めています。乳歯にむし歯を作って顎まで炎症が進むと、永久歯の成長や歯並びにも影響が出てきます。従って、乳歯にむし歯を作らないこと、乳歯のむし歯を確実に治療することが強い永久歯を育てる秘けつにもなります。

小児期に培われた生活習慣が青年期、成人期の歯周病とも深くかかわってきます。また、全身の健康に与える影響も大きいことが分かってきました。私たち小児歯科医は歯の健康を通して規則正しい生活習慣の獲得の支援も行っています。

小児歯科

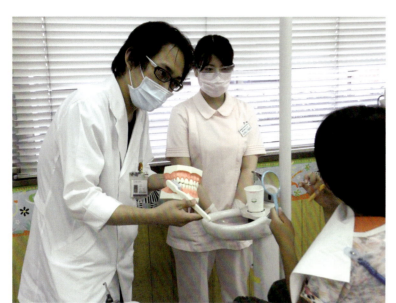

写真1　ブラッシング指導

写真2　母親への指導風景

小児歯科医療の特殊性

　子どもを対象とした小児歯科は、成人と大きく異なる点があります。成人の場合は、体に起こる異変に自ら気付き、自ら病院を受診しますが、子どもの場合は自らの異常を早期に訴えるケースは少なく、保護者や第三者による気付きで異常が発見されることになります。

　そのため病気が大きく進行してから発見されることも少なくありません。病気が進行してからの治療になれば、治療を受けるお子さんの負担は、より大きいものになります。むし歯や歯周病は十分に予防できる病気です。お子さんが万が一病気になったとしても軽い治療で済めば、負担もより小さくて済みます。

　多くの病気がそうであるように、予防できる病気は予防に努め、口の異変も症状が現れないうちに発見し、対処する方が子どもにとって最も望ましいことです。小児歯科では予防を中心に、お子さんの成長発育に併せた口の健康管理を行っています（写真3～6）。最近ではお子さんの「食」に関する悩みを抱えた親御さんたちも増えてきました。食べない、噛めない原因にお子さんのお口の中に存在する諸問題が関係していることもあり、望ましいお口の機能や噛み合わせを獲得させるための治療も積極的に行っています。

　未来を支えるお子さんが健康なお口で成人を迎えることができるように、お手伝いをしていくのが小児歯科の使命です。お気軽にご相談ください。

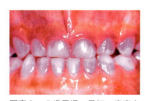

写真3　5歳男児。最初、歯磨きは得意ではありませんでした。歯についている赤色は磨き残しです

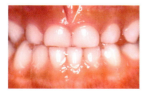

写真4　練習を繰り返すことによって、自分で上手に磨けるようになりました

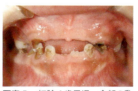

写真5　初診6歳男児。全部の乳歯がむし歯でした

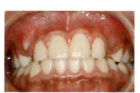

写真6　乳歯のむし歯の治療と永久歯のむし歯予防をがんばりました。中学生の今、永久歯にむし歯はありません

口腔内科 　口の乾きの原因と治療

口(くち)の乾(かわ)き

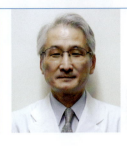

教授
東(あずま) 雅之(まさゆき)

どうして口が乾くのですか？

　口が乾く原因には幾つかあります。多くは唾(つば)の量が減ることによって起こってきます。唾は健康な人であれば1日あたり1～1.5ℓ出ています。個人差はありますが、この量より減ってくると口の乾きを感じ始めます。

　この唾は唾液腺(だえきせん)という臓器で作られます。唾液腺は大唾液腺（耳下腺(じかせん)、顎下腺(がっかせん)、舌下腺(ぜっかせん)）と口の中に数多くある小唾液腺からできています（図）。そして唾を実際に作っているところは、唾液腺の中の腺房細胞(せんぼうさいぼう)という場所になります。口の乾きを感じる人の多くは程度の差はありますが、腺房細胞が壊れて死んでいく様子がみられます。腺房細胞が壊れる原因に「加齢」や、自己免疫疾患として知られています「シェーグレン症候群」、口の中や周辺にできた「がん」の治療の際に使われる放射線治療が挙げられます。

　口の乾きを起こさないための方法の一つに、腺房細胞が壊れるのを防ぐ方法が考えられます。唾の量は唾液腺を支配している神経によっても左右されます。副交感神経は唾の出る量を増やしますから、薬などで副交感神経を低下させる薬を飲んでいる場合、口の乾きを感じることがあります。

口が乾くと、どんな症状が現れますか？

　口の乾きとともに、口の中が燃えるような感じがする（灼熱感(しゃくねつかん)）、食事の飲み込みが困難になる（摂食・嚥下障害(えんげしょうがい)）、味を異様に感じる（味覚障害）、かすれ声（嗄声(させい)）、入れ歯が合わない（咀嚼困難(そしゃくこんなん)）などがみられます。

　シェーグレン症候群は進行性の病気なので、これらの症状がひどくなることもあります。また、シェーグレン症候群の患者さんの約5％は悪性B細胞性リンパ腫(しゅ)に進行することがあるため、注意深い観察が必要です。

図　唾液腺の仕組み

大唾液腺
●耳下腺
●顎下腺
●舌下腺

小唾液腺

涙腺　耳下腺　舌下腺　顎下腺

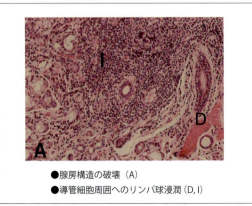

●腺房構造の破壊（A）
●導管細胞周囲へのリンパ球浸潤（D, I）

写真1　シェーグレン症候群の特徴的顕微鏡像

口腔内科

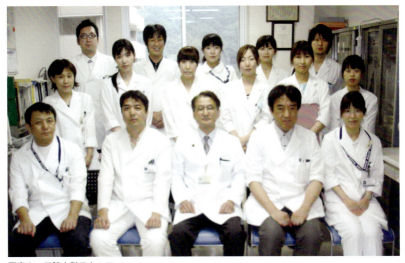

写真2　口腔内科スタッフ

シェーグレン症候群とは、どんな病気ですか？

シェーグレン症候群は主として、口の乾き（ドライマウス）や目の乾き（ドライアイ）を生じる病気で、まだ治療法が確立されていない指定難病の病気です。中年以降の女性に圧倒的に多くみられます。現在、完全に治る治療法がないため、患者さんに対する治療法は、症状を少しでも和らげる対症療法になります。

例えば、人工唾液や口腔内保湿ジェル、トローチ、無糖のガム、漢方薬などが用いられます。最近、唾液腺の神経を刺激することで唾の量を増やす薬（ピロカルピン製剤）も販売されていて、一定の効果が確認されています。ただ、病状が進行することで薬の効果が弱まってくるという心配もあります。従って、この薬以外の働きを持った別の薬も必要とされます。

シェーグレン症候群に対する新しい薬は？

シェーグレン症候群の患者さんの唾液腺組織を顕微鏡で観察した場合、唾を作る腺房細胞がなくなっていることが多くみられます（写真1）。つまり、先ほど示した神経を刺激する薬の効果が薄れてくるのはこのためです。より効果的な治療法を考える場合、腺房細胞が死なない治療法が良いことが分かります。

私たちはこれまでの研究によって、ある種の薬にこの作用があることをつかみ、現在、当院臨床研究倫理審査の承認を得て、臨床研究を行っています（写真2）。既に一部、治療の有効性について、学術雑誌に報告しています（写真3）。今後も患者さんに役立つ治療法を開発していきたいと考えています。

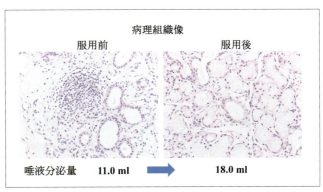

写真3　シェーグレン症候群の患者さんに対するアルカロイド製剤の治療効果

口腔外科 — 悪い噛み合わせと顎の変形を治す手術

顎矯正手術(がくきょうせいしゅじゅつ)

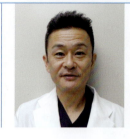

准教授
永井 宏和(ながい ひろかず)

歯並びや噛み合わせの異常

　一人ひとりの顔が違うように、歯並びや噛み合わせも一人ひとり違います。それが個性の一つになっていますが、ハリウッドスマイルのようなきれいな歯並びと噛み合わせは誰もがあこがれるところです。

　歯並びや噛み合わせの異常は、口を開けると顎(あご)が痛い、カクカクする、口が開きにくいなど「顎関節症(がくかんせつしょう)」の原因となるだけではなく、頭痛や肩こり、耳鳴りなど全身的な症状の原因となることもあります。一般に、歯並びは「歯の大きさと顎の大きさのアンバランス」が原因で悪くなります。このような患者さんは、歯の矯正治療で歯が生えている位置や向きを治すことで、きれいな歯並びと噛み合わせを手に入れることができます。

　ところが、噛み合わせの悪い患者さんの中には、歯の矯正治療だけでは治せない方がいます。上顎や下顎が大きく前に突き出ていたり、逆に引っ込んでいたり、顎の形が歪(ゆが)んでいて顔が曲がっていたりと、歯を支えている土台である顎の骨自体に問題がある患者さんです。

　このような噛み合わせの異常を「顎変形症(がくへんけいしょう)」と言います。顎変形症の患者さんは顔が変形していることが多く、上手に食べ物が噛めない、話しにくい、口を閉じることができないなど機能的な障害だけでなく、人前に出るのが苦手、歯を出して笑えないなどの心理的な悩みがあり、自分の顔つきに長年コンプレックスを持っている患者さんも少なくありません。

顎変形症の治療

　顎変形症の治療は、歯の矯正治療に加えて顎の形を治す手術（顎矯正手術）が必要です。患者さんによって変形の程度はさまざまで、原因も違うため、治療法も違ってきます。重要なのが診断です。X線写真や歯型、顔の写真などから、変形の程度や原因を調べて、それぞれの患者さんに合った治療法を決めます。最近では、コンピューターを使って数mm単位で手術のシミュレーションを行うことができます（図1）。「図1」の左側は手術前の写真、右側は実際の手術と同じように顎を離断して移動させた後の写真ですが、手術前後の顔貌の変化がよく分かります。

　顎矯正手術は歯の矯正治療だけでは治せない顔の変形も治すことができますが、手術や全身麻酔に伴うリスク、手術後に起こる問題もあります。それらを十分理解して、歯の矯正治療だけを行って顎の変形は治さないで噛み合わせだけを治すのか、それとも手術をして顎の変形と噛み合わせの両方を治すのかを決めなければいけません。ただ、変形が大きい患者さんについては手術でしか治すことができません。

　治療計画が決まったら、まず、術後の噛み合わせを想定した歯の矯正治療（術前矯正）を行い、

口腔外科

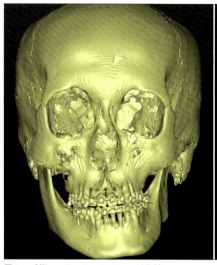
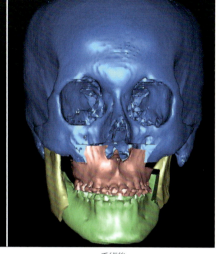

図1　手術のシミュレーション　手術前　　　　手術後

その後に顎矯正手術を行います。顎矯正手術を行う専門科が口腔外科です。顎矯正手術には上顎に対する手術と下顎に対する手術があり、それらの手術を単独、あるいは組み合わせて行います。

例えば、上顎は正常で、下顎が大きく前に突き出ている患者さんには、下顎を小さくして後ろに下げる手術（図2）を行い、上顎が小さく、下顎が大きい患者さんには、上顎を前に出す手術と下顎を後ろに下げる手術を同時に行います。

また、顔が曲がっている患者さんには、顎を回転させて対称にするような手術（図3）を行います。このように患者さん一人ひとりに合った手術を選んで行います。術後には、最終的な噛み合わせの微調整（術後矯正）が必要で、治療期間は全部で4～5年かかります。

治療後は歯並びと噛み合わせがきれいになって、何でも食べられるようになります。顔の変形も改善されることから、長年、悩んでいたコンプレックスから解放され、性格まで明るくなったという話も聞きます。歯並びや噛み合わせで悩んでいる方は、一度、口腔外科の専門医に相談してみてはいかがでしょうか。

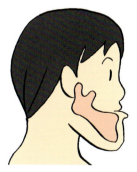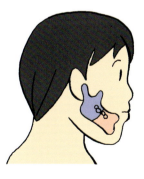

図2　下顎を下げる手術

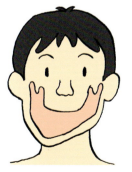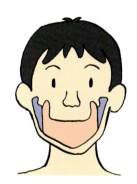

図3　顔の曲がりを治す手術

口腔外科　歯に関連した腫瘍の一貫的治療

歯原性腫瘍
（しげんせいしゅよう）

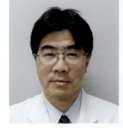

講師
たまたに　てつや
玉谷 哲也

歯に関連した腫瘍とは？

　口の中に発生する腫瘍の中で、歯が形成される過程の細胞が原因となって発生する（歯に関連した）腫瘍を歯原性腫瘍と言います。発生する場所は、ほとんどが上顎（うわあご）か下顎の骨の内部です。歯原性腫瘍とは聞きなれない病名で、特殊な腫瘍だとの印象を持たれるかもしれませんが、珍しい病気ではなく、当科でも多くの患者さんの治療を行っています。ほとんどが良性です。しかし、歯原性腫瘍は再発しやすく、まれにがんになってしまう可能性があります。

症状は？

　症状は上顎や下顎の痛み、腫れ（は）、噛（か）み合わせのずれ、歯並びの乱れなどです。初期の段階ではほとんど症状がなく、歯科治療時に撮影したＸ線でたまたま腫瘍が見つかることが多く、比較的多くの患者さんが無症状のうちに経過しています。腫瘍が発見される年齢は10歳代から60〜70歳代まで、幅広い年齢層です。
　歯原性腫瘍は組織型によって多くの種類があります。その中で、最も代表的な歯原性腫瘍がエナメル上皮腫です。比較的大きくなったエナメル上皮腫のＸ線写真を「写真」に示します。エナメル上皮腫は下顎に発生することが多く、無痛性に大きくなるため、巨大化して骨が薄くなり、骨折して発見される場合もあります。
　検査はＸ線撮影を行います。血液検査では診断ができません。Ｘ線で腫瘍の位置、大きさ、歯との関係を明らかにし、腫瘍の一部を採取して行う病理組織検査で、組織型の診断をつけてから治療を行います。

治療法は？

　主に手術になります。効く薬はありません。手術方法の選択は組織型、腫瘍の大きさ、画像所見、年齢、再発の有無などによって決定します。手術の方法には、形態や機能の温存を考慮した顎骨（がっこつ）保存法と根治性に重点を置いた顎骨切除があります。腫瘍が小さい場合に行う顎骨保存法は、口の中から切開して腫瘍を取り除くため、後遺症はほとんどありません。
　しかし、腫瘍が大きい場合に行う顎骨切除では、口の外から切開し、広い範囲の顎骨と歯を取り除きます。歯と歯を支える土台となる顎の骨がなくなることで、大きな後遺症が残ります。顎の骨をチタン製のプレートでつなげて入れ歯を作っても、うまく噛むことはできません。食べ物を噛む、話すなどの機能的喪失に加えて、顔貌の変形などによる審美的障害、唇のしびれなどの後遺症は患者さんに大きな精神的ダメージを与えます。若年者にとってはなおさらです。

口腔外科

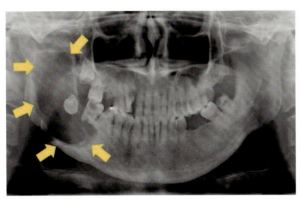

写真　エナメル上皮腫（矢印の部位）のX線

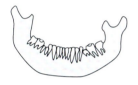 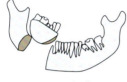 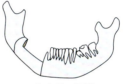 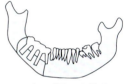

顎骨を切除　　自家骨で再建　　インプラント治療

図　歯原性腫瘍の一貫的治療の流れ

顎の骨がなくなったら、どうするの？

　顎の骨は体のほかの部位にない独特の形態をした骨で、咬合を支持する重要な役割を担っています。最近、多くの医療分野で再生医療が臨床応用されてきていますが、現在のところ、再生医療で顎の骨を作ることはできません。従って、顎骨切除をした場合、手術による顎の骨の再建を行います。顎の骨を再建する手術には大きく分けて2通りあります。

　1つ目は、患者さん自身の骨（脚の骨、肩の骨あるいは腰の骨）などをなくなった顎の骨の部位に移植する方法、もう一つはチタン製のメッシュ状のトレーと患者さん自身の骨髄海綿骨（骨内の組織）を欠損した部位に置き、骨を造成する方法があります。以上の方法で、顎の骨を作ります。

　さらに、骨と共になくなった歯を取り戻すために、骨が出来た後、チタン性の歯科インプラント（人工歯根）を埋め込む必要があります。移植した骨の骨質、骨幅などに問題なければインプラントの埋め込みは可能です。インプラントが埋め込まれると、その上部に歯を作製します。インプラント治療によって、自身の歯で再び食事を噛むことができるようになります。

最後に

　歯原性腫瘍は無症状に骨の中で大きくなるため、自身で腫瘍を発見することは困難です。小さな手術で済ますには、かかりつけの歯科医院でむし歯、歯周病の治療時に撮影したX線で早期に発見してもらうことが重要です。

口腔外科　顔に傷をつけない顎の骨折の治療

顎の骨折

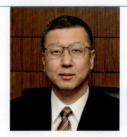

教授
宮本 洋二
（みやもと ようじ）

顎の骨折の治療の難しい点

　骨折の治療は、一般に整形外科で行われます。しかし、顎の骨折の治療の多くは口腔外科で行います。理由は、顎の骨には歯があり、噛み合わせに関係するからです（図）。整形外科の先生に叱られるかもしれませんが、例えば、足の骨が1cmずれて治っても、さほど大きな問題はないかもしれません。

　しかし、顎の骨が1cmずれてしまうと顔が歪んでしまいます。口の中は非常に敏感で、上下の歯の間に髪の毛が1本入っても分かります。顎の骨は1mmずれてくっついてしまうと大変なことになります。物を噛み切れないため、食べられなくなります。

　そこで、顎の骨折の治療は、骨のずれを治すだけではなく、噛み合わせを正確に治すことが求められます。

　もう一つ大事なことがあります。それは顎の骨は顔の一部であるということです。骨折を治すには、当然、顔を切開して骨折部分を手術する必要があります。足だったら、少々、大きな切開をしても目立ちませんが、顔はそうはいきません。当科では、できるだけ顔を切開せずに、口の中の切開を利用して骨折の治療を行うように努めています。

顎の骨折の治療法

　顎の骨折の治療法は、二つに大別されます。手術をせずに歯を利用して骨を固定する非観血的治療と手術による観血的治療があります。

　誰しも、できれば手術はしたくないものです。骨のずれの少ない場合や骨折線が1本の場合は、手術をしない方法を選択できます。

・**非観血的治療**

　まず、患者さんの歯並びに合わせて太い金属線を曲げ、その金属線を細いワイヤーで歯に巻き付けます。上顎と下顎に、それぞれ太い金属線を巻き付けた後、上顎と下顎をワイヤーで固定して、口が開かないようにします（顎間固定、写真1）。

　患者さんには、この状態で2～4週間、生活していただきます。この方法の欠点は、歯がないとできないことと、長期間の入院が必要になることです。

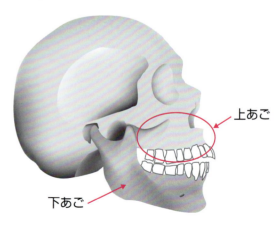

図　顎の骨と噛み合わせ

口腔外科

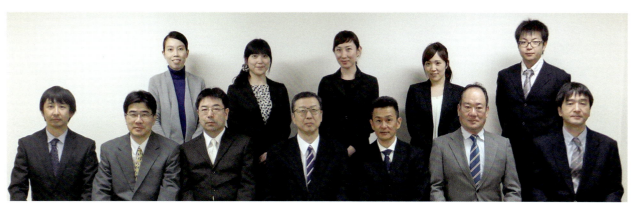

写真4　口腔外科スタッフ

・**観血的治療**

　ずれた骨を元の位置に戻して、金属プレート（金属の板）とネジで固定します。以前は、顔にメスを入れて手術をしていましたが、現在、当科では特殊な手術手技や内視鏡などの最新の器具を使用して、ほとんどの症例を口の中の切開で手術を行っています（写真2）。

　口の中から手術を行えば、顔に傷が残らないだけではなく、唇が動きにくくなるという障害が生じにくい利点もあります。手術は難しくなりますが、患者さんには、よりやさしい治療法といえます。骨のずれが大きい場合や、多数の骨折線がある場合は手術が必要です。

　さらに最近は、体の中で溶けてなくなるプレート（吸収性プレート）も症例に応じて使用しています（写真3）。金属プレートを使う場合は、手術の1年後くらいにプレートを取り除く手術が必要になりますが、吸収性プレートは取り除く必要がありません。

　顎の骨折は、骨のずれが少ないときには、X線に写りにくいため診断が難しいことがあります。顎を強打した後に、顎や顎の関節部分の痛み、物が噛みにくいという症状がある場合は、口腔外科の専門医を受診することをお勧めします（写真4）。

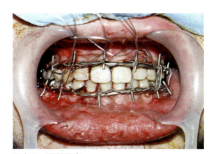

写真1　顎間固定

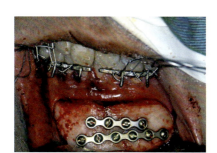

写真2　金属プレートとネジで固定

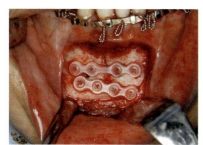

写真3　吸収性プレートによる固定

歯科麻酔科 快適な治療のための歯科麻酔

歯科麻酔(しかますい)

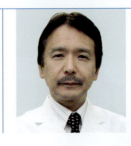

教授
北畑 洋(きたはた ひろし)

患者さんの快適性を向上させる麻酔法

　歯科治療で患者さんをいちばん苦しめるのは、その痛みや不快感に対する不安ではないでしょうか。一般的に歯科治療では局所麻酔を行います。静脈内鎮静法とは、局所麻酔に加えて精神安定薬や静脈麻酔薬などを点滴で投与することで、恐怖心やストレスを軽減する方法です。

　その目的は、ずばり安心と安全性で、患者さんの不安や不快感を和らげ、満足な診療を提供します。患者さんはリラックスして、治療時間を短く感じたり、場合によっては治療中の出来事を忘れてしまいます。

　静脈内鎮静法は、全身麻酔と違って処置の間、完全に意識はなくなりません。薬の作用によってウトウト、浅い眠りのような状態になるので、恐怖心や痛みをほとんど感じなくなります。恐怖心が先立って歯の治療が受けられない患者さんをはじめ、快適で安全な歯科治療を希望される患者さん、それにインプラント手術などの小手術を受ける患者さんに対して静脈内鎮静法を行います。

高齢者や高血圧の患者さんにも最適

　高血圧症・糖尿病・心臓疾患など全身的疾患のある患者さんは、歯科治療中に緊張や痛みで症状が悪化することがあります。このような患者さんも、静脈内鎮静法によって意識が保たれたまま、緊張がとれてリラックスした状態で歯科治療を受けることができます。

　また心電図や血圧計、血液中の酸素の取り込み状態などをモニターしながら歯科治療を行うことで、処置中に体調が急変した場合でもすぐに対処可能で、非常に高い安全性を確保できます。

　静脈内鎮静法は、次のような方に適しています。

■歯科治療に対する不安や恐怖心が強い方
■歯科治療中に気分が悪くなったことのある方
■高血圧症、狭心症、糖尿病などの全身的な病気がある方
■口の奥に器具が入るとすぐに吐きそうになる方（絞扼(こうやく)反射が強い方）
■リラックスして、楽に歯科治療を受けたい方

連携による総合力、バックアップ態勢

　歯科治療現場での歯科麻酔科医の取り組みは、あまり一般的に知られていません。四国地方で唯一の歯学部で、専門医のもと十分なバックアップ態勢を整備した当院では、2014（平成26）年に年間260例の静脈内鎮静法の実績があります。

　静脈内鎮静法は高齢者や全身性疾患のある患者さんには、治療中の全身管理が可能なことが特に重要な要素と言えます。高齢化や生活習慣病の増加に伴って、今後はますます静脈内鎮静

歯科麻酔科

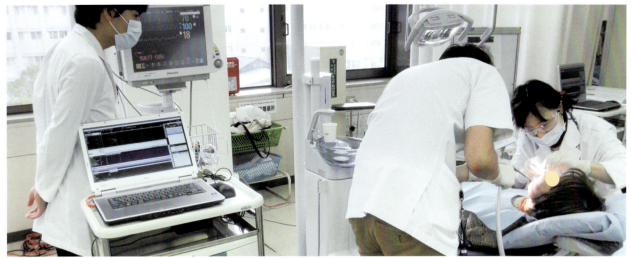

写真1　歯科麻酔科外来でのモニター管理

法の必要性が高まり、歯科麻酔科医の必要性、有用性を実感する機会が増えるものと思います。

歯科麻酔科の診療体制と治療方針

当科の業務は、「写真1～2」のように歯科麻酔科外来の診療と、手術部での口腔外科領域の手術、処置の麻酔管理、全身管理に分かれます。

静脈内鎮静法以外には、麻酔ガスを吸入してリラックスさせる方法（亜酸化窒素吸入法）や心電図、血圧計などのモニターを付けた状態で歯科治療を行うモニター管理、局所麻酔薬のアレルギー検査や全身麻酔を行っています。全身麻酔については、主に口腔外科、口腔内科の手術、歯科治療時の全身麻酔を担当しています。口腔外科的疾患のある患者さんの中には、全身麻酔中に気道（空気の通り道）を確保する方法が難しくなることがあり、そのような場合には、高輝度LED光源とカラーディスプレイの付いた最新のビデオ喉頭鏡やファイバースコープを使って、人工呼吸用の気管チューブを挿入する技術を備えています。

また、私たちは歯科内での院内緊急体制を担っています（写真3）。大学病院で歯科治療中の患者さんが急変した場合、緊急コールを受けて、専門医が診断や治療にあたるシステムとなっています。

得意分野

- ◆歯科治療時の精神鎮静法、全身麻酔
- ◆口腔外科手術の全身麻酔
- ◆歯科治療中の合併症の対応

対象疾患

- ◆歯科治療に対する不安、恐怖症
- ◆歯科治療時に障害となる嘔吐反射
- ◆歯科局所麻酔薬アレルギー

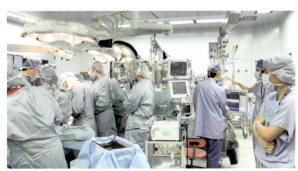

写真2　手術室での全身麻酔

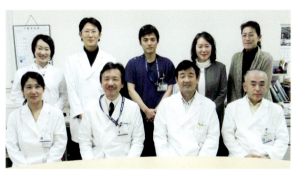

写真3　歯科麻酔科医局員

歯科麻酔科　精神鎮静法や全身麻酔による安全な歯科治療

全身疾患・障がいのある方の歯科治療

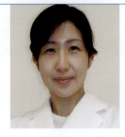

講師
高石 和美（たかいし かずみ）

　病気や障がいのある方へ、当院は、歯科治療を行う歯科医師と歯科麻酔科医が協力して安全な歯科治療を提供します。

全身的な病気のある方のための歯科治療

　当科では、血圧や脈拍、心電図や呼吸状態が分かるモニター（写真1）が歯科用チェアに併設されています。このモニターで患者さんの状態を確認しながら歯科治療を行うと、治療中の体の変化を発見することができます。

　例えば、高血圧や虚血性心疾患（狭心症や心筋梗塞）の方は、歯科治療中に血圧の変動や不整脈が起こりやすく、命にかかわるようなことが起こる可能性もあります。以前に歯科治療中に体調が急変して、意識を失ったり、気分が悪くなったりしたことがある方では、同じような症状を繰り返すこともあります。このような状態を未然に防ぎ、発症したら各専門医と協力して迅速、かつ適切な対応ができるよう、歯科麻酔科医が患者さんの状態を見守ります（写真2）。

　当院は、県内医療施設と連携を取りながら、入院時に集中的に歯科治療を行うこともあります。

障がいのある方のための歯科治療

　歯科治療が苦手な方はとても多く、心身に障がいのある方は、さらに不安が大きいことと思います。歯科治療中に口を開けたままにしておくことや、診療用のチェアで姿勢を保つことが難しいこともあるでしょう。当科では、通常の歯科治療に不安を持っている方に対して、精神的な緊張を和らげる方法（精神鎮静法）や全身麻酔を行っています。そして、個々の患者さんに適した、安全で確実な歯科治療が行えるよう協力しています。

　精神鎮静法は、不安や緊張を軽減し、リラックスした状況で歯科治療が受けられます。全身麻酔では、意識や痛みがなく眠っている間に治療を受けることもできます。これらの麻酔方法を併用するかどうか、どの麻酔方法が適応になるかは、歯や全身の状態、患者さんや家族の希望を聞いたうえで、患者さんと治療を担当する歯科医師、歯科麻酔科医が相談して決定します。麻酔による合併症（問題点）は患者さんの状態によって異なるため、麻酔を行う前に十分な説明を行います。

　以下に、精神鎮静法や全身麻酔を併用して歯科治療を行う場合の一例を示します。

1. 歯科（小児歯科や歯科口腔外科）で口の中を診察したり、歯のX線写真を撮ったりして治療計画を立てます。
2. 精神鎮静法や全身麻酔を行う場合、術前検査（血液検査、尿検査、心電図検査、胸のX線検査など）が必要になります。検査が難しい場合は、相談しながら診療を進めます。かかりつけ内科や施設などで健康診断を行ったこと

歯科麻酔科

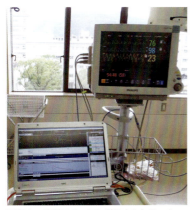

写真1　歯科用チェアに併設されたモニター

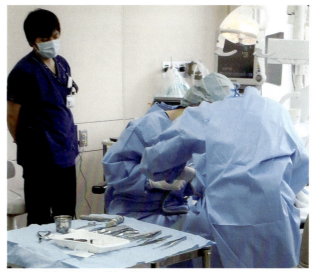

写真2　歯科麻酔科での診療の様子

があれば、その結果を持参してください。
3. 歯科麻酔科を受診します。歯科麻酔専門医[※]が体や病気について聞き、全身的な診察を行います。その後、麻酔方法や処置の日程などを決めます。
4. 処置の当日は、食事や水分の制限があります。処置の前に気持ちを安定させる飲み薬を飲むこともあります。歯科用チェアやベッドに横になり、血圧計や心電図、酸素濃度を測定する機器（写真3）を装着します。点滴（写真4）から薬剤を投与したり、麻酔薬を吸入（写真5）したりすることで、精神鎮静法あるいは全身麻酔を始めます。十分な鎮静・麻酔効果が得られたら、治療を担当する歯科医師が歯の治療を行います。歯科麻酔科医は、歯の治療中は患者さんの近くにいて、麻酔をしながら患者さんの様子や血圧、心電図などを見ています。治療が終わったら、しばらく病院内で休みます。入院と、日帰りの場合がありますが、体の状態、処置の内容、患者さんや家族の希望で決めています。

障がいや病気があることを理由に、これまで歯科を受診することをためらっていた方、満足な治療が受けられずに困っている方は、ぜひ一度相談してください。

※歯科麻酔専門医／専門医とは、厚生労働省が定める医師または歯科医師の専門性について広告が可能である団体名で、歯科では、小児歯科、口腔外科、歯周病、歯科放射線、歯科麻酔の専門医があります。歯科麻酔専門医が診療を行うことで、より安全で快適かつ専門性の高い麻酔管理を提供することが可能です。

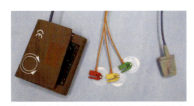

写真3　左から血圧計、心電図、酸素濃度を測定する機器

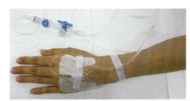

写真4　点滴（当院、手術部資料より）

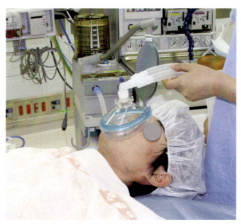

写真5　全身麻酔の始まり（当院、手術部資料より）

歯科画像診断

歯科放射線科　歯科用コーンビームCTによる画像診断

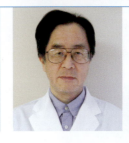

助教
前田 直樹（まえだ なおき）

コーンビームCTとは？

　コーンビームCTというのは、患者さんに円錐（コーン）状に広がるX線を照射しながら装置を回転させて撮影を行い、得られた画像情報を基にコンピューターで3次元像を生成する装置を言います（写真1）。普通のX線CT装置とは異なって面状に広がる2次元の検出器を使うことで、装置が1回転（または半回転）する撮影で3次元再構成に必要な投影データが得られます。普通のX線CT装置に比べて細かく表示できる3次元像が得られるため、患者さんの体の断面を細部まで立体的にいろんな角度から観察することができます。

　検査のときには撮影領域が狭いため、患者さんの被曝量は従来の装置に比べて大変少ないという特徴があります。半面、骨や歯などの硬組織を詳しく観察することはできますが、筋肉や内臓などの軟組織は区別して見ることができないという欠点があります。ただ、歯科の領域では多くの疾患が硬組織に関連するものなので、非常に便利な検査装置だと言えます。

　歯科で使っているコーンビームCTは、歯科用CT、歯科用コーンビームCTと呼ばれています。検査の目的は、主に①歯科インプラントの術前検査として歯が抜けた後の顎の骨の質を診査したり、インプラントを入れられるだけの骨の大きさ（厚さや高さ）があるのかどうか診査する②親知らずの抜歯の際、歯の周りの骨の厚さや歯の根と骨の内にある神経との位置関係を術前に診査する③歯科矯正での埋伏歯（骨に埋もれたままの歯）の状態を診査する④口を開けると顎で音が鳴ったり、痛くて開けられないなどの、顎関節（顎の関節）症状に対して関節部の骨に異常がないかどうか診査する⑤歯周病や歯の神経に対する歯科治療の診断に使われています。

　3次元の高画質画像を使うことで、通常行われている歯科のX線検査（断層方式パノラマX線撮影法や口内法X線撮影法）では診断できない痛みや、そのほかの症状の原因が判明することがあります。

　撮影は専用のいすに座って頭や顎をテープなどで固定して行います。撮影時間はおよそ10数秒です。

コーンビームCTの特徴

　歯科用コーンビームCT検査の特徴をおおまかにまとめると次の通りです。

【利点】
・細かく観察できる（空間分解能が高い）
・金属による画像の乱れが少ない
・いすに座ったままの撮影で、閉塞感が少ない

【欠点】
・撮影できる範囲が狭い
・軟組織の診断ができない
・画像にノイズが出る

歯科放射線科

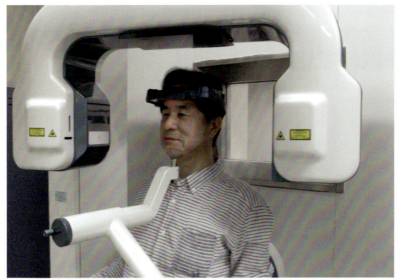

写真1　コーンビームCT撮影

- 普通のX線CTのようには、CT値に基づいた診断を行えない

最後に画像を幾つか紹介します。「写真2」は下顎の前歯を歯科用コーンビームCT（左）と通常のCT（右）で、それぞれ撮影した画像です。コーンビームCTの方が詳細に観察できるのが分かるでしょうか。

「写真3」はコーンビームCTで撮った下顎の親知らずです。親知らずの抜歯術前検査として、歯根の形やその近くにある神経管との位置関係を調べるために行ったものです。写真に示す矢印の丸く黒い部分は神経管を示しています。親知らずの歯根のすぐそばを神経管が通っていることが分かります。このような術前の情報は非常に大切なものです。

「写真4」は顎の関節の像です。関節の骨の位置や骨の構造には異常のないことが分かります。「写真5」は矢印で示す上顎の親知らずが逆向き（上向き）の状態で骨に埋もれており、「写真6」では同じく上顎の前歯の裏側に過剰歯（正常な歯の数より多く発生した歯）ができて逆向きに埋もれているのが分かります。「写真7」は、歯根の先に病巣ができて骨が吸収されて（溶かされて）いるのが分かります。

このように歯科治療のための画像検査の一つとして、当院では歯科用コーンビームCTを活用しています。

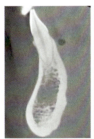

写真2　下顎の前歯の歯科用コーンビームCT（左）と通常のCT（右）

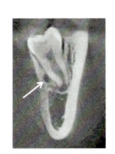

写真3　コーンビームCTで撮った下顎の親知らず

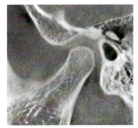

写真4　顎の関節の像

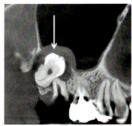

写真5　上顎の親知らずが逆向きの状態

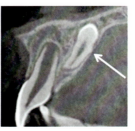

写真6　上顎の前歯の裏側にある過剰歯

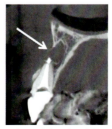

写真7　歯根の先の病巣

歯科放射線科　パノラマX線検査法やCT、MRI検査

顎関節症の画像診断

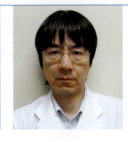

講師
細木　秀彦

顎関節症とは？

3つの特徴的な症状があります。1つ目は、顎の関節の痛みです。2つ目は、顎を動かすと耳の前で「カクンカクン」とか「ジャリジャリ」という音がすることです。そして、3つ目は、口を大きく開けることができないという症状です。

3つ全部が現れる場合もありますし、1つだけの場合もあります。左右の関節のうち、片方に症状が出る場合が多いようですが、両方に症状が出る場合があります。

この顎関節は、頭の骨（頭蓋骨）の凹みと下顎の骨（下顎骨）の突起で構成されていて、両者の間にクッションとして関節円板があり、それを筋肉と靱帯が取り巻いています（図）。それらがスムーズに機能することで、食べ物を噛んだり、話しをすることができるのです。

病状と発症の多い年齢は？

顎関節に関係する筋肉に問題がある場合や、顎関節の骨に問題がある場合、さらに関節円板の位置や形に問題がある場合、に分かれます。これらのうち2つ以上が複合する場合もあります。

子どもから高齢者まで幅広く認められます。特に20～30歳代の女性に多いようです。当院の歯科診療部門を訪れる新しい患者さんでは、むし歯や歯周病に次いで多く、年間約400人（全体の約15％）が受診しています。

原因は？

くいしばりや歯ぎしりは、知らず知らずのうちに顎関節やその周囲の筋肉に負担をかけ、その状態が長期にわたると症状が出る場合があります。また、歯が抜けたままだったり、噛み合わせが悪かったりすると顎関節症の原因になるといわれています。

さらに、うつぶせ寝、頬杖をつく癖など、日常生活の中にも原因があるとされていますが、顎関節症の発病には多くの要因が関係しており、明確な原因は分かっていません。

検査法は？

画像検査に先立って、困っている症状や経過などについて詳しい聞き取りを行います。次に、顎関節部の触診や口の中の噛み合わせを含めた状態の診査を行います。顎関節を構成する骨や関節円板の異常が疑われる場合は、以下の画像検査の対象となります。

当科は、主に顎関節症外来からの画像検査を行っています。最も一般的な検査法は、パノラマX線検査法（写真1）です。この検査は、顎関節の骨の状態を診断することができるほか、顎関節以外に原因がないかを確認することも可

歯科放射線科

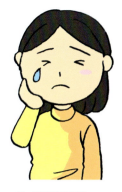
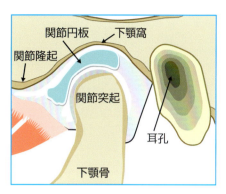

図　顎関節の構造

能です。同じ装置を使って、口を閉じた状態と口を開けた状態を比較するパノラマ顎関節X線検査法（写真2）も行っています。

　さらに詳しい検査が必要なときは、歯科用CT検査（写真3）やMRI検査（写真4）を行います。歯科用CT検査では、顎関節を複数の方向から断面像を得ることができ、特に、骨の構造に関して詳しい情報をつかむことができます。一方、MRI検査では被曝がなく、関節円板と骨の状態を同時に診断することができます。検査時間は20分ほどで検査中に痛みはありません。

治療法と予防法は？

　痛みが強い場合は痛みを和らげる薬が処方されます。症状が安定したら無理のない程度に口を動かす練習や、入れ歯のようなマウスピースを付けて噛み合わせの調整を行います。ただし、歯並びの状態や症状の強さなど患者さんの症状によって治療方法は異なります。

　以上のような治療を続けても十分な効果が得られない場合は、顎関節腔洗浄療法などの外科的治療が行われる場合もあります。

　顎関節症の予防には無意識に歯をくいしばらない、パソコン作業の際に適切な姿勢を保つ、ストレスが溜まらないような生活に努めることが大切です。

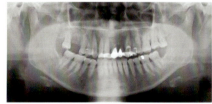

写真1　パノラマX線検査法

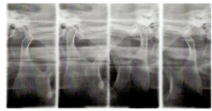

写真2　パノラマ顎関節X線検査法

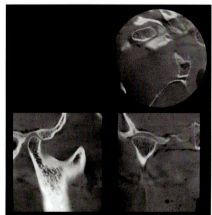

写真3　歯科用CT検査（『補綴臨床　別冊　基本臨床画像診断』佐野司・倉林亨編、医歯薬出版より）

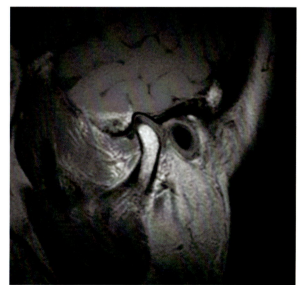

写真4　MRI検査

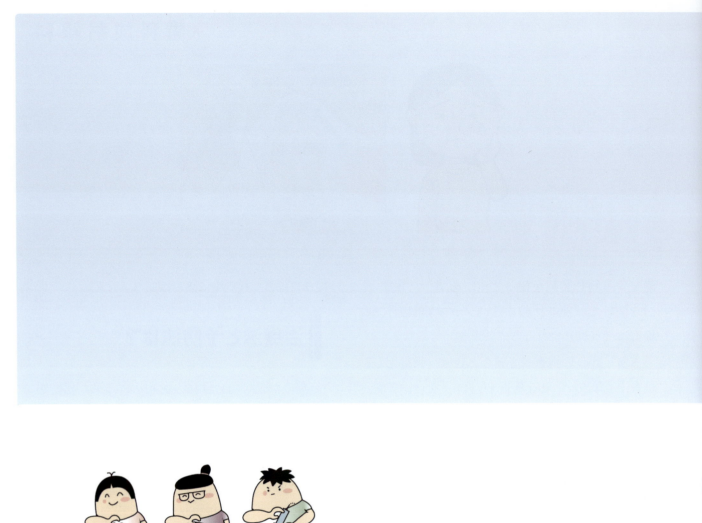

部・室・センターの診療

薬剤部 薬の調剤・管理

安全で最適な薬物療法をサポート

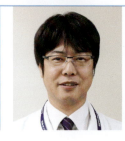

薬剤部長・教授
石澤 啓介（いしざわ けいすけ）

　病気を治療するために必要で、私たちの身近にある「くすり」。薬剤師は薬の専門家として、患者さんが安全・安心に、最適な薬物治療を受けられるよう努めています。医療現場では数多くの場面で薬を使用しますが、当院薬剤部は院内で扱う全医薬品を安全に管理し、適正使用を推進する役割を担っています。

　当部は、国立大学病院の中では早期から全病棟に病棟専任薬剤師を配置し、患者さんの服薬支援、薬に関する相談に対応しています（写真1）。栄養サポートチームにも設立当初から参画し、栄養療法も含めた包括的な薬物治療の実践に取り組んでいます。

　徳島大学は四国で唯一、薬学部を有する国立大学であり、次世代を担う専門性の高い薬剤師の養成にも力を注いでいます。最先端の医学薬学の研究成果を徳島から世界に発信し、エビデンスに基づく最適かつ安全な医療の提供を目標としています。

薬の専門家として医療を担う

　薬剤師がかかわる医療は多岐にわたり、以下の項目に代表されるさまざまな業務を行っています。

1．調剤／医師がオーダーした処方箋をチェックし（薬の量・飲み方、飲み合わせなど）、内服薬、外用薬を調剤します。複数の注射薬を無菌的に混合する調製も行っています（写真2、3）。重大な医療事故の危険性が高い抗がん剤については、がん専門薬剤師が抗がん剤投与計画のチェック、調製を行い、医療事故防止に努めています。

2．医薬品管理／医薬品の過不足がないよう在庫管理を行います。医薬品を適正に保管（温度・湿度管理、施錠保管など）し、品質を管理しています。特に、医療用麻薬は法令に基づき、購入、保管、施用、残薬の廃棄に至るまで厳正な管理を行っています（写真4）。

3．院内製剤／市販されていない特殊な治療薬を院内で調製します。院内製剤は倫理委員会で倫理性や使用の妥当性について審査・承認された後、調製されます。

4．医薬品情報管理／医薬品に関する情報を収集・整理・管理を行っています。医薬品の適正使用に必要な最新の情報（副作用、禁忌、相互作用など）を、医師や医療スタッフに提供しています。

5．薬物血中濃度測定・解析／患者さんの薬物血中濃度を測定し、薬物動態学的な解析を行い、最適な薬の投与量、投与法を医師に提案することで適正な薬物療法を推進します。

6．病棟業務／入院時の持参薬調査から退院指導まで、すべての薬物治療に対して病棟専任薬剤師が積極的に介入できる体制を構築しています。特に専門性の高い領域（細胞治療センター、救急集中治療部）については、抗がん剤や高カロリー輸液の監査・無菌調製、薬学的管理、投

薬剤部

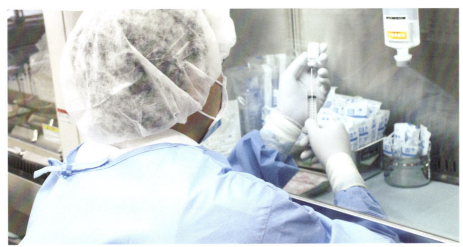
写真2　適正かつ無菌的な抗がん剤の調製

薬計画の立案などを病棟専任薬剤師が全面的に担当し、医療安全の向上に努めています。

7．チーム医療／患者さん中心の医療を実践するため、薬剤師はさまざまなチーム医療に参加しています。感染対策、栄養サポート、緩和医療、治験などチーム医療に参加し、薬剤師の専門性を発揮しています。

8．医療スタッフに対する教育・啓発活動／医療スタッフに対して、医薬品に関する知識や適正使用などに関する研修会、勉強会を行い、医療事故の防止に努めています。感染対策、HIV診療は当院が地域、県の拠点としての役割を担っていることから、当部も院内だけでなく、ほかの病院と連携して活動を行っています。

次世代を担う薬剤師を育成

大学病院という性質上、薬剤部は臨床業務だけでなく、学生教育や研究にも積極的に取り組んでいます。通年にわたり、徳島大学、徳島文理大学などの薬学部生に対して病院実務実習の指導を行っています。また、医療現場で生じる問題を抽出して研究テーマにすることで、医療へフィードバックできる臨床・基礎研究に取り組むことを目標としています。

今後も、薬剤師はチーム医療における薬のプロフェッショナリズムを持って、幅広い薬剤業務を展開したいと考えています。「薬あるところに薬剤師あり」をモットーに、ほかの医療スタッフと連携して、安全で最適な薬物療法の実践に一層貢献していきたいと思います。

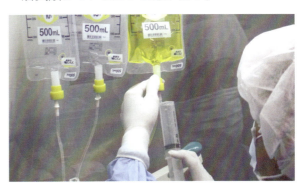
写真3　注射薬の混合調製

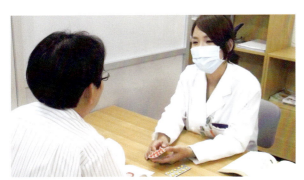
写真1　患者さんへ薬の説明

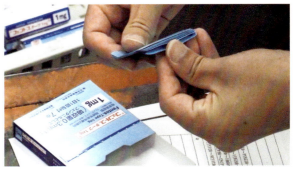
写真4　厳格な麻薬の管理

心のこもった温かい看護を提供

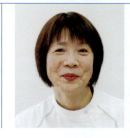

看護部長
木田 菊恵(きだ きくえ)

特定機能病院として高度な医療・看護の提供

当院はベッド数696床を備える地域の急性期病院として、診療、教育、研究に力を入れています。

当部は、病院の理念である「生命の尊重と個人の尊厳の保持を基調とし、先端的で、生きる力を育む医療を実践するとともに、人間愛にあふれた医療人の育成」の実現に向けて、「愛と知と技のバランスのとれた看護職の養成」をめざしています。一人ひとりの看護師が専門職として自覚と誇りを持ち、安全で高度な看護ケアの提供をめざし、専門職者としての看護実践能力を向上させ、働きがいを持ってキャリアアップができるよう取り組んでいます(写真1)。

心のこもった温かい看護

看護の理念「私たちは、常に生命、人格、権利を尊重することを看護の判断、行動の基本とするとともに、社会の変化、医療の進歩に対応したよりよいケアを提供します」を基に、当院の看護サービスは「ハートフルケア」「QOL(生活の質)に直結したケア」「早期回復を図り、早期退院に直結するケア」の3つの特性を持っています。

ハートフルケアは、患者さんとの信頼関係を築き、心のこもった温かい親切なケアを行うことと、常に対人関係能力の向上に努め、信頼できる態度で対応することです。

QOLに直結したケアは、患者さんの入院中および退院後の生活の質の向上を図り、患者さんの権利を尊重し、人と情報のネットワークの中で自立を支援することです(写真2)。

早期回復を図り、早期退院に直結するケアは、専門的知識、技術の提供と多職種の協働によって、早期退院をめざすことです。

私たちは、患者さんと家族を看護の中心として、多職種のメディカルスタッフと連携・協働し、それぞれの専門スキルを発揮することで、入院中や外来通院中の患者さんの生活の質の維持・向上と人生観を尊重した療養の実現をサポートしています(写真3)。

看護職の人材養成システムの確立

当院は、2010(平成22)年8月、文部科学省の大学改革推進事業「看護師の人材養成システムの確立」に全国12大学の一つに採択され「愛と知と技のバランスのとれた看護職養成~自己啓発力を高め看護実践力を目指すプラン~」に取り組んでいます。

このプランは、自己啓発力を高め、看護実践力の向上を図り、自ら学び続ける自律した看護師を育成する取り組みであり、当院が推進しているワーク・ライフ・バランス体制を強化、推進します。

当部は、当院で働く一人ひとりの看護職が、仕事と生活の調和を取りながら、多様な勤務形態を活用し、仕事を辞めずに育児ができる環境を整えています。

さらに、人材育成と活用、能力評価と処遇を含めたキャリアパスを構築し、目的に向かって生き生きと働き続けることができるよう、人材育成のための学習環境、教育体制の整備ができました。

看護部

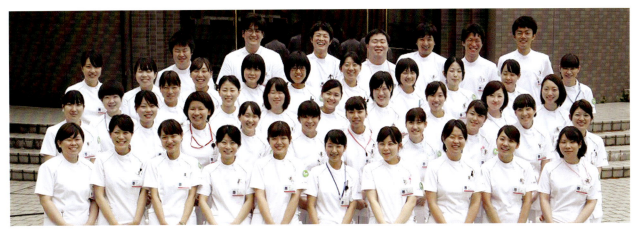

写真1　看護部スタッフ

専門性の高い看護職を育成し、地域貢献

　入院病棟や外来で活躍する質の高い看護師の育成と同時に大切なのが、専門的な看護実践能力を持つスペシャリストの育成です。そのため専門看護師や認定看護師の育成にも力を入れ、現在、専門看護師1人、認定看護師17人が活躍しています（表）。

　がん専門看護師は、臨床現場では、主にがん化学療法を受けている患者さんの治療に直接かかわって、相談対応や多職種での調整、がん患者さんの看護に携わるスタッフへの教育や相談などによってスキルアップを図り、研究活動などを通してがん看護の質の向上をめざしています。皮膚・排せつケア認定看護師は、褥瘡(じょくそう)管理者として褥瘡（床ずれ）予防、治療ケアに対する助言や多職種からなる褥瘡対策チームで褥瘡回診を実施し、ストーマケア外来や糖尿病看護認定看護師と共にフットケア外来を行っています。

　認定看護師たちの資格取得には6か月の研修期間や研修費など、現場では大きな負担が生じるため、地方の中・小規模の病院では取得が難しいのが現状です。

　そこで当院では、各専門領域で専門性を発揮できる人材を積極的に育成し、地域を視野に入れて資格を修得した看護師が地域に出ての活動や、地域の方々が当院で看護を学習できる環境も整備しています。今後は、これらの取り組みを通して、専門職としての自覚と誇りを持ち、大学病院としての特長を活かし、臨床における実践・教育・研究を通して、地域の皆さまの役に立てるようにがんばりたいと思います。

がん看護専門看護師	1人
がん化学療法看護認定看護師	1人
感染管理認定看護師	3人
集中ケア認定看護師	2人
手術看護認定看護師	3人
皮膚・排泄ケア認定看護師	1人
脳卒中リハビリテーション看護認定看護師	2人
緩和ケア認定看護師	1人
新生児集中ケア認定看護師	1人
糖尿病看護認定看護師	2人
摂食・嚥下、感染看護認定看護師	1人

表　当院の専門・認定看護師

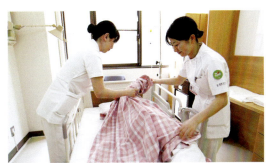

写真2　患者さんのQOL向上をめざして

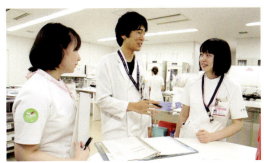

写真3　医師など多職種のメディカルスタッフと連携・協働

栄養部　栄養サポートチーム

栄養支援で医療の質の向上へ

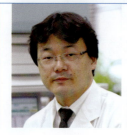

栄養部長・教授
はまだ　やすひろ
濱田 康弘

栄養管理の大切さ

「万病に効く薬はないが、栄養は万病に効く」といわれるように、栄養管理は医療の根本をなすものの一つです。栄養状態が悪くなると筋肉量が減少し、免疫能低下（感染症にかかりやすくなる）、創傷治癒遅延（傷が治りにくくなる）、臓器障害（肝臓、腎臓、心臓といった各種臓器が正常に働かなくなる）といった状態が引き起こされ、最終的には高度の低栄養状態だけで、ほかに何の疾患がなかったとしても死に至ります。

どんな高度先進医療を行ったとしても、栄養管理をおろそかにすれば、その効果は大幅に減少、または、なくなってしまう可能性が十分にあります。このような状況を避けるため、当院では栄養部（写真1）が中心となって多職種参加のチーム医療である「栄養サポートチーム（Nutrition Support Team／NST）」を運営しています。

栄養サポートチーム（NST）とは？

NSTとは、医師、歯科医師、看護師、管理栄養士、薬剤師といったさまざまな職種が専門知識や技術を出し合い、個々の症例に応じた適切な栄養管理を行うチームで、「図1」のような概念となっています。当院NSTでは、入院患者さんの栄養状態の評価、必要エネルギー量・必要栄養素量、栄養補給方法などを検討し、最良の方法で栄養支援を行うことで、医療の質の向上をめざしています。

NSTの実際

栄養管理はすべての疾患治療に共通する基本的医療の一つです。一般的に入院患者さんのうち、栄養不良の割合は約50％とされ、前述の通り免疫能低下、創傷治癒遅延、臓器障害といった状態を引き起こし、合併症の増加、死亡率の上昇、入院期間の延長といったことにつながるものと考えられます。

当院NSTでは①栄養障害の早期発見と栄養療法の早期開始②適正な投与エネルギー量・栄養素量の決定③適切な栄養投与方法の選択の提案④免疫栄養療法や周術期栄養療法といった質の高い栄養管理・栄養治療の実施⑤誤嚥性肺炎、

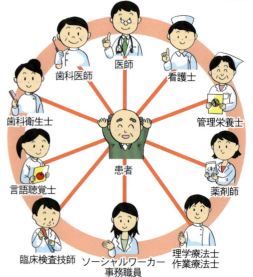

図1　栄養サポートチーム（NST）の概念

栄養部

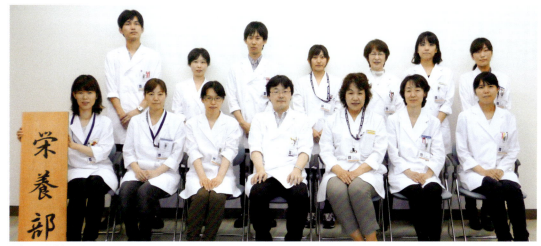

写真1　栄養部スタッフ

褥瘡（床ずれ）、高血糖、電解質異常といった栄養管理にかかわる合併症の予防、早期発見、治療を行っています。

現在、週に3回NSTカンファレンス・回診を行っています（月・火・水曜に実施、曜日で実施病棟が異なるため、病棟単位では週1回、写真2）。NSTカンファレンス・回診には医師、看護師、管理栄養士、薬剤師が必ず出席し、各専門職の視点から対象の患者さんの現在の栄養上の問題点、解決策を検討します。カンファレンスの後、回診を行い、実際に検討内容に訂正がないかを確認します。

その後、検討した内容を主治医に提案し、承認を得て栄養療法を実施し、モニタリング、再評価を行っていくことになります（図2）。栄養療法の効果が認められ、再評価の結果、栄養状態が改善し「NST介入必要なし」と判定されれば、NSTが介入する対象患者ではなくなり、再び管理栄養士や看護師が経過観察を行うことになります。

一方で、改善が認められなければ、再度、カンファレンスで改善策を検討することになります。また、必要に応じてほかの医療チーム（口腔ケアチーム、褥瘡対策チーム、緩和ケアチームなど）との連携も行っていきます。

NST以外の活動

当部はNST以外にも入院患者さんへの食事提供、管理栄養士による栄養食事指導、各種栄養教室（糖尿病教室、生活習慣病教室、減塩教室等）といった栄養管理に関するさまざまな活動も行っています。

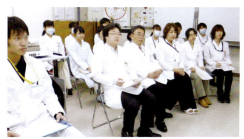

写真2　NSTカンファレンス

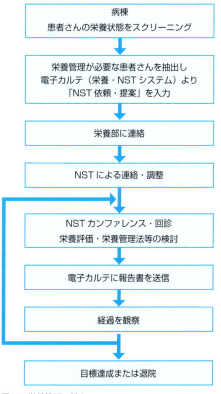

図2　栄養管理の流れ

検査部 臨床検査

四国地方最高レベルの検査

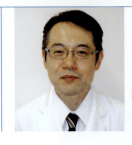

臨床検査技師長
中尾 隆之(なかお たかゆき)

　臨床検査は、患者さんから採取した血液や尿などを調べる「検体検査」と、心電図や脳波など患者さんに電極などを装着して直接調べる「生理機能検査」の二つに大きく分けられます。検査部では、次の部門に分かれて業務を実施しています。
①検体総合管理部門（中央採血室、検査情報室）
②検体検査分析部門（臨床化学、免疫血清、緊急、血液学、一般）
③微生物部門（一般細菌、真菌、結核菌などの検査、写真1）

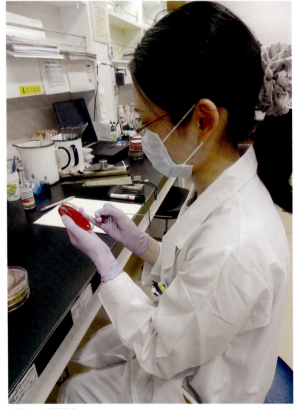

写真1　細菌検査

④生理機能部門（心電図、ホルター心電図、肺機能、脳波、血圧脈波、血管内皮機能、誘発電位、睡眠時無呼吸検査など）。

　各部門で、年間330万件以上の臨床検査を行っています。また、夜間休日の緊急検査に対応するため24時間体制をとっています。

こんなに進歩した臨床検査

　近年、臨床検査技術はめざましい進歩を遂げています。最新の分析装置や検体搬送・データ管理システムを導入し、四国地方最高レベルの検査結果を患者さんに提供しています（写真2）。例えば、ひと昔前と比べると、結果が出るまでの時間が早くなりました。すぐに結果が出る診療前検査は、かつては尿検査と貧血などの検査（CBC）、生化学検査（血糖や肝機能など）でした。

　現在は脂質（LDLコレステロールなど）、腫瘍マーカー（PSA・CA19-9など）、ホルモン（甲状腺(こうじょうせん)ホルモンなど）、リウマチ検査（MMP-3）なども採血後1時間程度の待ち時間で結果が出るようになりました（写真3）。血液検査の結果を聞くためだけの再来院が減少しました。

　遺伝子検査は、結核菌の検出や、C型肝炎ウィルス検査を早く正確に行うことが可能になりました。さらに、病気の原因になる遺伝子の解析や治療方法、副作用に関連する遺伝子も解析できます。当部が国際規格ISO15189認定を取得

検査部

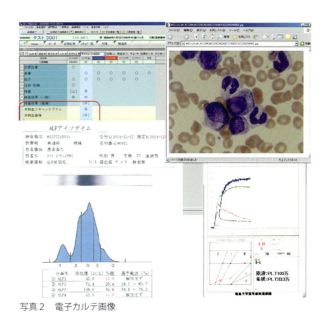

写真2　電子カルテ画像

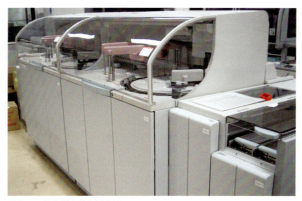

写真3　生化学自動分析装置

細菌検査室の役割

　感染症は、病原性のある微生物が体の外から侵入して起こる場合と、抗がん剤や生物学的製剤などの投与によって免疫力が低下し、さほど病原性のない身の回りにいる微生物によって起こる場合があり、当院では後者のような患者さんが多数を占めています。

　細菌検査室では、さまざまな感染症の原因となる細菌について調べています。検査材料（血液、膿、喀痰〈痰を吐くこと〉、尿、便など）に存在する細菌をさまざまな培地を使って目に見える形に育て、その菌にどのような薬（抗菌薬）が有効かを調べて、治療に役立つ情報を報告しています。

　これらの検査は、細菌の発育性を観察するので結果報告に3〜4日かかります。ただ今後は、ノーベル賞受賞の田中耕一氏の業績により開発された質量分析を使った最新機器を導入し、細菌のタンパク質を解析することで、菌が分離できれば多くの場合10分程度で菌名の決定ができる予定です。

　また当院では、感染管理のためのシステムを構築しています。薬剤耐性菌（抗菌薬がほとんど効かない細菌）などの情報が病院全体で共有できるようになっています。また、薬剤耐性菌を発見したり、まん延した場合には直ちに報告したり、定期的な監視も行っています。

写真4　ISO15189認定証

したことで、当院の検査結果は、国際的に信頼性が認められています（写真4）。

患者さんの体を検査する

　患者さんの体を直接検査する生理検査室では、従来の12誘導心電図検査や24時間記録するホルター心電図検査などに加えて、重度の不整脈による突然死の危険性を予測する「心室遅延電位検査」や「体表心電図」などの詳しい検査も行っています。

　動脈硬化の検査では、血管の硬さや詰まりを調べる「血圧脈波検査」のほかに動脈硬化が早期発見できる「血管内皮機能（FMD）検査」も行い、さらに、睡眠時無呼吸症候群に関する検査では、自宅でできる簡易検査と、1泊入院で精密な検査をする「終夜睡眠ポリグラフ検査」も行っています。

救急集中治療部 集中治療室（ICU）

重症患者を専門医が24時間態勢で治療

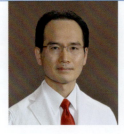

救急集中治療部長・教授
西村 匡司（にしむら まさじ）

　当院の集中治療室（ICU）には院内外から重症患者が入室してきます。院内の重症患者、救急患者、心臓血管外科や移植などの大手術の後や合併症を持つ患者さんの治療を行っています。

　院外からの救急患者としては重症の3次救急患者、中毒患者、重症熱傷患者などの治療を行っています。元の疾患や担当科に関係なく生命の危機に陥った場合に治療を行います。

　集学治療病棟（東病棟4階）に11床のICUがあります。ICUで働く医師は集中治療専門医と呼ばれ、特別な教育を受けた医師だということはあまり知られていません。

　集中治療専門医が24時間ICUにいて、治療にあたるかどうかは病院によってさまざまです。集中治療専門医が24時間対応して、治療を行うICUのことをClosed-ICUまたはHigh intensity ICUと呼びます。このようなICUでは重症患者が助かる率が高くなります。当院のICUは、わが国では数少ないClosed-ICUで、常に集中治療専門医が重症患者の治療にあたっています。

敗血症／敗血症性ショック——世界水準の治療成績

　ICUでの治療が必要な疾患はさまざまです。多くの疾患では医学の進歩によって治療成績が向上しています。しかし、世界的にも治療成績が改善しない疾患が幾つかあります。

　その代表が敗血症／敗血症性ショックです。細菌感染が引き起こす疾患で治療成績の良い施設でも30〜40％の患者さんが死亡します。世界中の集中治療医が協力して、この疾患の治療に取り組んでいます（写真1、2）。早期に診断して的確な治療をできるだけ早く開始することで、多くの患者さんが助かることが分かっています。

　的確な診断、治療ができるのは集中治療専門医です。この疾患では、集中治療専門医が24時間体制で治療にあたるICUでの成績は良く、当院のICUでも世界水準の治療成績です。

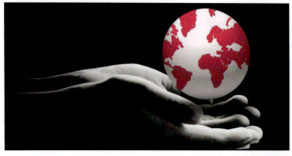
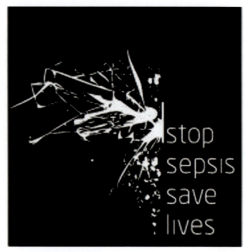

写真1、2　世界中の集中治療医が敗血症／敗血症性ショックの治療に取り組む

救急集中治療部

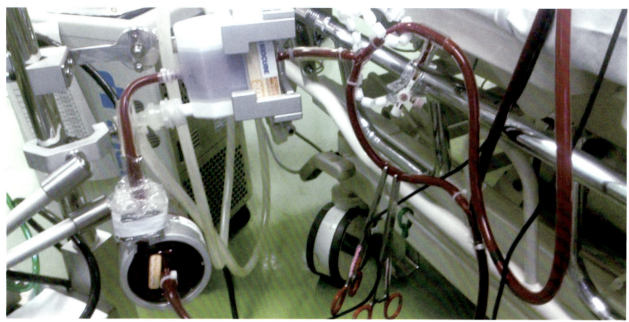

写真5　膜型人工肺

急性呼吸窮迫症候群（ARDS）に高い実績

　この疾患も死亡率の高いものです。体のどこに異常が起きても肺に影響が及びます。もちろん肺炎のように、肺そのものが障害される場合もあります。骨折のように、肺とは関係ないと思われるような疾患でも、重症の場合は肺が障害されることがあります。

　特に、肺に疾患がなかった患者さんでも手術や腹膜炎を契機に胸部X像で全体が白くなります（写真3）。CTを撮影しても正常な部分がほとんどありません（写真4）。約20年前は50％以上の患者さんが亡くなっていましたが、少しずつ生存率は改善してきました。しかし、成績の良いICUでも30〜40％の死亡率です。

　この20年で、生存率が改善した大きな理由は、人工呼吸の方法が変化したためです。肺を膨らませ過ぎないような注意が必要ですが、実践するには人工呼吸管理に習熟した集中治療専門医でないとできません。重症になると、膜型人工肺（ECMO）と呼ぶ方法が必要になり、これを安全に実践できる施設も多くありません（写真5）。

　当ICUでは、特別なECMO研修を受けた医師、臨床工学技師が担当し、多くの実績を残しています。

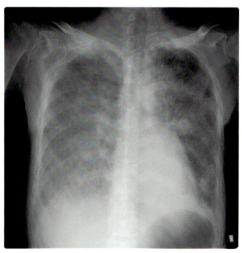

写真3　胸部X線画像

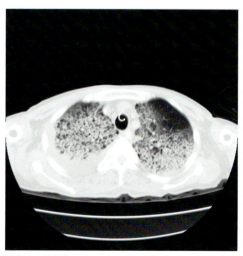

写真4　CT画像

手術部　ハイブリッド手術

体に負担の少ない高度な手術

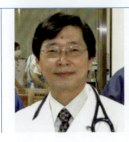

手術部長・心臓血管外科教授
北川 哲也（きたがわ てつや）

　現代の外科治療では、手術後の「生活の質を落さない」を目標とした治療法が選択されるようになっています。そのためには低侵襲化（体に負担の少ない）が重要です。近年のX線診断と治療医療機器の開発や進歩を背景とする血管内治療と併せたハイブリッド手術について紹介します。

　近年、種々の内科治療と組み合わせた体に負担の少ない血管内治療が行われています。特に脳、頸動脈、心臓・血管などの領域で発展し、多大な恩恵をもたらしています。くも膜下出血予防の脳動脈瘤に対するコイル塞栓術、頸動脈硬化症に続発する脳梗塞予防のステント留置術、狭心症や心筋梗塞治療の冠動脈フーセン／ステント治療は、20世紀末から21世紀初頭にかけて標準医療として発展してきた代表的なものです。

　「ハイブリッド」と言えば、エンジンと電気モーターを走行条件によって効率的に選んで走行するハイブリッドカーをイメージされると思います。ハイブリッド手術は「外科手術と血管内治療のそれぞれの得意分野を組み合わせて行い、体への負担を少なくしながら最大の効果を得ようとする」ものです。当院では2015（平成27）年度中にハイブリッド手術室が設置され、稼働できる予定です。特に次の疾患については、具体的な保険診療として、その恩恵をお届けできるようになると思います。

腹部、胸部の大動脈瘤や大動脈解離のステントグラフト治療

　2007年から行っている保険医療です。健常者でも、もともと直径が2～3cmある太い大動脈では、動脈硬化によってできた粥腫が壊れ、壁内に出血したりして壁が弱くなると、膨れて瘤ができます。よく発症する部位は、大動脈が大きく弧を描いて走行する遠位弓部の胸部大動脈と、腎動脈が枝別れした後の腹部大動脈です（図1～3）。

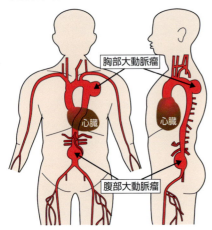

図1　胸部大動脈瘤と腹部大動脈瘤

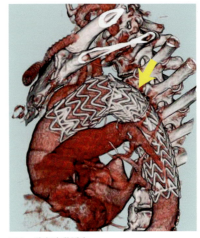

図2　胸部大動脈瘤

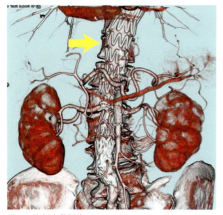
図3　腹部大動脈瘤

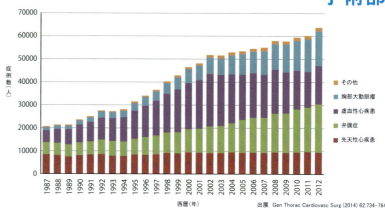
図4　日本での心臓、胸部大動脈手術件数の推移

通常は脚の付け根の5cm長の小切開で露出した大腿動脈から施行します。大腿動脈から入れたカテーテルにステントグラフトを小さくして内挿し、瘤の部分まで運び、押し出します。するとステントグラフトは瘤の前後に自然拡張し、橋渡しするように着地します。

開胸、開腹したり、人工心肺を使用したりする必要がなく、手術時間も短く、高齢者や心臓、肺、腎臓などの重要臓器機能の低下している患者さん、がん治療を受けている患者さんたちにも、負担が小さいという点からお勧めできる治療法です。

経カテーテル的大動脈弁置換術

超高齢社会のわが国では近年、心臓弁膜症、なかでも加齢変性による大動脈弁狭窄症が増加の一途をたどっています（図4）。中・高度大動脈弁狭窄症は全人口の約5％に達するといわれています（図5）。

その自然予後は極めて悪く、高齢故に、併存疾患を抱える人が少なくなく、標準的手術である通常の人工弁置換手術が適応されない人も多くみられます。こうした患者さんに適応されるのが経カテーテル的大動脈弁置換術で、大腿動脈や心尖部からアプローチし、経カテーテル的に大動脈人工弁を植え込むものです（図6〜8）。今年度中に施設申請して、来年度には保険診療ができるようにしたいと思っています。

今後、肺がんや消化器がんなどに対するCTガイド下手術など、ハイブリッド手術室を利用した高度な先進医療が登場すると期待されています。ハイブリッド手術の潮流は急速に広がり、主流になるものと思われます。

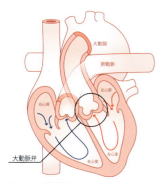
図5　大動脈弁

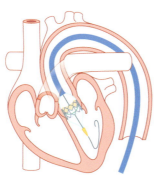
図6　経大腿動脈アプローチ

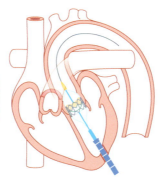
図7　経心尖アプローチ

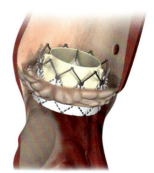
図8　経カテーテル的大動脈弁置換術

総合周産期母子医療センター① 徳島県唯一の施設

母子の救命救急センター

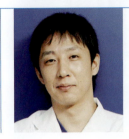

助教
中山 聡一朗
なかやま そういちろう

妊娠は病気ではない？

「妊娠は病気ではない」。こんな言葉が昔からあります。「元気な赤ちゃんが生まれてきて当然」と思っている方もいるかもしれません。古い記録を見ると、1900（明治33）年には出産で亡くなる妊婦さんの数（妊産婦死亡率）は、10万出産あたり436人（229出産に1人）だったそうです。生まれたばかりの赤ちゃんが亡くなる割合を新生児死亡率といいます。1899年には、1000人の赤ちゃんが生まれたら77.9人（13人に1人）が亡くなっていたそうです。

その後の医療の発展によって、日本の妊産婦死亡率は10万出産あたり3.8人（2011年、26315出産に1人）、新生児死亡率は1000人あたり1人（2012年）と世界トップクラスになっています。しかし、助かった方の中にも命の危険にさらされた赤ちゃんやお母さんたちがたくさんいるわけで、やはり、妊娠出産は母児にとっては命がけといわざるを得ません。

母児の最後の砦
とりで

当院は徳島県唯一の総合周産期母子医療センターとして指定されており、母体・胎児集中治療室（MFICU）を含む産科病棟および新生児集中治療室（NICU、写真1）を備えています。

総合周産期母子医療センターとは、母児の救命救急センターで、妊娠中は合併症（高血圧・糖尿病や自己免疫疾患、精神疾患など）を持つ妊婦さんや出生後治療が必要な赤ちゃん（外科疾患、心疾患など）の妊娠出産を産婦人科が中心に、内科や精神科などの関連各科の協力を得て管理します。

生まれた後に治療が必要な赤ちゃんは、新生児科を中心に小児循環器科、小児外科、眼科などの専門医が治療を行います。

また、母体搬送や新生児搬送といって他院で管理中の妊婦さんに突発的に起こった病気（切迫早産、胎児心拍の異常、産後出血など）や生まれた後に調子が悪くなった赤ちゃん（呼吸障害など）に対して24時間緊急対応しています。

産婦人科医、小児科医、麻酔科医、手術部スタッフが常に待機し、母体搬送や新生児搬送を受け入れており、徳島県の母児の最後の砦となっています。

診療実績

2014年の分娩総数は641件です。低リスク
ぶんべん
妊娠に加えて合併症妊娠や多胎妊娠などの高リ
たたいにんしん
スク妊娠を診ています。

妊娠中は、通常の妊婦健診に加えて、出生前診断としての羊水検査や超音波検査を行っています。また母体血による新型出生前診断（NIPT）も行っています。

横隔膜ヘルニア、食道閉鎖などの小児外科疾
おうかくまく

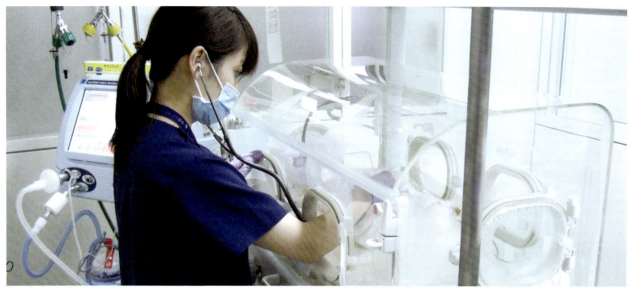
写真1　NICU

患や心構造異常などの循環器疾患、水頭症などの脳外科疾患、口唇口蓋裂などの口腔外科疾患などを各診療科と連携して、妊娠中の診断から治療まで一貫して行っています。

緊急母体搬送は年間100件程度を受け入れています。またNICUでは、年間約200人の入院を受け入れています。約半数が早産となった赤ちゃんですが、特に当院では妊娠28週未満の早産の赤ちゃんが多いのが特徴です。

分娩は母体の負担が少ない経腟分娩を基本としていますが、高リスク妊娠が多いということもあり、年間約200件の帝王切開を行っています（写真2）。麻酔科医と手術部スタッフが院内待機し、必要な場合は速やかに帝王切開を行うことができます。また大量出血などが発生した場合でも、輸血部や放射線部、集中治療部と連携し迅速な対応が可能です。

院内助産制度「ひなた」

こうした専門的な周産期診療に加えて、一般的な妊娠分娩管理に対する新たなアプローチも行っています。院内助産制度「ひなた」では、低リスク妊婦の方を対象に助産師が中心となって妊娠分娩、産後の管理を行い、女性が本来持っている分娩と育児に対する力を最大限に引き出す取り組みを行っています。もちろん緊急時には、産婦人科医や小児科医がすぐに駆け付ける体制で連携をとっています（写真3）。

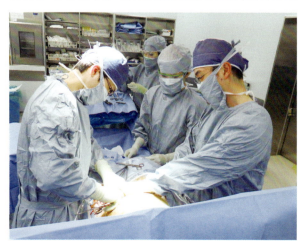
写真2　帝王切開

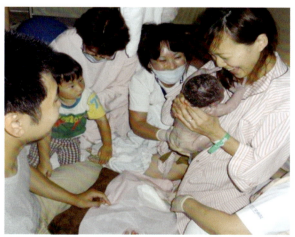
写真3　院内助産制度「ひなた」

総合周産期母子医療センター② 新生児のケア

24時間態勢で治療やケアにあたる

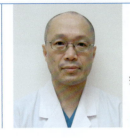

病院教授
(平成27年3月31日まで徳島大学病院に所属)
西條 隆彦
（さいじょう　たかひこ）

当院における新生児の異常と診療態勢

　当センターでは、新生児を専門に診療している新生児科医が4人、24時間態勢で治療やケアにあたっています。

　新生児集中治療室（NICU）では、特別な治療やケアが必要な赤ちゃんを育てています。NICUに入院する赤ちゃんの病気や異常は大きく4つに分けられます。

低出生体重児

　NICUに入院する赤ちゃんの多くは、早く小さく生まれたいわゆる未熟児です。当院は、未熟児の赤ちゃんを受け入れており、500グラムで生まれた赤ちゃんが元気に退院するケースも増えてきました。

　28週未満で生まれた赤ちゃんは生後、呼吸困難になるため、すぐに気管内挿管をして肺をふくらませる薬を投与し（写真）、肺を傷つけないようできる限りやさしい呼吸管理を行います。その後は脳性麻痺の原因となる頭蓋内出血や虚血を起こさないように細心の注意を払いながら母乳で育てます。未熟児網膜症の検査と治療は専門の眼科医が行います。

先天性心疾患

　心室中隔欠損や心房中隔欠損のように、生後、しばらくは治療の必要がない病気もありますが、逆に大血管転位症や大動脈縮窄症などのように、生後、直ちに治療をしないと命にかかわる病気もあります。当院では産科医が胎児超音波検査

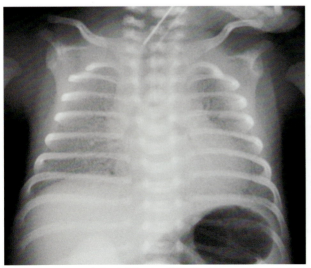
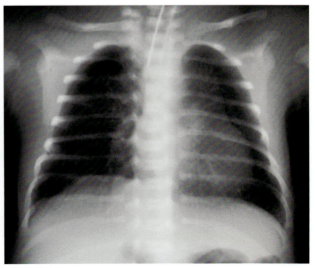

写真　26週、800gで生まれた赤ちゃんの胸部X線。肺を広げる薬の投与前（左）と投与後（右）

を詳しく行い、先天性心疾患の赤ちゃんを生まれる前に発見・診断します。

お産の際にはNICUの新生児科医が立ち会い、生まれたらすぐに必要な薬を投与します。その後の管理は小児循環器科医と一緒に行い、赤ちゃんの体力がついたら心臓血管外科医に手術を依頼します。

小児外科疾患

食道閉鎖や十二指腸閉鎖などの消化管の病気や横隔膜ヘルニアが含まれます。産科医によって胎児期に診断されることが多く、お産の際には万全の準備をした上で新生児科医が立ち会います。

手術時期は病気によって異なりますが、熟練した小児外科医が担当します。

先天異常・先天奇形

染色体異常、脳の形成異常や奇形症候群があり、重症度もさまざまです。18トリソミーのような、とても重い症状のある赤ちゃんが生まれた場合は、赤ちゃんにとって何が最善かを考えながら、ご両親とわれわれで議論して治療方針を決定します。

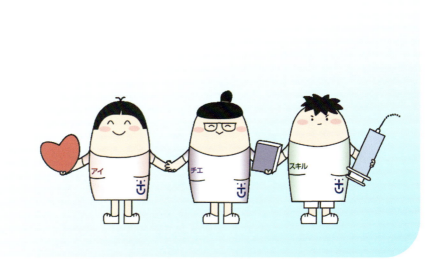

リハビリテーション部　リハビリの取り組み

体の動きをコンピューターで捉え、リハビリに生かす

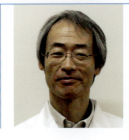

リハビリテーション部長・教授
加藤　真介(かとう　しんすけ)

リハビリの目的

　ロコモティブシンドローム（ロコモ）という言葉をご存知でしょうか？　骨・関節・脊椎・神経などから成るいわゆる運動器は脳や内臓に劣らない重要な臓器であり、運動器の不調は内臓の不調に結びつきます。

ロコチェック

自分のロコモ度は、「ロコチェック」を使って簡単に確かめることができます。7つの項目はすべて、骨や関節、筋肉などの運動器が衰えているサイン。1つでも当てはまればロコモの心配があります。0を目指してロコトレ（ロコモーショントレーニング）を始めましょう。

		チェック欄
1	片脚立ちで靴下がはけない	☐
2	家の中でつまずいたり滑ったりする	☐
3	階段を上るのに手すりが必要である	☐
4	家のやや重い仕事が困難である（掃除機の使用、布団の上げ下ろしなど）	☐
5	2kg程度の買い物をして持ち帰るのが困難である（1リットルの牛乳パック2個程度）	☐
6	15分くらい続けて歩くことができない	☐
7	横断歩道を青信号で渡りきれない	☐

copyright © 2012 Japan Locomo Challenge Promotion Conference. All rights reserved.

図　日本整形外科学会が提唱しているロコチェック。7つの項目はすべて、骨や関節、筋肉などの運動器が衰えているサインで、このうち1つでも当てはまればロコモの心配があります（ロコモ チャレンジ！推進協議会ホームページより　https://locomo-joa.jp/）

　リハビリテーション（以下、リハビリ）といえば、麻痺している手足や動きが悪くなった関節に対して、療法士が手足を曲げ伸ばししたり、寄り添って歩いている姿をイメージされると思います。これらは運動器に対する直接のリハビリですが、最近ではこれに加え心臓や肺を患われた方の病気の再発・再燃を防ぐための運動療法もよく行われています。また、抗がん剤治療などで入院が長引いて足腰が衰える方に対して、治療中も運動療法を行い、退院後の生活をより早く元に戻すための手助けを行うのもリハビリの大きな分野になっています。

　運動器の健康は体全体の健康に直結します。皆さんがご自身で簡単に診断できるロコチェック（図）がありますので、ぜひとも一度、ご自身でご確認ください。

　当院では、リハビリを受けるにあたり、やる気が出やすいようにできるだけ具体的な目標を持っていただくように努めています。例えば、抗がん剤治療を受けている方では、膝(ひざ)を伸ばす力を定期的に計って、目標値を維持できるようにしています。ここでは、その一環として取り組んでいる体の動きをコンピューターで捉える取り組みをご紹介します。

最新鋭の3次元動作解析装置

　お年を召して背中が曲がってくるのは、骨粗(こつそ)しょう症が進み背骨の一部がつぶれる、背中の筋力が弱くなる、腰部脊柱管狭窄症(ようぶせきちゅうかんきょうさくしょう)で腰を反らすと脚のしびれが増えるなどの原因があります。体が前かがみになると、膝が曲がり、歩くのが遅くなるだけではなく、胸やお腹が詰まったよ

リハビリテーション部

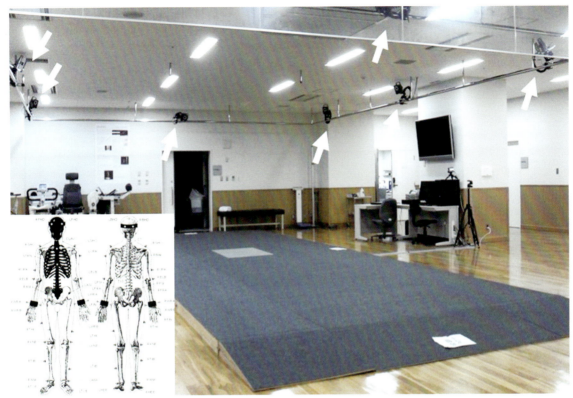

写真1　総合リハビリセンターにある3次元動作解析装置。白矢印が赤外線カメラで、左下は体に貼るマーカーの位置を示します

うになり、肺活量や食欲が落ちてきます。

　出掛けるのがおっくうになるとロコモが進行し、悪循環が進みます。腰の手術を受けると、腰を伸ばしても楽に歩けるようになりますが、いったん、ついてしまった習慣はなかなか戻りません。

　当院の総合リハビリテーションセンターには最新鋭の3次元動作解析装置があります（写真1）。体中にマーカーを貼り、8台の赤外線カメラで歩いている姿を撮影しコンピューターに記憶させます。ここから歩いている姿を画面上で再現するだけではなく、歩いている最中の膝や足首などの角度、床から受ける力などを解析することができます（写真2）。

　ここから、股の硬さ、お尻や背中の筋の弱さなどがはっきりすれば、そこを重点的に指導して、より健康な生活へ早く戻っていただく手助けをすることができます。

　膝の十字靭帯損傷（じゅうじじんたいそんしょう）に対する再建術は若いスポーツ愛好家を中心によく行われており、多くの方がもとのスポーツに復帰しています。しかし、同じ状態で復帰したのでは再び同じけがを負ってしまう危険性があります。

　これも3次元動作解析をすることによって、靭帯損傷に至った背景にある体の使い方の特徴などを見つけ出し、これを修正して再発の危険性をできるだけ減らす訓練をすることができます。

　現在のところ、測定には時間がかかりますので、受診ごとに気軽に評価するというものではありませんが、当院で本格的に治療を受けられる際にお願いする場合があるかもしれません。その際にはご協力のほど、よろしくお願いします。

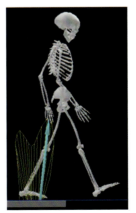 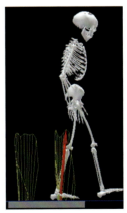

写真2　腰部脊柱管狭窄症の方の歩行開始直後（左）と下肢症状が出てきたとき（右）の解析図。体が前傾し、歩幅・手の振りが小さくなり、矢印で示される床を踏みしめる力が弱くなっているのが分かります

総合歯科診療部　口腔がん

口腔がん手術後の口腔機能回復

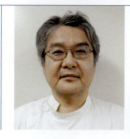

総合歯科診療部長・教授
河野 文昭（かわの ふみあき）

口腔がんの手術後の後遺症

　歯ぐき、顎（あご）の骨、舌やほっぺたに腫瘍（しゅよう）ができた場合、口腔外科、口腔内科、耳鼻咽喉科（じびいんこう）、形成外科などで検査、治療を受けることになります。治療法は、腫瘍の状態によって異なりますが、抗がん剤による化学療法や、放射線が細胞を殺す作用を利用した放射線治療、手術によって腫瘍を取り除く外科的療法があります。腫瘍が大きい場合、化学療法や放射線治療を行った後、大抵の場合には外科的に手術が行われます。

　口の中の手術では、顎の骨や舌、ほっぺたなどの悪い部分を切り取ります。手術の後は、大抵の場合、皮膚や骨を移植しますが、上顎を切り取った場合には、移植することは少なく、上顎に穴が開いた状態で生活することが多数を占めています。

　上顎に穴が開いていると、口と鼻とが交通しているため、食べ物が鼻に入り込む、飲み込みが十分できない、鼻から空気が抜けて話していることが分かりにくいなど、日常生活に影響が出ます。下顎や舌の手術後、たとえ移植を行ったとしても、歯を失ったり、舌の動きが悪くなって、上顎を取ったときと同じように食事がしにくい、飲み込めない、しゃべれない、見た目が気になるなど、さまざまな障害が現れ、QOL（生活の質）の低下が起こります。

口腔機能の回復法

　手術後の口の機能を回復する一つの方法として手術があります。広範囲に腫瘍などを取った場合は、手術による再建は難しく、多くの場合、入れ歯を使った機能回復が行われます。つまり、手術で切り取った部位を入れ歯で補い、食べ物の飲み込みを容易にします（写真1～4）。会話をするときに、空気が鼻へ抜けるのを防ぎ、言葉が明瞭になります。このような入れ歯を顎義歯（がくぎし）と呼びます。

　舌の動きが悪い場合は、上顎と舌の接触を助けるために、上顎に入れ歯を入れることもあります。舌と上顎がきちんと接触するようになり、飲み込みやすくなります。こうした特殊な装置を使用することで、失われた機能（食べる、しゃべる、飲み込む、見ばえ）の回復を図ります。このような治療を顎顔面補綴（がくがんめんほてつ）といいます。

治療の流れ

　手術が決まると、手術前に口の中を見せていただきます。その時、口の形をとります。手術後に、口が開きづらく、口の中の形がとれない場合に仮の入れ歯を作るためです。口が大きく開く場合は、手術後1～2週間で口の形をとって、仮の入れ歯を作り始めます。手術前に入れ歯を使用していた場合は、入れ歯を直ぐに改造

総合歯科診療部

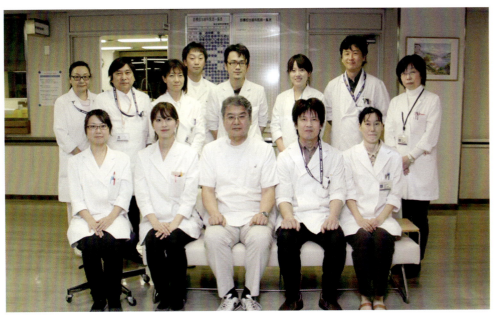

写真5　総合歯科診療部のスタッフ

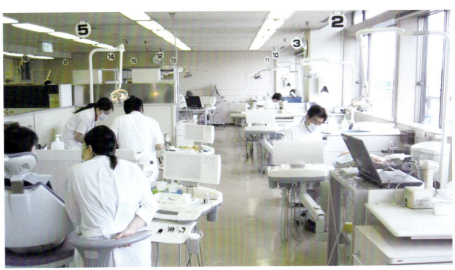

写真6　診療風景

して、その日から食事や会話をすることも可能になります。

　できるだけ退院前に、入れ歯を入れて食事や会話ができるように、口の機能を改善するように対応しています。手術部位は状態が安定するまで半年以上はかかるため、その後、最終的な入れ歯を作ります。

　退院後は、口の中の環境を整え、機能回復の状態を確認するために、1〜3か月に一度の受診となります。

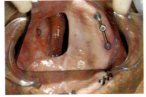

写真1　上顎の手術後の状態（一例）

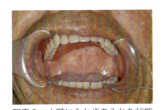

写真2　上顎に入れ歯を入れた状態（一例）

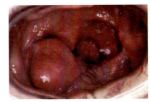

写真3　舌の手術後の口腔内（一例）

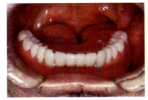

写真4　下顎に入れ歯を入れた状態（一例）

感染制御部　感染

院内の感染予防に取り組む

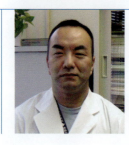

感染制御部長・講師
わたなべ　ひろよし
渡邊　浩良

感染制御部の役割

　院内感染対策への関心は非常に高く、国からもその充実が求められています。当院は日本感染症学会認定研修施設として、医師の育成、第一種・第二種感染症指定医療機関、エイズ中核拠点病院など、さまざまな役割を担っており、感染症の対応や、院内感染対策のさらなる質の向上に向け取り組んでいます。

　感染対策は、医療者にとっても患者さんにとっても重要なものであり、医療機関にかかわるすべての人が行わなければうまくいきません。平常時の教育・啓発活動、現場の業務改善が重要となります。院内で起こっている異常を早期に感知し、対応するために監視・報告体制を充実、強化し、臨床現場のラウンド（回診）を日常的に行っています。

　当部には、感染症専門医・感染管理認定看護師という感染症治療や感染対策を専門とする職員をはじめ、薬剤師や検査技師などいろいろな職種のメンバーが所属し、それぞれの専門性を活用してこれらの活動を進めています。近年、問題になっている薬剤耐性菌への対応として、抗菌薬ラウンド・カンファレンスを行い、院内の適正な抗菌薬使用を推進しています。

　さらに、地域レベルでの感染対策の充実を図るため、地域の医療機関と連携し、合同カンファレンスの開催や相談を行い、県下の医療機関とともに広く感染対策に関する感染地域ネットワークを構築し、感染防止に向けた支援も行っています。加えて、感染管理院内認定コースを外部の医療従事者を対象に開講しており、学生や研修医にも実習や講義を行い感染スキル・教育に努めています。また、県下の病院連携機関と協力して感染専門医療従事者養成プログラムを提供し、感染症・感染対策の基盤強化を行う

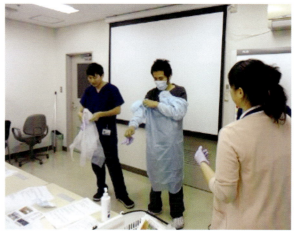

写真1　医療スタッフへの感染対策講習

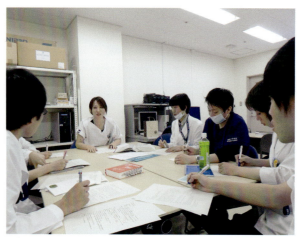

写真2　感染カンファレンス

感染制御部

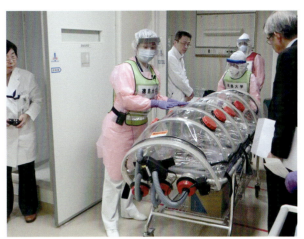
写真3　エボラ出血熱対応シミュレーション

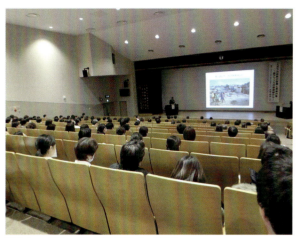
写真4　〜西アフリカの最前線から〜講演会

とともに、現場の感染対策を担う人材養成をめざしています。

また当院は、第1種感染症指定医療機関であり、2014（平成26）年には西アフリカのエボラ大流行に備え、院内での訓練、また実際に診療に携わった外部講師を招き、当院の受け入れ体制についての指導や、詳細な現地の情報提供を行っていただきました（写真3、4）。

国際交流事業としてはインドネシアを拠点に感染制御チームで、国際的人材養成に貢献しています。近年、薬剤耐性菌問題が取り上げられ、WHOは、「ポスト抗菌薬時代の到来が懸念される」と警鐘を鳴らしました。また、さまざまな新興・再興感染症も問題となっており、グローバル感覚は感染症・感染対策には必須の時代です。感染症の国際問題に対応できる能力・スキルを向上させる機会も提供していきたいと思っています。

当部はこれからも、院内の感染予防と職員の健康管理を行い、患者さんに安心、安全な医療を提供することを目標に日々活動していきます。

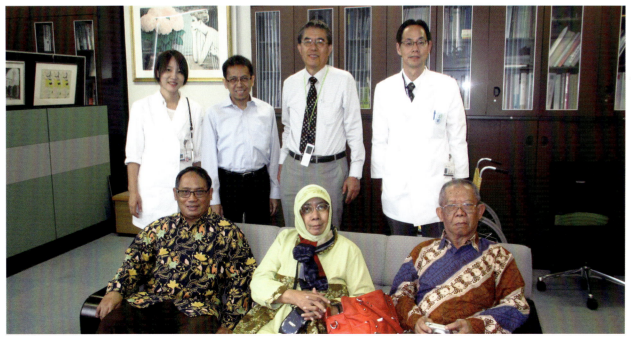
写真5　国際交流（大学間協定校メンバー、安井病院長と）

口腔管理センター　がん治療の口腔管理

医科歯科が連携し、がん治療をサポート

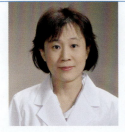

特任助教
山村　佳子
やまむら　よしこ

周術期口腔機能管理とは？

　2012（平成24）年4月、健康保険に周術期口腔機能管理が新設されました。周術期とは、入院から麻酔、手術、回復といった一連の期間を指します。周術期口腔機能管理は、主にがん治療の支持療法と位置づけられています。

　周術期になぜ、口腔管理が必要なのでしょうか。手術を受ける患者さんの場合、全身麻酔を行うときや術後に口腔内の細菌や汚れが肺に流れ込み、術後に合併症や感染症を起こすことがあるからです（図1）。頭頸部や消化管の手術を行った場合は、口腔内の細菌が傷に付着することも考えられます。

　また、放射線治療や抗がん剤治療を行う場合は、悪い細胞だけでなく正常な細胞もダメージを受けて口腔粘膜炎を起こすことがあり、さらに口腔内の細菌による感染で、症状の悪化を引き起こすことが予想されます。

　そのため、これらの合併症を防ぐために医科と歯科が連携して、入院中の口腔管理を専門チームが行い、1日でも早い退院ができるように努めています。

周術期口腔機能管理の流れ

　当センターにおける周術期口腔機能管理の流れについて「図2」に示します。

　まず、医師、歯科医師から周術期口腔機能管理の依頼を受け、入院前、治療前に口腔内の状態を確認します。むし歯や歯周病などで治療が必要な歯がある場合は、地域歯科医院へ紹介し、治療を行います。入院中は、当センターで口腔管理を行います。

　治療や手術前には、歯科医師や歯科衛生士による専門的口腔ケアを行い、口腔内の細菌や汚れを除去します。放射線治療や抗がん剤治療の場合は、口腔乾燥（口の渇き）に備えて、保湿ケアの指導や歯と粘膜の清掃指導、口腔粘膜炎などのトラブルが発生した場合の生活指導についても説明を行います。

　手術後や抗がん剤治療などで、外来歯科への受診が難しい場合は、病室訪問によって口腔ケアを行います。入院中、入れ歯が合わない、むし歯による痛みが出るなど、早急に治療が必要になった場合は、当院歯科で応急的に治療を行います。

入院前や退院後もシームレスな（途切れのない）治療の提供

　当センターを受診した周術期患者さんについ

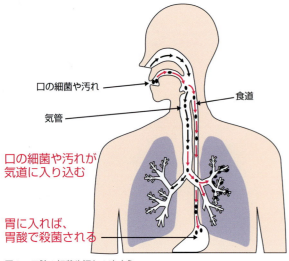

図1　口腔の細菌や汚れのゆくえ

口腔管理センター

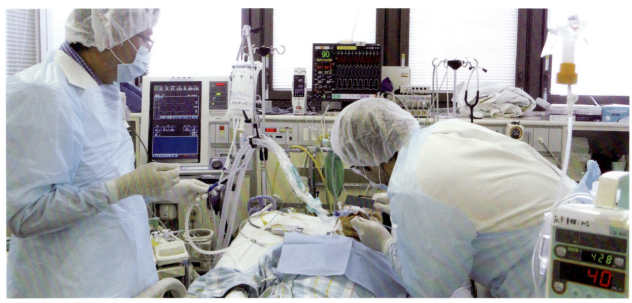

写真1　ICUでの口腔ケア

ては、口腔内に自覚症状がみられないにもかかわらず、約半数の方に治療が必要な歯が認められています。そのため、入院中だけでなく入院前、退院後も継続して歯科の介入が可能になるよう、地域歯科医院と密な連携を取り、シームレスな（途切れのない）治療の提供に努めています。

現在、当センターでは月間に約100人の新患の周術期患者さんの口腔管理を行っています（写真1〜4）。手術予定の患者さんや放射線療法・抗がん剤治療を受ける患者さんに対して、口腔管理を通して、がん治療のサポートを行っています。

さらに、周術期患者さんに対する口腔機能管理（歯科介入）の効果についても臨床研究を進め、より有意義な口腔管理をめざして、スタッフ一同日々努力しています。

周術期口腔機能管理に関する問い合わせは、気軽に口腔管理センター（☎ 088-633-7369）に相談してください。

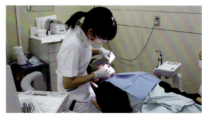

写真2　外来口腔ケア

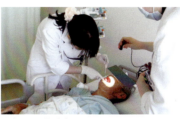

写真3　術後診察

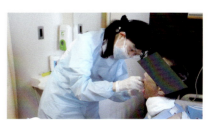

写真4　病棟口腔ケア

入院前　歯科受診
治療の2週間前までに、歯科治療を終わらせておきましょう
- お口の中の診査・X線検査、治療計画
- むし歯や歯周病の治療
- 歯科医師・歯科衛生士による歯のクリーニング・口腔ケア指導
（かかりつけ歯科医院で、むし歯や歯周病・口腔ケアを行っていただきます）

↓ 入院

治療や手術前　歯科受診
- 治療や手術前の歯科医師・歯科衛生士による専門的口腔ケア
放射線治療や抗がん剤治療の場合には
- 口腔乾燥に備えて保湿ケアの指導
- 歯と粘膜の清掃指導
- 粘膜炎などのトラブルが出た場合の生活指導

治療が始まったり、手術後　往診または歯科受診
抗がん剤治療の場合
- 治療開始5日目頃から、粘膜炎がみられ、2週目頃に潰瘍(かいよう)や痛みが最も強くなることが予想されます。3〜4週間でほぼ治ります。
頭頸部放射線治療の場合
- 治療開始2週目頃より、粘膜炎がみられ、6週目頃に潰瘍や痛みが最も強くなることが予想されます。治療終了後、約4週間で粘膜が再生して元に戻ります。
手術後の場合
- 手術後で歩けないときや、自分で口腔ケアができないときは病室で専門的口腔ケアをします。

退院後　かかりつけ歯科医院での口腔管理
- セルフケア　毎日の歯磨きで口の清潔を保ちましょう
- 定期的な歯科受診　日ごろのセルフケアで不十分なところを専門的にケアしましょう

図2　当院における周術期口腔機能管理の流れ

がん診療連携センター　がんの相談・支援

がんに一人で悩まないで

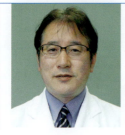

がん診療連携センター長
前任／福森　知治（ふくもり　ともはる）（現・泌尿器科講師、写真）、後任／埴淵　昌毅（はにぶち　まさき）

　もし「がん」と診断されたら、どうしますか？どのようにして、さまざまな情報を手に入れますか？

　「がん」と診断されたら、誰でも大きな不安に襲われることでしょう。誰かにいろいろ相談したいと思うかもしれません。当院では「がん」と診断された患者さん本人と家族への相談支援、情報収集をサポートするために、「がん相談支援センター」という名称の相談窓口を設けています。また、さまざまながんの標準治療などのより詳しい情報が簡便に得られるように、ホームページ「がん診療連携センター」に、がんの情報を詳しく掲載しています。

　さらに、患者さんと家族を対象とした「がん患者教室」も定期的に開催しています。

がん相談支援の取り組み

●がん相談支援センター

　当センターは、がんの診断、治療、研究、教育の実践、相談支援、情報発信、緩和ケアの推進を全面的にサポートするセンターとして、2006（平成18）年6月に当院内に開設されました。その後、がん相談窓口の場所を全国どこでも分かりやすくするため、全国で名称を「がん相談支援センター」に統一することになり、2014年10月に「がん相談支援センター」と改名しました（写真1）。

　当センターでは患者さんや家族が、がん治療を受ける上での不安や悩み、療養生活や仕事の悩み、医療費の問題など多岐にわたる相談に応じています（写真2）。がん専門相談員の研修を受けた医療ソーシャルワーカーや相談担当看護師が対応しています。また、必要に応じてがん専門看護師、心理士、社会保険労務士、薬剤師、医師たちにも相談し、患者さんと家族の悩みの解決の手伝いをしています。今後、がん経験者（ピアサポーター）への相談対応も行う予定です。

相談時間／月〜金曜、午前9時から午後5時
場　所／徳島大学病院外来棟1階、がん相談

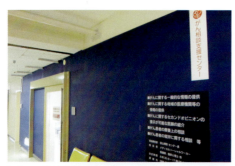

写真1　がん相談支援センター

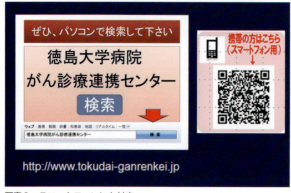

写真3　スマートフォンにも対応

■ がん診療連携センター

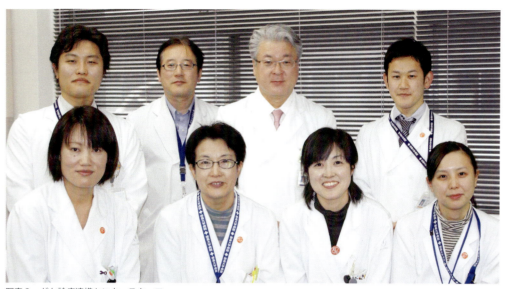

写真2　がん診療連携センタースタッフ

支援センター相談窓口

連絡先／088-633-9438（電話相談も可能）
費　用／無料
相談例／
・先生から病気の説明を受けたけど、難しくてよく分かりません
・現在、受けている治療以外にどんな治療法がありますか？
・治療にかかる費用はどれくらいですか？
・がんと診断されました。仕事が続けられるか心配です　など

情報発信の取り組み

●がん診療連携センターのホームページ

当センターのホームページは、当院のホームページから開くことができます。ホームページ内にはガイドラインに基づいたがんの標準治療、セカンドオピニオン、市民公開講座やがん患者教室の案内、新聞掲載記事、勉強会や市民公開講座の動画の公開など、皆さんに役立つ情報が多数盛り込まれています。スマートフォンにも対応し、携帯からいつでも簡単に見ることができます（写真3、このQRコードからダウンロード可能）。

●がん患者教室

がん患者教室は、患者さんや家族のために年2～3回、当院内で開催しています。入院患者、外来患者、家族、医療関係者など多くの方が出席しています（写真4）。院内からは医師、歯科医師、看護師、薬剤師、栄養士、理学療法士、心理士たちのがん治療に関係するすべてのスタッフが参加しています。勉強会の後には院内のスタッフにいろいろ相談できる時間を設けていて、日頃の悩みを直接スタッフに相談することができます。詳しい案内は当センターのホームページや院内のポスターをご覧ください。

このように、当院では、がん患者さんの悩みや不安を解決する取り組みを数多く行っています。2人に1人はがんになる時代です。がんに一人で悩まないで、私たちにぜひ相談してください。

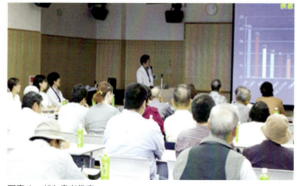

写真4　がん患者教室

糖尿病対策センター　糖尿病・メタボリック症候群

メタボを事前に察知、生活習慣病を防ぐ

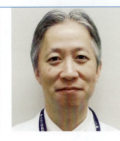

糖尿病対策センター長・特任教授
船木 真理
(ふなき まこと)

糖尿病死亡率全国ワースト

　徳島県は糖尿病死亡率が全国ワーストの状態が続いています。肥満者の数も全国有数の高い状態が続いています。肥満は糖尿病を起こしやすくします。また、メタボリック症候群（通称、メタボ）という糖尿病予備軍、コレステロールや中性脂肪の異常、高血圧などが同時に進む状態を引き起こします。

　糖尿病にしてもメタボにしても、心筋梗塞や脳梗塞といった重い病気の原因になるため、なるべく早期に見つけ、生活習慣の改善と必要に応じた薬で治療し、心筋梗塞や脳梗塞に進む事態を防ぐことが非常に重要です。

　糖尿病もメタボも元々かかりやすい体質のところに、悪い生活習慣が何年も続き、お腹の中の内臓脂肪が溜まった状態が続くことで発生すると考えられています。しかし、どの程度の生活習慣が安全なのか危険なのか、糖尿病やメタボになりやすい状態になっているかどうかを判定する指標はまだ知られていません。

メタボになりやすい人を判定する指標づくり

　そこで当センター（写真1）は、院内外の研究室や製薬企業と協力し、糖尿病、肥満で深刻な状況にある徳島県で、糖尿病やメタボの原因となる生活習慣の解明、糖尿病やメタボになりやすい状態になっているのかどうかを判定する指標づくりをめざしています。約1400人に協力を得て、身体計測や血液検査といった体の状態、食事、運動などの生活習慣が年々どのように変化するか、を調査してきました。

　その結果、今は元気な状態でも、4年以内にメタボになっている可能性のある男性を血液検査で見いだす方法を確立しました。血液中には脂肪細胞から分泌されるアディポネクチンと呼ばれるホルモンが存在します。肥満、特に内臓脂肪が増えるタイプの肥満とともに血液中のアディポネクチンの量が減少すること、アディポネクチンが少ないと糖尿病になりやすく、心筋梗塞や脳梗塞にもかかりやすくなることが知られていました。

　しかし、どの程度、血液中のアディポネクチンが減少すると、今は元気でも近いうちに病気になることが予想できるか、といった点については、はっきりした境目となる数字が分かっていませんでした。

　当センターの調査の結果、今は健康な状態だったとしても、もし血液中のアディポネクチンの値がある数字を下回ると、4年以内にメタボになる危険性が約3倍になる、ということが分かりました。今のところ、この境目となる数字は男性だけに当てはまり、女性は現在、調査中です。

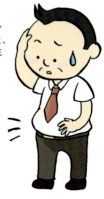

血液中のアディポネクチンの値がある数字を下回ると、4年以内にメタボになる危険性が約3倍

糖尿病対策センター

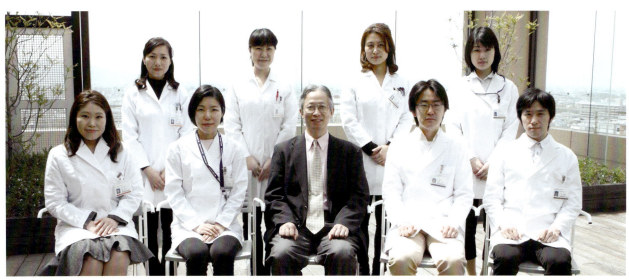

写真1　当センターのスタッフ

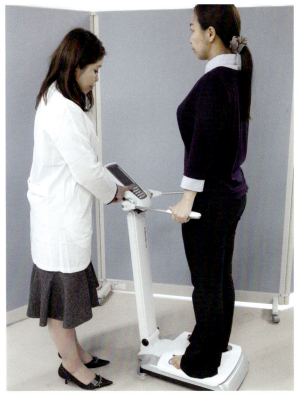

写真2　身体計測

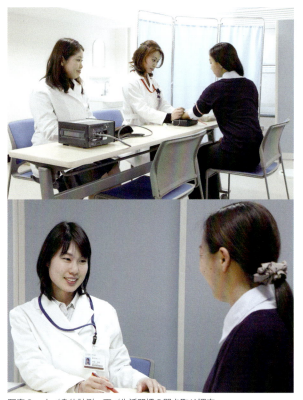

写真3　上／身体計測。下／生活習慣の聞き取り調査

　女性でメタボにならないための指標となるアディポネクチンの数値、また男女ともに、そのほかの生活習慣病にならないための指標となる数値も、これから次々と明らかになってくる予定です。

　近年、医療費の増大が著しく、健康保険のシステムの存続が脅かされています。皆さんの支払われる健康保険料も増加の一途ではないでしょうか。病気になってから、いろんな薬を使って治療する場合に比べ、病気にならないための予防にかかる費用は、かなり少ないことが知られています。

　特に、糖尿病やメタボといった生活習慣病は、いったんかかってしまうと、完全に治すことは今のところできません。生活習慣病になる前に、病気に向かって進んでいることを察知し、予防することを当センターはめざしています（写真2、3）。

病院案内

徳島大学病院ロゴマーク

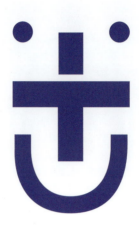

徳島大学病院
Tokushima University Hospital

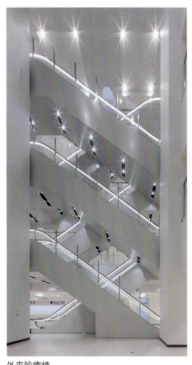
外来診療棟

シンボル・マークの中心にある「＋」は、徳島の「T」と病院のマーク「＋」を表しています。また、下方にある「U」は「University」の「U」であり、全体で見たときに「笑顔」をイメージさせる「U」でもあります。

そして、擬人化するために、二つの「・」を配置しました。

これは、「Eye」(眼・愛)という意味も込められています。

病院のイメージを強調させながら、全体的には「わかりやすさ」「親しみやすさ」「安心感」「人の笑顔を願う気持ち」を表現しています。

病院案内

外来患者受診の流れ

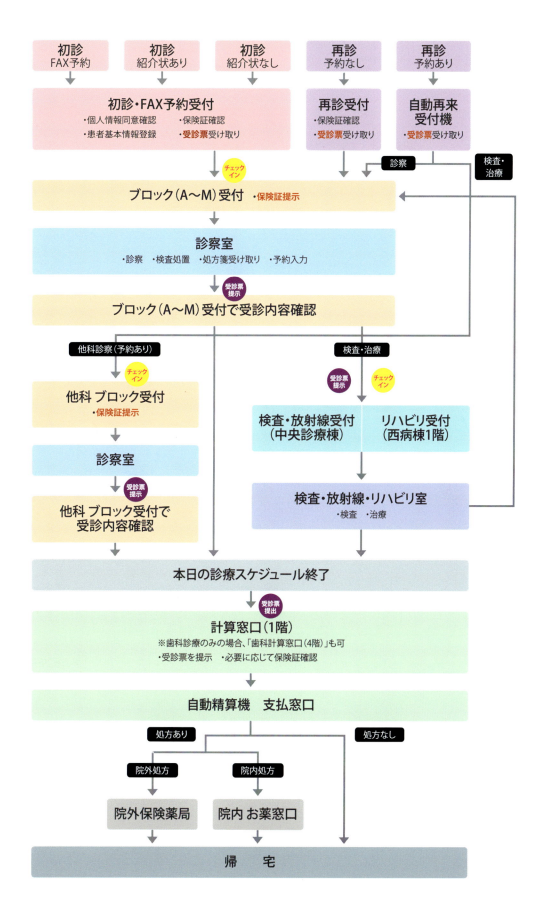

病院案内

建物配置図

※新しい外来診療棟開院後（2015年9月24日～）

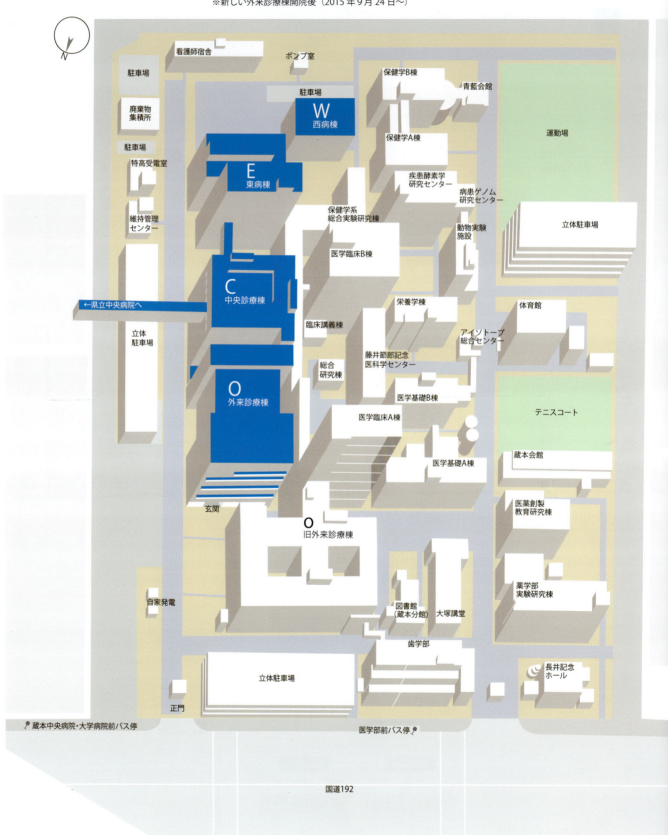

病院案内

O 外来診療棟

- 5階　日亜ホール（White,Blue,Green）
- 4階　歯科（むし歯科）（歯周病科）（そしゃく科）（かみあわせ補綴科）
  - 矯正歯科
  - 小児歯科
  - 歯科口腔外科
  - （口腔内科）（口腔外科）（歯科麻酔科）
  - 歯科放射線科
  - 総合歯科診療部
  - 高次歯科診療部
  - （歯周病専門外来）（歯科用金属アレルギー外来）
  - （口臭外来）（顎関節症外来）（障がい者歯科外来）
  - （小児摂食・嚥下機能発達外来）
  - クリーン歯科診療室
  - 技工室
  - 歯科衛生室
  - 口腔管理センター
  - 口腔インプラントセンター
  - 受付・会計
  - 手術室
- 3階　内科
  - 外科
  - 皮膚科
  - 形成外科・美容外科
  - 美容センター
  - 外来化学療法室
  - アンチエイジング医療センター
  - フットケア外来
  - 治験外来
- 2階　整形外科
  - 泌尿器科
  - 眼科
  - 視能訓練部
  - 耳鼻咽喉科・頭頸部外科
  - 耳鼻咽喉科機能検査室
  - 人工内耳センター
  - 産科婦人科
  - 産婦人科超音波検査室
  - 麻酔科
  - 小児科
  - 子と親のこころ診療室
- 1階　脳神経外科
  - 第3リニアック治療室
  - 総合案内
  - 受付・会計
  - 診断書受付
  - 患者支援センター
  - （入院・退院、各種相談）（医療相談窓口）
  - （看護相談室・まちの保健室）
  - （診療説明室）
  - おくすり窓口（院内処方箋受付）
  - 患者図書室 libro［リブロ］
  - ローソン
  - 天吉うどん
  - タリーズコーヒー
  - 自動販売機コーナー
  - 郵便局
  - キャッシュコーナー
  - コインロッカー

O 旧外来診療棟

- 3階　精神科神経科
  - 心身症科
  - 栄養部集団指導室
- 2階　キャリア形成支援センター
  - 緩和ケアセンター
  - 褥瘡対策室
  - 遺伝相談室
  - 女性のための医療相談室
  - セカンドオピニオン外来
  - 臨床試験管理センター
- 1階　薬剤部

C 中央診療棟

- 5階　病院情報センター
  - 安全管理部
  - 感染制御部
  - 徳島県地域医療支援センター
- 4階　手術部
  - 家族控室
- 3階　検査部
  - 輸血・細胞治療部
  - 病理部
  - 超音波センター
  - 高次脳センター
- 2階　放射線部
  - 内視鏡センター
- 1階　放射線科
  - 放射線部
  - 高度画像診断センター
  - 物流センター
  - ME管理センター

E 東病棟

- 8階　整形外科
  - 泌尿器科
- 7階　外科（消化器・移植）
- 6階　外科（食乳甲外）（呼吸器）（消化器・移植）
  - 美容室
- 5階　脳神経外科
  - 神経内科
- 4階　集学治療病棟
  - （ICU、SCU、HCU、人工透析室）
- 3階　産科
  - 周産母子センター
  - （MFICU、NICU、GCU）
  - 院内健康学級
- 2階　精神科神経科
  - 卒後臨床研修センター
- 1階　栄養部
  - 入院栄養指導室
  - （NST）栄養サポートチーム室
  - 栄養研修室
  - リネン室
  - 介護サポートショップ「bonta」
  - 果物市場「ココメロ」
  - コインランドリー

W 西病棟

- 11階　日亜メディカルホール
  - レストラン「Sora」
- 10階　細胞治療センター
- 9階　形成外科・美容外科
  - 歯科口腔外科
  - 内科（血液）
- 8階　泌尿器科
  - 耳鼻咽喉科・頭頸部外科
- 7階　内科（消化器）（内分泌・代謝）（循環器）
- 6階　内科（呼吸器・膠原病）
- 5階　眼科
  - 皮膚科
  - 神経内科
- 4階　内科（循環器）（腎臓）
  - 心臓血管外科
- 3階　小児医療センター
  - プレイルーム「be」
- 2階　放射線科
  - 婦人科
  - 内科（消化器）
  - 麻酔科
- 1階　総合リハビリテーションセンター
  - 救急外来
  - ホスピタルギャラリー「be」

病院案内

外来診療棟案内図

※精神科・神経科は2016年春まで現在の場所（旧外来診療棟3階）で診療します。

＜外来診療棟1F＞

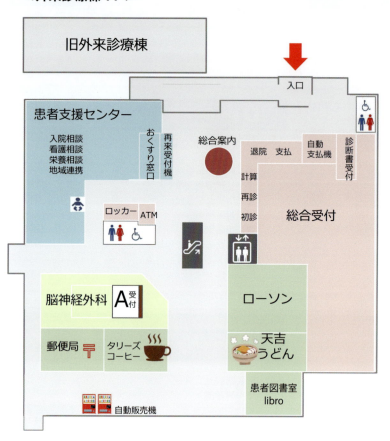

＜外来診療棟2F＞

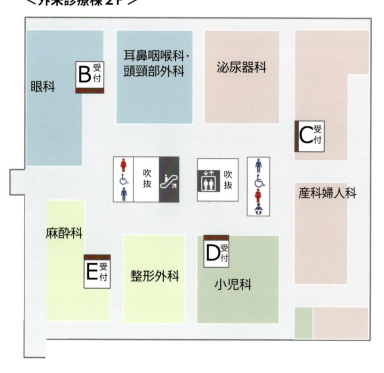

病院案内

<外来診療棟3F>

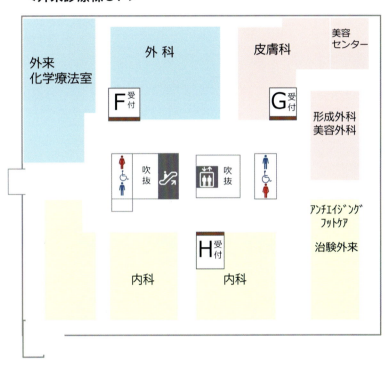

<外来診療棟4F>

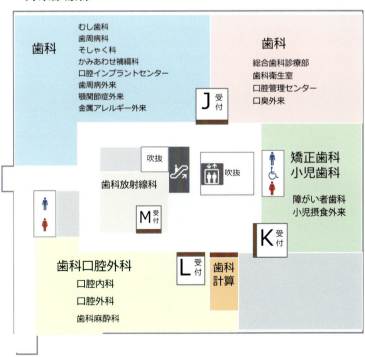

病院案内

アクセス

■交通アクセス
徳島阿波おどり空港からタクシーで30分・バスで45分
JR 徳島駅からタクシー・バスで15分
JR 蔵本駅から徒歩5分
バスは「蔵本中央病院大学病院前」下車

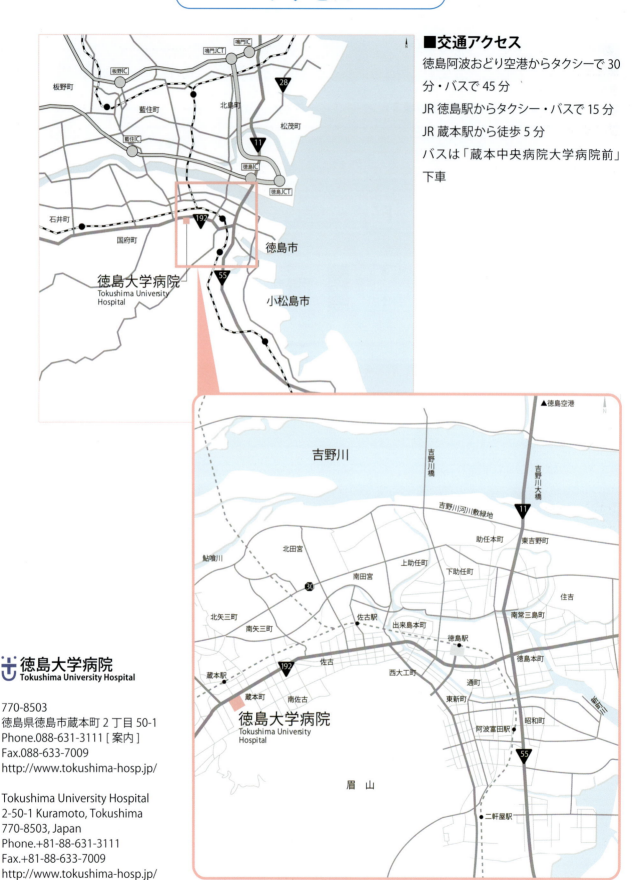

徳島大学病院
Tokushima University Hospital

770-8503
徳島県徳島市蔵本町2丁目50-1
Phone.088-631-3111 [案内]
Fax.088-633-7009
http://www.tokushima-hosp.jp/

Tokushima University Hospital
2-50-1 Kuramoto, Tokushima
770-8503, Japan
Phone.+81-88-631-3111
Fax.+81-88-633-7009
http://www.tokushima-hosp.jp/

索引

症状、検査・診断方法、疾患名、治療方法やケアなどにかかわる語句を掲載しています。
(読者のみなさんに役立つと思われる箇所に限定しています)

あ
- 悪性黒色腫 ………………………………………… 100
- 悪性リンパ腫 ……………………………………… 54
- 顎の骨折 …………………………………………… 156
- 顎の骨の再建 ……………………………………… 155
- アディポネクチン ………………………………… 194
- アルツハイマー型認知症 ………………………… 58

い
- 胃がん ……………………………………… 34, 76
- 一過性脳虚血発作(TIA) ………………………… 23
- 遺伝子検査 ………………………………………… 174
- いびき症 …………………………………………… 32
- 医薬品管理 ………………………………………… 168
- 入れ歯 ……………………………………………… 186
- インスリン ………………………………………… 48
- 咽頭がん …………………………………………… 90
- 院内助産制度「ひなた」…………………………… 181
- 院内製剤 …………………………………………… 168
- インプラント ……………………………………… 140
- インプラント埋入手術 …………………………… 141

う
- うつ病 ……………………………………………… 110

え
- 栄養管理 …………………………………………… 172
- 栄養サポートチーム(Nutrition Support Team／NST) ‥ 172
- 栄養状態 …………………………………………… 172
- 栄養治療 …………………………………………… 172
- エコー検査 ………………………………………… 51
- エナメル上皮腫 …………………………………… 154

お
- オーダーメイド治療 ……………………………… 67
- オプジーボ® ……………………………………… 101
- 親知らず …………………………………………… 162

か
- 外眼筋 ……………………………………………… 82
- 外部放射線治療装置(リニアック) ……………… 130
- 顔の曲がりを治す手術 …………………………… 153
- 化学放射線治療 …………………………………… 79
- 化学療法 …………………………………… 38, 79
- 過活動膀胱 ………………………………………… 74
- 顎関節 ……………………………………………… 162
- 顎関節症 ……………………………… 142, 144, 152, 164
- 顎顔面補綴 ………………………………………… 186
- 顎義歯 ……………………………………………… 186
- 顎矯正手術 ………………………………………… 152
- 顎変形症 …………………………………………… 152
- 顎裂 ………………………………………………… 102
- 下垂体腺腫 ………………………………………… 105
- 画像診断 …………………………………………… 164
- 顎骨切除 …………………………………………… 154
- 顎骨保存法 ………………………………………… 154
- カテーテル・アブレーション(心筋焼灼術) …… 26
- 噛み合わせ ………………………………………… 146
- がん ………………………………………………… 126
- 眼圧 ………………………………………………… 84
- 寛解導入療法 ……………………………………… 55
- がん患者教室 ……………………………………… 193
- 観血的治療 ………………………………………… 157
- 関節症性乾癬 ……………………………………… 98
- 関節の疾患 ………………………………………… 95
- 乾癬 ………………………………………………… 98
- 感染管理院内認定コース ………………………… 188
- 乾癬性紅皮症 ……………………………………… 98
- 感染専門医療従事者養成プログラム …………… 188
- 感染対策 …………………………………………… 188
- 感染地域ネットワーク …………………………… 188
- がん専門看護師 …………………………………… 171
- 感染予防 …………………………………………… 188
- 肝臓がん …………………………………… 36, 130
- がん相談支援センター …………………………… 192
- がん治療のサポート ……………………………… 191
- がん治療の支持療法 ……………………………… 190
- 肝動脈塞栓術 ……………………………………… 36

き
- 気管支内視鏡検査 ………………………………… 30
- 機能回復 …………………………………………… 187
- 機能的画像診断 …………………………………… 127
- 吸収性プレート …………………………………… 157
- 急性呼吸窮迫症候群(ARDS) …………………… 177
- 急性白血病 ………………………………………… 52
- 胸腔鏡 ……………………………………………… 68
- 胸腔鏡下手術 ……………………………………… 66
- 矯正歯科 …………………………………………… 146
- 強度変調放射線治療(IMRT) …………………… 128
- 強迫観念 …………………………………………… 114
- 強迫行為 …………………………………………… 114

索引

強迫性障害 …………………………………………… 114
胸部大動脈 …………………………………………… 178
局所麻酔薬 …………………………………………… 109
禁煙外来 ……………………………………………… 31
近時記憶障害 ………………………………………… 58

く
薬に関する相談 ……………………………………… 168
口の乾き ……………………………………………… 150
口の機能 ……………………………………………… 186
口を開けると顎が痛い（顎関節症） ……………… 142
クロザピン …………………………………………… 112

け
経カテーテル的大動脈弁置換術 …………………… 179
蛍光気管支鏡検査 …………………………………… 71
経口負荷試験 ………………………………………… 116
痙縮 …………………………………………………… 56
血管性認知症 ………………………………………… 58
血管内皮機能 ………………………………………… 51
原発性骨粗しょう症 ………………………………… 46
原発生脳腫瘍 ………………………………………… 104

こ
口蓋床（ホッツ床） ………………………………… 102
口蓋裂 ………………………………………………… 102
抗がん剤 ……………………………………………… 38
抗凝固療法 …………………………………………… 26
口腔領域のがん ……………………………………… 128
高周波・電磁波治療 ………………………………… 135
口唇口蓋裂 …………………………………………… 102
口唇裂 ………………………………………………… 102
向精神薬 ……………………………………………… 110
光線力学療法（PDT） ……………………………… 70
喉頭がん ……………………………………………… 90
広汎子宮頸部切除 …………………………………… 121
広汎子宮全摘術 ……………………………………… 120
高リスク妊娠 ………………………………………… 180
コーンビームCT ……………………………………… 162
鼓室形成術 …………………………………………… 86
骨粗しょう症 …………………………………… 46, 184
骨盤臓器脱 …………………………………………… 75
骨密度 ………………………………………………… 46
ゴナドトロピン療法 ………………………………… 122
根尖性歯周炎 ………………………………………… 134
コンピューターナビゲーションシステム ………… 97

さ
細菌検査室 …………………………………………… 175
サムスカ ……………………………………………… 41
3次元術前計画 ……………………………………… 96
3次元マッピングシステム ………………………… 27

し
シェーグレン症候群 ………………………………… 150
歯科インプラント …………………………………… 162
歯科矯正用アンカースクリュー …………………… 147
歯科麻酔科医 ………………………………………… 158
歯科麻酔専門医 ……………………………………… 161
自家末梢血幹細胞移植 ……………………………… 54
歯科用顕微鏡（マイクロスコープ） ……………… 134
歯科用コーンビームCT撮影 ………………………… 134
子宮頸がん …………………………………… 120, 132
子宮の温存 …………………………………………… 121
シクロスポリン ……………………………………… 119
歯原性腫瘍 …………………………………………… 154
歯周炎 ………………………………………………… 136
歯周組織再生療法 …………………………………… 137
歯周病 ………………………………………… 136, 148
視神経乳頭 …………………………………………… 84
ジストニア …………………………………………… 106
下顎を下げる手術 …………………………………… 153
舌側ブラケット装置 ………………………………… 147
歯内療法 ……………………………………………… 134
歯肉炎 ………………………………………………… 136
耳鼻咽喉科領域のがん ……………………………… 128
視野 …………………………………………………… 84
斜視 …………………………………………………… 82
斜視手術 ……………………………………………… 83
集学的治療 …………………………………………… 78
十字靭帯損傷 ………………………………………… 185
周術期口腔機能管理 ………………………………… 190
修正型電気けいれん療法 …………………………… 111
集中治療室（ICU） ………………………………… 176
集中治療専門医 ……………………………………… 176
手術ナビゲーション ………………………………… 104
出生前検査 …………………………………………… 124
術前化学療法 ………………………………………… 67
消化器がん …………………………………………… 34
消化器がんの内視鏡治療 …………………………… 34
上下大静脈肺動脈吻合法（TCPC法） ……………… 61

索引

小線源治療	18, 132
小児外科疾患	183
小児歯科	148
小児の鼠径ヘルニア	80
小児の歯の健康管理	149
小児の腹腔鏡下手術	80
情報技術(IT)	126
静脈内鎮静法	158
食道がん	34, 66
食物アレルギー	116
女性泌尿器科疾患	74
シリコンインプラント	14
ジルコニア	139
腎移植	72
新型出生前診断(NIPT)	180
心筋梗塞	48
神経温存手術	121
神経膠腫(グリオーマ)	104
人工股関節手術	96
人工股関節の最小侵襲手術	97
人工中耳	86
人工内耳	87
人工乳房	15
尋常性乾癬	98
新生児	182
新生児集中治療室(NICU)	180, 182
腎生検	44
心臓リハビリテーション	28
靱帯再建術	95
心電図	174
心肺運動負荷試験	28
審美ブラケット装置	147
心不全	26
心房細動	26
心房中隔欠損症	60

す

膵がん	78
膵腫瘍	78
髄膜腫(メニンジオーマ)	104
睡眠時無呼吸症候群(SAS)	32
ステロイド	45, 119
ステントグラフト治療	64, 178
ストロークケアユニット(SCU)	20

スプリント(歯科用)	145

せ

生活習慣病	42
精神鎮静法	160
精神療法	110
生体情報モニター	109
生体腎移植	72
生物学的製剤	98
舌・口腔がん	90
ゼルボラフ®	101
線維芽細胞成長因子	137
全身麻酔	108
選択的セロトニン再取り込み阻害薬(SSRI)	115
先天異常・先天奇形	183
先天性心疾患(新生児)	182
先天性心臓病	60
腺房細胞	150
専門看護師	171
前立腺がん	16, 128, 133

そ

早期退院に直結するケア	170
双極性障害	110
造血幹細胞移植	52
総合周産期母子医療センター	180, 182
僧帽弁閉鎖不全症	63
続発性骨粗しょう症	46
組織拡張器	14

た

ダーモスコピー	100
体外受精	123
胎児心臓超音波検査	124
胎児超音波精密スクリーニング	124
大腸がん	34, 38, 76
大動脈解離	65, 178
大動脈弁狭窄症	63
大動脈瘤	64, 178
ダヴィンチ	16
唾液分泌機能の温存	129
多発性骨髄腫	54
多発性嚢胞腎	40
単一胚移植	123
単心室疾患	60
タンパク尿	118

205

索引

蛋白漏出性胃腸症	61

ち

チーム医療	172
調剤	168
治療抵抗性統合失調症	112

て

定位的脳腫瘍生検術	105
定位放射線治療	130
帝王切開	181
定型（従来型）抗精神病薬	112
低出生体重児	182
低侵襲治療	64
転移性脳腫瘍	104
電気けいれん療法	113

と

頭頸部がん	90
統合失調症	112
同種移植療法	54
透析	42
糖尿病	42, 194
糖尿病三大合併症	48
糖尿病性腎症	42
動脈硬化	50
動脈硬化のリスクファクター	50
特異的IgE抗体	116
ドナー腎採取術	73
トルバプタン	41

な

内視鏡下鼻副鼻腔手術（ESS）	88
内視鏡手術	90, 92, 94
なおる認知症	58
ナビゲーション	88

に

入院中の口腔管理	190
乳歯のむし歯	148
乳房再建手術	14
尿検査	174
尿失禁	74
尿毒症	42
認知行動療法	115
認知症	58, 126
認定看護師	171

ね

ネフローゼ症候群	118

の

脳梗塞	26, 126
脳腫瘍	104, 128
脳深部刺激療法（DBS療法）	106
脳卒中	20, 48, 56
脳卒中センター	21
脳転移のがん	130
膿疱性乾癬	98

は

パーキンソン病	106
ハートフルケア	170
肺がん	30, 68, 70, 130
肺がんに対する外科治療	68
敗血症／敗血症性ショック	176
肺動静脈瘻	61
ハイブリッド手術	178
ハイブリッド手術室	178
ハイブリッド治療	64
肺葉切除術	68
排卵誘発治療	122
歯ぎしり（ブラキシズム）	142, 144
白血病	52
歯並び	146
歯並びや噛み合わせの異常	152
歯に関連した腫瘍	154
パノラマX線検査法	164

ひ

非観血的治療	156
膝の内視鏡手術	94
非歯原性歯痛	142
肘の内視鏡手術	95
ビスホスホネート	47
非定型抗精神病薬（新規型）	112
皮膚がん	100
鼻副鼻腔炎	88
病棟専任薬剤師	168
ピロカルピン製剤	151
頻尿	74

ふ

ファロー四徴症	60
フォンタン手術	60
腹腔鏡手術	16, 76, 78, 81

索引

複視	82
腹式呼吸	143
腹部大動脈	178
服薬支援	168
浮腫(むくみ)	118
不整脈	26
不妊治療	122
ブラキシズム	144
プリズム眼鏡	83
ふるえ(本態性振戦)	106
分子標的治療薬	30, 38, 101

へ

弁膜症	62

ほ

母子の救命救急センター	180
母体血胎児染色体検査(NIPT)	125
母体・胎児集中治療室(MFICU)	180
ホッツ床(口蓋床)	102
ボツリヌス治療	56
補綴歯科治療	138
ポリソムノグラフィー(PSG)	32
ポリソムノグラフ	145
本態性振戦(ふるえ)	106

ま

埋伏歯	162
膜型人工肺(ECMO)	177
麻酔科医の術前診察	109
慢性腎炎	44
慢性腎不全	72
慢性中耳炎	86

み

未熟児	182

む

むし歯	148

め

メタボリック症候群	194
免疫チェックポイント阻害薬	101

も

問題のない歯が痛い(非歯原性歯痛)	142

や

薬剤師	168
薬物療法	110

よ

羊水検査	125
腰椎椎間板ヘルニア	92
腰部脊柱管狭窄症	92, 184

ら

ラジオ波焼灼療法	36

り

リツキシマブ	119
緑内障	84
臨床検査	174
リンパ節転移	66

れ

レーザー治療	70
レビー小体型認知症	58

ろ

ロコモティブシンドローム(ロコモ)	184
ロボット手術	16, 69

C

CAD/CAM	138
Closed-ICU	176
CPAP(シーパップ)	33

D

DBS(脳深部刺激療法)	106

E

EMR(内視鏡的粘膜切除術)	35
ESD(内視鏡的粘膜下層剥離術)	34

H

HbA1c	48

I

IgA腎症	44
i-stroke Tokushima (徳島脳卒中遠隔画像診断治療補助システム)	21

M

MED法	92
MRI検査	165

P

PDT(光線力学療法)	70
PED法	92

Q

QOL(生活の質)に直結したケア	170
QOL(生活の質)の低下	186

S

SAS(睡眠時無呼吸症候群)	32

徳島大学病院

〒770-8503　徳島県徳島市蔵本町2丁目50-1　TEL:088-631-3111〔案内〕
http://www.tokushima-hosp.jp/

- ■装幀／久原大樹（スタジオアルタ）
- ■本文ＤＴＰ／御立ルミ（アルバデザイン）
- ■取材／伊波達也
- ■撮影／中野一行
- ■図版／岡本善弘（アルフォンス）
- ■カバーイラスト／三木もとこ
- ■本文イラスト／久保咲央里（デザインオフィス仔ざる貯金）
- ■編集協力／山田清美
- ■編集／西元俊典　橋口環　二井あゆみ　藤井由美（南々社）

徳島大学病院の最新治療がわかる本

2015年8月31日　初版第1刷発行

編　著／徳島大学病院
発行者／出塚 太郎
発行所／株式会社 バリューメディカル
　　　　東京都港区芝4-3-5 ファースト岡田ビル5階
　　　　〒108-0014
　　　　TEL　03-5441-7450
　　　　FAX　03-5441-7717
発売元・編集／有限会社 南々社
　　　　広島市東区山根町27-2　〒732-0048
　　　　TEL　082-261-8243
企画協力／一般財団法人 厚仁会

印刷製本所／大日本印刷株式会社
＊定価はカバーに表示してあります。

落丁・乱丁本は送料小社負担でお取り替えいたします。
バリューメディカル宛お送りください。
本書の無断複写・複製・転載を禁じます。

©Tokushima University Hospital,2015,Printed in Japan
ISBN978-4-86489-037-3